药膳·汤膳·粥膳

李春深◎编著

天津出版传媒集团

天津科学技术出版社

本书具有让你"时间耗费少，养生知识掌握好"的方法

免费获取专属于你的
《药膳·汤膳·粥膳》阅读服务方案

循序渐进式阅读？省时高效式阅读？深入研究式阅读？由你选择！
建议配合二维码一起使用本书

微信扫描二维码
免费获取阅读方案

◆ **本书可免费获取三大个性化阅读服务方案**

1、轻松阅读：为你提供简单易懂的辅助阅读资源，每天读一点，简单了解本书知识；
2、高效阅读：为你提供高效阅读技巧，花少量时间掌握方法，专攻本书核心知识，快速掌握本书精华；
3、深度阅读：为你提供更全面、更深度的拓展阅读资源，辅助你对本书知识进行深入研究，透彻理解，牢固掌握本书知识。

◆ **个性化阅读服务方案三大亮点**

时间管理　科学时间计划　　阅读资料　精准资料匹配　　社群共读　阅读心得交流

★不论你只是想循序渐进、轻松阅读本书，还是想掌握方法，快速阅读本书，或者想获取丰富资料，对本书知识进行深入研究，都可以通过微信扫描【本页】的二维码，根据指引，选择你需要的阅读方式，免费获得专属于你的个性化读书方案，帮你时间花的少，阅读效果好。

图书在版编目（CIP）数据

药膳·汤膳·粥膳 / 李春深编著 . -- 天津：天津科学技术出版社，2020.5
　ISBN 978-7-5576-5686-7

Ⅰ. ①药… Ⅱ. ①李… Ⅲ. ①食物疗法-食谱 Ⅳ. ①R247.1②TS972.161

中国版本图书馆 CIP 数据核字（2018）第 180792 号

药膳·汤膳·粥膳
YAOSHAN TANGSHAN ZHOUSHAN
责任编辑：王朝闻

出　版：天津出版传媒集团
　　　　　天津科学技术出版社
地　址：天津市西康路 35 号
邮　编：300051
电　话：（022）23332390
网　址：www.tjkjcbs.com.cn
发　行：新华书店经销
印　刷：三河市恒升印装有限公司

开本 670×960　1/16　印张 20　字数 500 000
2020 年 5 月第 1 版第 1 次印刷
定价：68.00 元

前　言

　　中国药膳文化源远流长，自古就成为最受人们欢迎的养生方式之一。药膳发源于我国传统的饮食和中医食疗文化，在中医学、烹饪学和营养学理论指导下，严格按药膳配方，将中药与某些具有药用价值的食物相配伍，采用我国独特的饮食烹调技术和现代科学方法制作而成的具有一定色、香、味、形的美味食品。简言之，药膳即药材与食材相配伍而做成的美食，它是中国传统医学知识与烹调经验相结合的产物。它"寓医于食"，既将药物作为食物，又将食物赋以药用，药借食力，食助药威，二者相辅相成，相得益彰；既具有较高的营养价值，又可防病治病、保健强身、延年益寿。

　　人们常说："吃饭先喝汤，胜似良药方。"汤不仅是一道美味可口的菜肴，更是人们祛病养生的补品。在饭前先喝上几口汤，可起到润肠胃、解干渴、消疲劳、刺激消化液分泌的作用。汤不仅可以饱人口福，而且对人的健康大有裨益，是我们所吃的各种食物中最富营养又最易于消化的品种之一。

　　粥含有多种营养物质，被古人誉为"神仙粥"和"天下第一补人之物"，所以粥最宜养生祛病。所谓的粥膳，就是用米、面等加水煮制而成的食物，古时还称之为糜、酏等。远在两千多年前，我国民间就将药粥用来防病治病。

　　如今，随着人民生活水平的提高，药膳、汤膳、粥膳的制作方法在人们的生活实践中也得到了不断地发展，种类也增加到上千种，其祛病养生功效也各不相同。根据世界卫生组织统计，目前大约只有5%的人可以称为健康，也就是说除了20%的疾病人口，亚健康族群大约有75%，这族群里许多人有慢性疲劳、慢性炎症、代谢失衡、睡眠障碍、情绪障碍等问题，很多人会通过进补保健食品或中药的方式来强身健体。

　　鉴于此，我们编著了《药膳·汤膳·粥膳》一书，本书结合了大量专家的建议，充分运用了营养学以及饮食祛病的科学原理，详细地阐述了药膳、汤膳、粥膳的药用功效、制作方法以及服用方法。本书中所选药膳、汤膳、粥膳配方有的源于民间验方，有的源于中医典籍，还有的是一些当代著名医学家的实践经验总结。各配方制作简便，方法灵活，祛病养生效果显著。本书精选的中药和食材，可满足一家老小一年四季之需。内容丰富，贴近生活，是相关饮食行业人士、营养保健从业人员的实用参考书，也是家中必备的养生工具书。

目　录

上篇　药　膳

中篇　汤　膳

下篇　粥　膳

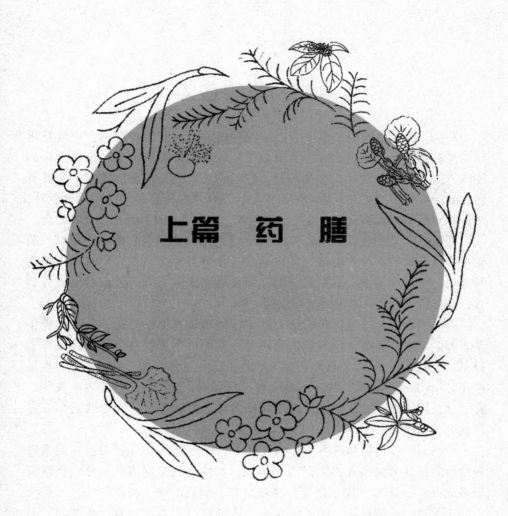

上篇 药 膳

第一章 药膳的基本常识

食用药膳的意义

药膳，是在食疗的基础上，以中医理论为指导，以药配膳，也就是将药物与食物配合在一起，通过烹调加工而成的一种防病治病、保健强身的特殊方法。它形是食品，性是药品，取药物的功能，食物的营养；它既有药物的治疗作用，又有食物的调养作用，其精华在于食借药力，药助食补，从而收到药物治病和食物营养的双重功效。药膳是食补和药疗二者的结合。

药膳有广义和狭义之分。广义药膳包括药粥、药茶、药酒、药糖、药菜肴等，凡是药物与食物结合制成的食品，均可称之。狭义药膳是指药物与肉类、鱼类、蔬菜、豆制品、面类等食物制成的菜肴、糕点等，既可单食，亦可佐餐食用，本书药膳即是这一类。

中医学历史上对于食疗药膳有着丰富的理论和实践经验，历代的养生学家和医学家，都把食疗药膳作为防病治病的一个重要环节。唐代孙思邈说："夫为医者，当需先洞晓病源，知其所犯，以食治之，食乃不愈，然后命药。"也就是说，作为医生，首先要寻找病因，能用食品治疗者，先用饮食治疗，用饮食不能治愈时，再用药物治疗。由此可见，食疗药膳早在古代就已受到重视。

中医认为，食物和药物都有四气五味，食疗药膳就是利用食物的食性和药物的药性来调整人体阴阳的不平衡，而使其恢复健康的。食疗药膳有很多优点，一是食疗较之药疗，性味平和，缓而不峻，副作用小，而药膳食品，不是一般的食品，现代称其为功能性食品，通常具有无病强身、有病治病的功效，有很广的适用范围。中药与食物相配，就能做到药借食味，食助药性，变苦口良药为美味佳肴。二是食疗原料广泛、采购容易、制作简单、服用方便、经济有效，特别是能满足人们"厌于药，喜于食"的天性，既符合人们的用膳习惯，使人乐意接受，又可以营养果腹，治病强身。

食疗药膳的渊源

人类的祖先在吃野生食物时，发现某些动、植物不但能够饱腹，还有药用价值。

那时，人类不需要、也没有能力把食物与药物分开。因此，中医学才有"药食同源"之说。

这种原始的药膳，并不是真正的药膳。真正的药膳只能出现在人类掌握了丰富的药物知识和积累了烹饪经验以后的时代。

自从有了文字以后，甲骨文和金文中就出现药、膳两个字。而形成药膳一词，最早记载于《后汉书·烈女传》："母亲调药膳，恩情笃密。"

西周时期称之为"名医"的官，主要负责调配周天子的"六食""六饮""六膳""百馐""百酱"的滋味、冷热度、重量，"名医"所干的工作，与现代的营养医师差不多。

《周礼·天官》中记载的疾医遵循"五味、五谷、五药养其病"的原则；疡医遵循"以酸养骨，以辛养筋，以咸养脉，以苦养气，以甘养肉，以滑养窍"的原则，这些都是成熟的药膳。

可见，中国人早在先秦时代，甚至西周时代就有了十分丰富的药膳知识。

中国第一部药物学专著《神农本草经》收集了药物的大量品种，例如薏苡仁、芝麻、葡萄、山药、核桃、龙眼、百合、菌类、橘、柚等，记载了各自的功效，这些品种都是配制药膳的配料。

最早记载用药膳医病的书籍在战国时代的《黄帝内经》里有13方，其中6方属于药膳。东汉末年的名医张仲景在《伤寒杂病论》里记载了很多药膳，能治疗各种疾病，它们的功效很大。

我国食疗由来已久，历代食疗著述也很丰富。除《黄帝内经》外，晋代葛洪的《神仙服食法》，北魏崔浩的《食经》，唐代孙思邈的《食忌》《千金食治》，孟诜的《食疗本草》，元代忽思慧的《饮膳正要》，明代卢和的《食疗正草》，清代王士雄的《随息居饮食谱》等，都是著名的食疗专著。有人统计，历代的食疗文献计有123种，586卷，内容之丰富，居世界首位。

多年来，随着人们生活水平的不断提高，在海内外形成吃药膳的风潮。在难以"返璞归真，回归大自然"的现代社会，药膳越来越受到人们青睐，这不仅出于品尝美味，而且是充分发挥药膳疗效的需要。

现代药膳与烹调技术、现代医学结合起来，使得色、香、味、形都很好，更加引人注目，应用药膳疗法的人也愈来愈多。

药膳的药用与制法

食疗药膳的服、食方法，可根据患者的病情和饮食习惯来确定，一般须发汗者，可选用汤剂以助药力；须祛风湿者，可选用酒剂助其温通；若须滋补，还可选用汤羹、菜肴、蜜膏等。总之，疾病的性质不同，服食的方法也极为丰富，若能根据病情选择恰当的服食方法，则可收到更佳的效果。常用的食疗药膳服食方法主要有：

稀粥

稀粥是以粳米、糯米、粟米、玉米等粮食为主，酌加其他食物或中药，用多量的水煮成的半流质食物。若加入的食物或中药不宜同煮（如有渣），可煎水取汁，鲜品还可绞取汁液，中药可以另煎取汁；不易煮软煮熟的，可以加水先煮。这样经过单独处理后再与粮食同煮。稀粥由于加用的食物如蔬菜、干鲜果品、肉类等十分广泛，它们的风味、口感差异较大，因此可加糖或食盐、油脂、味精等调成不同的滋味。稀粥因加用的原料多样，所以其配方有补、泻和温热、寒凉等多种不同的功能，如羊肉粥、地黄粥、高良姜粥、茴香粥、芹菜粥、荷叶粥等。稀粥有广泛的适用范围，许多疾患无论虚实、寒热大都可以找到相应的粥类配方。它是食疗应用较多的一个类型。

菜肴

菜肴是以蔬菜、肉类、禽蛋、果品、鱼虾等原料为主，配以适量药物而制成的。菜肴的种类很多，所用原料极为广泛，其制作方法也多种多样，如蒸、炒、焖、炖、炸、烧、卤、煨及凉拌等，制作中可随食疗药膳的类型需要及个人口味加适量的调料。调味品如咸、甜、酸、麻辣、辛香等，也是极为丰富的。不同原料烹制的菜肴，各有其特点和适应证。一般来说，肉类、鱼类、禽蛋类菜肴偏于补益；蔬菜类菜肴则偏于清凉。

汤羹

汤羹是以肉、蛋、海味、奶、蔬菜等原料为主，或加入适量药物经煎煮或煨炖等加工方法烹制而成的较稠厚的汤液。在制作时，可根据食物的滋味、性能加入适量的调味品，如糖、盐、酱油、姜、辣椒、胡椒或味精等。汤羹与粥食一样，可将食物和药物同时烹制，也可将药物用布包裹好与食物同煎煮，还可将药物煎煮后取汁，再与食物同烹调。汤羹为食疗药膳中较为多用的一种方法，主要适用于体质虚弱的患者，用之可有滋养或清润功能。如山药羊肉汤能补益脾肾，鲤鱼煮枣能补脾养血，冬葵鸡蛋汤能清热润燥，银耳羹能滋养肺胃之阴，还有如乌龟汤、山药鱼片汤、山药奶肉羹等等，都有滋养补虚的功效。

药茶

药茶是将具有养生疗效的食物或中草药与茶叶相混合，经过煎煮或直接用沸水浸泡而成。以药物或食物与茶叶中的成分相互作用，达到保健养生或祛邪治病的功效，是一种制作最为简单、服用最为方便的药膳剂型。其优点是药茶以药代茶，人们乐意接受，又可随身携带、不拘时间，随泡随饮。由于药茶大多取材于食物或性味平和的药物，大多无副作用，即使长期饮用，也完全可靠。还有就是药茶具有针对性，药效专一，经长时间饮用后，其有效成分在体内可以达到量化标准，长期坚持，能收到显著疗效。

酒剂

酒剂是用白酒、黄酒、米酒浸泡或煎煮具有治疗、滋补作用的食物或药物，去掉药渣所得的含乙醇的口服剂，也可将药物与谷物、曲共同酿制而成。所选之酒，一般认为浸泡药酒以 40℃ 左右为宜，因为浓度过低，有效成分不易溶出，且易变质而影响疗效；浓度过高，则药材所含水分反被吸收，使药质变硬，有效成分亦难溶出。但保健性饮用酒，以 10℃ 左右为好。酒本身为药食兼用之品，有散寒活血、祛风除湿、温中缓胃、协助药力等功效，而其随所加食物、药物的不同，治疗病症又有异。如与核桃仁、红枣等浸泡而成的红颜酒，可润泽容颜，润滑肌肤；以薏苡仁等浸泡而成的薏苡仁酒，可祛风湿，健脾胃；以鹿茸、人参等浸泡而成的鹿茸参桂酒，可补肾壮阳，补气健身。各种配制酒的饮用量可根据需要酌情而定。

蜜膏

蜜膏是选择具有滋补性的食物或食物与药物一起加水煎煮，浓缩取汁，再加入适量蜂蜜或白糖收膏而成。膏剂的滋补营养作用尤佳，既可内服，又可外用。如外用的可美容、除皱的栗蜜面膏，内服的可补气、滋阴止血、治疗先兆性流产的参芪保胎膏等。

散剂

散剂是将食物或食物与药物一起烘干炒脆后，研成细粉末内服或外用。

散剂食用方便，便于携带，营养丰富。服时以沸水冲调成糊状加糖食用，或以米汤送服，或以酒送服。如功能清利湿热、疗痔止血的赤小豆散，悦泽面容、光洁皮肤的美容散，外用（多撒敷患处）治外伤出血的龙眼核散。

糕点

主要是用种子、果仁类食物和容易研磨成粉的中药，如粳米、糯米、薏苡仁、茯苓、山药等，磨成粉后，加水和白糖揉成粉团；如含人参、党参、麦芽、橘皮之类不便磨粉者，可用煎水取汁等方法处理后加入。揉好的粉团整形后上蒸笼蒸熟，切成块或条状食用。糕点主要有益气补脾、滋养补虚的功能，如阳春白雪糕、八仙糕、九仙王道糕等。

米面食品

是指除粥饭、糕点外，用米、面粉、干豆为主要原料，或加入其他食物、中药做成的多种膳食。主要有以下的种类：用上述原料烘炒至半熟，经磨粉后用沸水冲调食用的粉（糊），如肥儿粉、长寿粉、薏苡仁糊、花生糊；主要用面粉并加入其他食物或中药做成的饼，供烘烤或油煎食，如益脾饼、苏子煎饼；用面粉等加水揉成面块，包肉馅或菜馅做成包子，蒸熟食，如茯苓包子、豆沙包子；用面粉做成面皮，包肉馅或菜馅做成的馄饨，如鸡肉馄饨、椒姜馄饨；用面粉配合其他食物或中药做成的面条，如山药面、苦荞面。

糖果

是用白糖或冰糖、饴糖、红糖加水熬炼至稠厚时，再添加其他食物或中药的汁液或粗粉，搅拌均匀，再煎熬至挑起呈丝状、不粘手为止，待冷后切块即成。有的是在熬好的糖中加入果仁、果脯等，混匀、整形，待冷时切块。糖果供嚼食，有的可含化咽食，如梨膏糖、薄荷糖、芝麻糖、胡桃糖。

可见，食疗药膳的类型很多，临床还有以蜜饯、饮料、鲜汁等形式服食者，因这些都为人们所熟悉，故不一一赘述。各人可根据自己的病情和饮食需要，选择确定用法。

药膳的制法如下：

（1）炖：药膳的炖制法，是将原料食物与药物同时下锅，加水适量，置于武火上烧沸，撇去浮沫，再置文火上炖至酥烂的烹制方法，如雪花鸡汤、十全大补汤等。

（2）焖：药膳的焖制法，一般是先用油加工成半成品后，再加入姜、葱、花椒、盐等调味品和少量汤汁，盖紧锅盖，然后用文火焖至酥烂。此法所制药膳的特点是酥烂、汁浓、味厚，如银耳黄焖鸡等。

（3）煨：药膳的煨制法，一般是指用文火进行的长时间的烹制方法。具体的加工方法有两种：一种是利用文火，慢慢地将原材料煨烂。另一种是沿用民间单方的烹制法，将所要烹制的药膳原材料用阔菜叶或湿草纸包裹好，埋在刚烧过的柴草灰中，利用余热将原材料煨熟。这种方法时间较长，要添几次热灰，保持一定的温度，如子午乌鱼等。

（4）蒸：药膳的蒸制法，是利用水蒸气加热烹制药膳菜肴的方法。其特点是温度高（可以超过100℃），加热及时，汤汁纯厚，利于保持形状的整齐。本法不仅用于烹调，而且还可以用于初加工（如热水发蹄筋）和菜的保温消毒等。

（5）煮：药膳的煮制法，是将原材料放入多量的汤汁和清水中，先用武火煮沸，然后用文火烧熟。特点是口味清鲜。具体操作方法是：将药材与食物经初加工之后，放置在器皿中，加入调料，注入适当的水和汤汁，用武火煮沸后，再用文火煮至酥烂。适用于体小、质软的原料，如石斛煮花生。

（6）熬：药膳的熬制法，是将初加工的原材料放置在锅中，加入水和调料，置武火上烧沸，再用文火烧至汁稠、味浓、酥烂，如银耳羹。

（7）炒：药膳的炒制法，是先将锅烧热，再下油，一般先用武火，锅要先下油，并依次下料，用手勺或铲翻拌，动作要快，断生即好。适用于炒的原料多为刀工处理后的丁、丝、条、片等。

（8）卤：药膳的卤制法，是将初加工的原料首先按一定的方式与药物相合后，再放入卤汁中，用中火逐步加热烹制，使其渗透卤汁，直至成为熟食品。特点是味厚、郁香。

卤汁的配制：沸水10升，酱油25升，料酒250毫升，冰糖500克，精盐250克，大茴香30克，草果30克，桂片30克，甘草30克，花椒15克，丁香15克，葱姜适量。将药料用纱布袋装好，扎紧口，投入沸水中，加酱油、料酒、精盐、冰糖、姜、葱等调料，用温水煮沸。等到透出香味、颜色成酱红色时，即可以用来卤制食品。如丁香鸡、陈皮鸡的卤制。在使用过程中，为了保证其制品的色、香、味，可适当加炒糖汁（冰糖）。

（9）炸：药膳的炸制法，是用武火将原料在多油的锅里烹调的方法。一般用油量比原料多几倍。要求用武火，油热，原料入锅后有爆炸声，掌握火候适度，防止过热烧焦。炸的特点是口味香、酥、脆、嫩。药膳炸制法分为：清炸、软炸、酥炸、纸包炸等。

（10）烧：药膳的烧制法，一般先将原料经过煸、煎、炸处理之后，进行调味调色，然后再加汤或清水，用武火滚、文火焖，烧至卤汁稠浓即可。其特点是卤汁少而黏稠，味鲜，软嫩。

（11）粥：药膳粥的制法，是将药食原料淘洗干净，加入适量汤或清水，先用武火煮沸，再用文火熬至浓稠即成。特点是味道清淡，如山药粥。

制作药膳的技巧

吃药膳应该给人们带来一种美食的享受，吃后回味无穷。若药膳像吃药那样勉强、难受，就失去了药借食味、食借药味、食疗并用的意义。因此，制作一种既可口，又有保健作用的佳肴，是有一定讲究的。主要应注意以下几个方面：

选料

药膳主要由药物、食物、汤、调料四部分组成，每一部分选料的好坏都会影响药膳制作的质量。因此，选料主要是对这四者进行严格挑选：

【药物】

制作药膳的药物必须具备可食性及补益性强的条件。选择时严格把握质量关，伪劣品种以及霉变的药材不能选用。在煎煮前必须将药材洗净、充分浸透。一般在锅内先放药物，后加冷水，浸泡1小时左右，使药物中心也能浸透，利于有效成分的析出。加水量应根据药物的多少确定，浸泡药物用的水可以与药物一起放入砂锅内烹调。

【食物】

五谷类、干果类食物需挑去谷米中的杂质，用水淘洗干净，但淘洗次数不宜过多，也不要用手搓，以免造成水溶性维生素和矿物质的损失。淘洗干净后应尽快加水煮熟，一般加温热水较好。煮时不可放碱（小苏打之类），以防止维生素 B_1 的损失。

蔬菜和水果类食物应取新鲜品，先洗后切，块宜切得大一些。如需要切成细丝或碎丁，应随切随吃，以避免菜中的营养成分被氧化破坏。烹调时间宜短，一般在炒锅将热的时候放入，以减少维生素C的损失。能生吃的蔬菜应尽量生吃，以吸收更多的维生素C和胡萝卜素。

乳、肉、蛋类食物应新鲜，变质的不能选用。洗涤时要去腥除膻，否则会影响药膳的鲜美佳味。这类食品受烹调的影响较小，久煮、久炖不会影响其中的补益成分，但应注意不要油炸，因油炸可使其中的蛋白质变化，不容易消化吸收。

【汤】

汤的主要溶剂是水，所以水的多少对汤的制作极为重要，量要适中，一次加足，冷水下锅，中途不宜加水。因为水沸以后，再投入原料，原料表面骤然受到高温，外层蛋白质凝固，内部蛋白质就不会大量溶于水，汤汁就不会鲜美。若中途加水，会使原料骤然受冷收缩，同样影响蛋白质和脂肪的溢出。

【调味品】

调味能使无味的原料获得鲜美的滋味，为药膳增添色彩。调味的种类很多，根据自己的爱好可有咸味、酸味、甜味、辣味、香味等不同。调味的方法一般有三种：一是基本调味，即是原料下锅加热前放入调味料，而使原料有一种基本味，还有消除腥膻味的作用；二是正式调味，即在加热过程中，再投入一些调味品，达到自己喜欢的口味；三是辅助性调味，即加热后对前两种调味仍未达到口味要求的再次调味。

投放调味品的时间要适当，如不能先在汤内放盐，因为盐有渗透作用，最易渗透到原料内部中去，使原料内部水分排出、蛋白质凝固，影响水溶性蛋白质外溢。另外，葱、姜、蒜、酒不能多放，否则会影响汤汁本身原有的鲜味。

配料

在几种食物一起配料制作的过程中，既要发挥食物间的相互协同或拮抗作用，取长补短，以取得更好的进补效果，又要根据不同情况对某些食物加以"忌口"，否则就起不到进补的作用，甚至会产生不良的后果。

配料的方法大致有两种。一种是作用相同或接近的食物相配，使其产生协同作用，借以提高进补效果。如大枣、龙眼肉、赤豆、花生相配，煮熟后食用，治疗贫血及血小板减少的作用比食用单味食物时要强。另一种是用一种食物制约另一种食物性能的相配方法。如羊肉虽有补阳散寒的作用，但多吃容易出现鼻血、口苦等上火症状，所以容易上火的人在吃羊肉时可与萝卜同煮，这样既取了羊肉的温补作用，又用萝卜消除了羊肉的副作用。又如，吃河蟹时放点生姜，就可以减轻河蟹的寒凉性质，使脾胃虚寒的人不易出现腹痛、腹泻等症状。

火候

制作药膳的火候通常是先用旺火，后用慢火。先用旺火的目的是为了迅速提高冷水的温度，原料中的营养在水温逐渐提高时，由外而内逐渐受温度的作用，营养物质大量溢出到汤内。然后改为慢火，目的是为了使原料内部的营养成分能完全溢出。蛋白质在慢火中可继续水解，溶于水中，如果继续使用旺火，则蛋白质内部凝固，不易溢出，影响药膳的补益作用。

不同年龄的人对药膳的选择原则

小儿因消化功能尚未健全，饮食不知节制，易患积滞，因此，小儿食用的药膳应选用健脾胃、助消化的食物，如麦片、扁豆、鱼类、鸡蛋等。

青壮年身体健康，一般无须特别补益，只要平时饮食合理，注意营养即可，或者选用一些滋养清补类的食物，如老鸭、蛋类、水果等。

老年人肾气渐衰，肝肾不足，所以补益肝肾是老年人必不可少的。另外，老年人各方面的生理功能渐渐减弱，常表现为皮肤干燥、头晕眼花、耳鸣腰酸、容易生病，所以老年人也应该注意补益气血。服用药膳时可选用蜂蜜、鸽肉、芝麻、核桃、栗子、海参等食物。

不同年龄的妇女由于其生理状态不同，服用药膳应根据不同年龄特点和需要来补益身体。少女发育尚未成熟，药膳一般应以补肾气、益精血为主，可选用鸡蛋、黑豆、猪肝、大枣等食物。青壮年妇女有月经、妊娠、生产、哺乳等生理特点，血液易亏，药膳应以健脾胃、补肝血为主，可选用大枣、鸡蛋、芝麻、猪肝、桂圆等食物。老年妇女进入更年期，肾阴阳两虚，药膳应以益肝补肾为主，可选用大枣、核桃、芝麻、鸭、鱼、蜂乳、燕窝、银耳等食物。

总之，药膳的选择应以有利于本人健康为原则。

食疗药膳的特点

药膳是中国传统医药知识与烹调经验相结合的产物，是中国医学的一枝独秀。其既有食物作为膳食，又有药物针对病情，既有医疗保健的实用性，又有祛病强身的科学性。

药食同源

肺胃药食同源，大致包含有两个方面的意义。一是食品本身可以属于药物的一部分。从最早的中药书《神农本草经》到清代的本草，包括著名的《本草纲目》都已把食品包含在药物书中。在这些书籍中，也有食疗和药膳方。

当然，食品和药品毕竟不同，食品可以有治疗作用，但药品不能当食品食用。药品的治疗作用专而精，以治疗疾病为其专责，对一般的疾病，必须用药物治疗。食品虽有一定的治疗作用，但其治疗功能有限，往往只能起辅助作用。药品可以治病，但不能长期应用，而食品则可以经常食用。此外，药品有不良反应，食品则与之不同。

另一方面，中药和食品都可以在中医理论的指导下临床应用。食品和中药一样，也有四气、五味的不同，也可以按照寒热温凉的不同，辨证食用。因此，在运用食疗、药膳时，也要知道一些中医理论，知道一些中药的药性理论。药食同源，也同源于这个中医理论。

药膳以中医中药理论为基础

中药是中医学的组成部分，我国中药资源甚为丰富，提供了做药膳的良好条件。在目前发现的 8000 多种药物中，不计算食品在内，另有 500 种可供做药膳使用，如人参、贝母、天麻、冬虫夏草等。应用中药必须以中医学理论为基础，如阴阳五行、脏腑经络、辨证论治，再结合食物的性能做严密的组合。任何一种药物或食物都具有自身的特性和作用，如川贝母性甘寒，具有清热润肺、化痰止咳的作用，主治肺热久咳痰多；而食物梨性味甘微酸凉，具有润肺消痰、清热生津的作用，也可用于热咳、燥咳、热病津伤口渴。如：老年人久咳不已，口干、口渴、痰不易咳出，就可以取梨 1 个，削去皮，挖出核，在梨腔内加入川贝粉、冰糖，蒸熟食，这就是药膳，它是按中医对药物和食物的认识进行配合应用的。

中医认为药物和食物均有寒、热、温、凉、平不同的性质，凡能够减轻或消除热证的药物和食物，性属于寒性或凉性，如金银花、菊花、苦瓜、绿豆，寒性或凉性的药物和食物具有清热、泻火、凉血、解毒的作用，如干姜、丁香、辣椒、狗肉；温性或热性的药物和食物具有温里、散寒、助阳、通络的作用。药膳要针对体质的寒热不同而辨证用膳。

辨证施膳

辨证论治是施药膳的重要特点。依据中医学理论，对每一个病种都应做到："组药有方，方必依法，定法有理，理必有据"。

不仅用药如此，在食物的选择上也是如此，必须运用辨证的方法和论治原则，在正确辨证的基础上，采取相应的治疗方法，选药组方或选食配膳，才能取得预期的效果。例如，当病员出现精神困倦、四肢软弱、短气懒言、头昏自汗、食欲不振、胃腹隐痛、便溏腹泻、舌质淡、舌苔白、脉缓无力等症候，中医通过辨证，称为脾虚气弱证。这时就要应用健脾益气药膳。健脾益气药膳选用的中药有：党参、白术、山药、大枣、茯苓、薏苡仁、莲米、芡实之类。食用的药膳有：参枣米饭、山药汤圆、茯苓包子、益脾饼、大枣粥等。

由于不同季节人们服用的药膳也不相同，药膳学有四季四补之说，即春天，气候温和，万物生长向上，五脏属肝，应以肝主疏泄为主，需要补肝，称为升补，适宜食用乌肝片、妙香舌片等药膳；夏季，气候炎热，人体喜凉，五脏属心，需要清补，适宜食用西瓜盅、荷叶凤脯等药膳；秋季，气候凉爽，五脏属肺，需要平补，适宜食用菊花肉片、参麦团鱼、玉竹心子等药膳；冬季，气候寒冷，阳气深藏，五脏属肾，寒邪易伤肾阳，需要滋补，适宜食用归芪鸡、龙马童子鸡等药膳。另外，还有一些四季皆宜的药膳，如茯苓包子、银耳羹等。

除四季对人体的影响外，还有地理、环境、生活习惯的不同，都不同程度地影响着人们的生理、病理，影响着疾病等，因而必须辨证施膳。

药膳以调配合理适用为原则

在应用药膳过程中，十分强调其合理性、完整性。从保健药膳的角度来说，就要求食用可口，不苦，易于被人接受，且多吃不至于导致身体的不适。

药物与食物调配必须遵循中医药的理论原则，违反其调配原则不但无益，反而有害。食物都有营养的作用，药物都有纠正身体偏差的作用，但是必须结合自身的情况补养。如羊肉含有很高的营养价值，对于气虚羸瘦、疲乏无力补益作用很好，但唐代医学家孙思邈说"六月食羊肉，伤人神气"。这是因为羊肉热性助阳，夏季吃了很不合适，宜冬季食用。在配膳方面羊肉宜与性温热的食物、药物同用，而不宜与性寒凉的药物、食物同用。

食药结合

从药膳配方可以看出，作为药膳的原料，主要有 3 大类：

（1）主要用于日常生活的食物：如属糖油类的粳米、糯米、大麦、小麦、高粱、马铃薯、荞麦、粟米、玉米、花生、豆油、菜油、麻油、花生油等；属豆类的绿豆、绿豆芽、菜豆、豌豆、蚕豆、黑豆、黄豆芽、豆腐浆、豆腐、豆腐皮等；属蔬菜类的芹菜、大白菜、卷心菜、菠菜、黄花菜、韭菜、芥菜、茄子、西红柿、白萝卜、胡萝卜、竹笋、莴苣、辣椒、大蒜、木耳、银耳、蘑菇等；属水果、干果类的苹果、香蕉、柿子、李子、柚子、橘子、杨梅、梨、葡萄、桃子、橄榄、栗子、葵花瓜子、甘蔗等；属瓜类的西瓜、丝瓜、冬瓜、黄瓜、苦瓜、南瓜等；属调料、饮料类的白糖、红糖、食盐、酱油、醋、茶叶、牛奶、羊奶、马奶、井水、泉水、矿泉水等；属肉类的鸡、鸭、鹅、猪、牛、羊、鱼等。这一大类，占药膳原料的绝大多数，充分体现了食疗以食物为主的特色。

（2）既是常用食物，也是常用药物：如山药、薏苡仁、黑芝麻、赤小豆、扁豆、海带、白果、荔枝、胡桃肉、龙眼肉、山楂、大枣、石榴、芡实、桑葚、槟榔、生姜、饴糖、酒、丁香、茴香、桂皮、蜂蜜、乌贼、龟等。这一大类表明，食物和药物是相通的，不能截然分开，人类的饮食本来就具有养生治病的作用，药膳有着天然的生命力。

（3）常用药材：如人参、贝母、三七、天麻、丹参、白术、白芍、附子、甘草、沙参、玉竹、当归、肉苁蓉、百合、何首乌、党参、黄芪、黄精、杜仲、马齿苋、生地、石斛、荷叶、银花、五味子、菊花、枸杞、冬虫夏草、茯苓等。这一大类在药膳原料中虽然所占比重较小，但强化了药膳的功效，突出了防治的针对性，明确了药膳与普通饮食的区别。

药膳，以食物为主，食药相兼，药助食力，食借药威，相辅相成，相得益彰，合食物、药物的营养强身作用与治疗作用于一体，具有菜肴与中药的两重性。这一特性，既显示了药膳与药物治疗、普通饮食的不同，也是药膳深受欢迎的关键所在。

药膳以传统烹饪技术为手段

药膳的一个显著特点是能食用，既要可口，又要有保健作用。因此，按中餐的烹饪技术进行料理，融药物作用和食物美味于一体，可采用多种制作手段和方法，如炒、蒸、煨、煮、炖、烧、卤等。如元代《饮膳正要》载的鲫鱼羹，就是将鲫鱼去鳞、洗净，鱼腹内放入陈皮、砂仁、荜茇、大蒜、胡椒、泡辣椒、葱、盐、酱油，先将鱼置锅内煎熟，再加入适量水，炖煮成羹而成，此药膳适宜于老年人因脾胃虚寒所致慢性腹泻、慢性痢疾。

制作药膳时，向来注重其色、香、味形，这有利于调动胃口，增进食欲。

以祛病强身为目的

食用一般膳食的主要目的是为了消除饥饿、维持生存和获得一种物质享受，服用一般药物的目的是为了治疗疾病。而食用药膳，除上述两个目的兼而有之外，其最主要的目的还是使体弱者得以增进健康，健康者得以更加强壮。

中国传统医药理论认为：药膳最宜扶正固本，因为它所用药物和食物多系补品，如人参、黄芪、当归、阿胶、枸杞、山药、大枣、鸡、鸭、猪肉、羊肉等，这些都能起到滋身体、补气血、壮阴阳的作用。它既不同于一般食品，又不同于药品。它形是食品，性是药品。这是取药之性，用食物之味，共同配伍，相辅相成，起到食借药力，药助食功的协同作用，收到药物治疗与食物营养的双重效应。药膳食品的剂型为菜肴、饮料、糕点、罐头等，这不同于膏、丹、丸、散，但发挥其所长，在防治疾病上，和其他剂型可收异曲同工之效。良药不苦口，食之味美，观之形美，效在饱腹之后，益在享乐之中。

药膳具有扶正固本、抗老延衰的作用。其选用的药物一般均是补虚强壮药，如当归、人参、杜仲、莲子，选用的食物也大多滋补作用好、快，如羊肉、鸡、鸭、海参。实验研究证明，具有强壮作用的人参、黄芪能增强机体生理功能，改善细胞的新陈代谢和营养，增强免疫功能，增强吞噬细胞的功能，延缓细胞衰老而抗老延年。

在选择药膳时，需把握以增进健康为目的，虽然食物均有营养价值，但因个体差异不可一概而论，补的方法很多，老年人以缓补为宜，徐徐图治，身体自会强健。

食疗药膳的配伍

一般情况下许多食物和部分中药可以单独食用或饮用，但是为了增强它们的可食性和功能，需要把多种不同的食物配合起来或与某些中药配合起来应用，这种互相配合的关系称为配伍。这种配伍的结果，食物之间或食物与中药之间，其功能可能由于互相影响而使原有的功能有所改变。这些改变，有的是食疗需要的，有的则是食疗不需要的。现分述如下：

协同增效的配伍

指两种功能相似或某一方面相似的食物或中药互相配伍后，能够不同程度地增强原有共同或相互有关的功能。如均具有补脾利水功能的鲤鱼、赤小豆，相互配伍后补脾利水的功能大为增强，同时两者所含丰富的蛋白质、B族维生素等营养素也可起到互补作用。又如清热解毒、利咽的橄榄与清泻肺胃之热的鲜萝卜配伍，能增强清热解毒、利咽的功能；温补气血的羊肉与补血益肝的当归配伍，能增强补血益肝的功能；补益肺气的人参与补肺肾、定喘的蛤蚧配伍，能增强补气定喘的功能；宁心安神的茯苓与养心安神的酸枣仁配伍，能增强养心安神的功能；清热生津的芦根与养阴生津的麦冬配伍，能增强补肝明目的功能；补脾益气的党参与补肝养血的熟地黄配伍，能增强补血的功能。在这些配伍中，有的虽然两者之间的功能不完全相同或有较大的差异，但其间却有密切的联系，相互配伍均能协同增效。

古代把上述两者功能相似而能增效的配伍称为"相须"，把两者功能不完全相似而能增效的配伍称为"相使"，把它们一并称协同增效的配伍。这一些配伍关系是食疗所需要的，应充分加以利用。

相互减效的配伍

指两种功能相反或功能又有对抗关系的食物或中药互相配伍后，能够不同程度地减弱原有各自的功能。如温里散寒的红辣椒配伍清热的蕨菜，或配伍清热平肝的芹菜，或配伍滋阴补肾的海参等，若红辣椒的用量较大（饮食有明显的辛辣味），则可一定程度地减弱双方的功能。在实际生活中，由于红辣椒主要是用来调味的，故主要是减弱了后者的功能。在食疗膳食中，这种明显不协调的配伍同时出现在一种膳食中的情况较为少见，但在一餐中先后进食性质相反的膳食却并不少见。如进食温补的炖羊肉、辣子鸡丁、麻辣的水煮牛肉这类食物的同时或稍后，又进食多量性质寒凉的西瓜、冷饮等。至少上述膳食的温热功能会因此减弱，同时也会影响它们的补益功能，如欲用后者清热生津、止渴，上述温补的作用也同时被削弱。

古人把上述配伍关系称为"相恶"。这种配伍关系不利于膳食功能的正常发挥，故配制膳食时应当加以避免。

其他关系的配伍

其他关系的配伍不如上述关系的配伍重要和普遍。它包括以下两个方面的配伍：

其一是当两种食物同用时，一种食物的毒性或副作用能被另一种食物降低或消除。前人把这种配伍关系称为"相畏、相杀"。在这种关系中，前者对后者来说是相畏，而后者对前者来说是相杀。因此，相畏、相杀是食物相互作用的不同提法。经验上以橄榄解河豚、鱼、蟹引起的轻微中毒或肠胃不适，以绿豆或大蒜防治毒蘑菇中毒等均属于这种配伍关系。这种配伍关系对使用有毒副作用的食物或中药自然是有利的，但是，比较确切的很少，有的尚待证实。

其二即当两种食物同用时，能产生毒性或明显的副作用。前人把这种配伍关系称为"相反"。古代中药书的记载中，有蜂蜜反生葱、柿反蟹等。若药食合用，尚有海藻反甘草等问题。但均有待进一步证实。从人民群众长期的饮食经验来看，这种情况极为少见。但由于食疗原料种类很多，相互配伍应用的情况更是多样化，这种可能性仍不宜排除。

在多数情况下，食物通过配伍后，由于增加了食疗原料的种类，不仅可增强原有的功能，而且还可以产生新的功能。它比用单一的食物有较大的食疗价值和较宽的应用范围，这是配伍的优越性。配伍，虽然是就两者之间的关系而言的，但并不是说食物或食物与中药的配伍只限于两种。不过，食物之间或食物与中药的配伍，种类也不宜太多。事实上，在日常食品（如菜肴、糕点、糖果、饮料）的用料中，若把食物和作料分开，主要食物都不多，在1~3种。即使食物与中药同用，也以种类少为好。这里应指出，辅助性食物或作料在某些膳食中的功能应做具体分析。如一些地区喜欢在凉性蔬菜中加生姜、花椒、辣椒之类辛温食物做作料，其用量很少。因此，不能认为用于这样的作料就减弱了蔬菜寒凉清热的功能，是相恶的配伍。实际上它们主要是起开胃、增进食欲的作用。

食疗药膳的配伍禁忌

药膳的主要原料之一是中药。据资料统计，在数千余种的中药中，能作为药膳原料的只有几百种，如当归、人参、三七、天麻、何首乌、枸杞子、黄芪、银耳、冬虫夏草等。用中药与食物配伍、炮制和应用时，一定要根据病情和药物与食物的偏性而定。因食物与药物的互相配伍，可相互影响，药膳的配伍是否合宜，将直接影响食疗、药膳的效果。

在长期的生活实践中，人们还摸索出某些有毒副作用的食物。通过配伍后可消除或减低其毒副作用。如生姜能解鱼蟹之腥，紫苏能解鱼蟹之毒。鱼蟹之腥膻及毒副作用能被生姜、紫苏降低或消除，这种配伍，类似于中药配伍中的相杀、相畏配伍。能降低或消除另一药、食毒副作用者为相杀；

毒副作用能被另一药、食降低或消除者为相畏。二者是同一事物的两个方面，均属食疗药膳中降低或消除毒副作用的配伍方法。可见，日常生活中做鱼、蟹时放入生姜、紫苏，并不单纯在于调味，还有解毒之功。如此配伍，民间流传甚多，如大蒜防治蘑菇中毒，蜂蜜解附子、乌头之毒等。

食疗药膳配伍中，若不掌握食物、药物的性能，则配伍后可能相互拮抗而致原有功效降低甚至丧失。这种配伍，属中药配伍中的"相恶"配伍。此类食物或药物的性能大致相反，故应避免同用。如虚寒之体，在食用羊肉、狗肉等温补气血之类的食物时，同时食用生萝卜、绿豆等食物，则可使前者的温补功能降低。又如食用药膳参药乌骨鸡时，若同时食用萝卜、莱菔子或喝茶，则使人参、山药、乌骨鸡的补益功能降低，即常言所谓，一补一消，作用抵消。因此，食疗药膳进补时，不能同时食用耗气之品。

食疗药膳的配伍不当，不仅可降低功效，甚至还可产生毒副反应，这种配伍属中药配伍中的相反配伍。从长期的饮食经验来看，相反配伍虽极为少见，但必须引起重视。

可见食物如同药物一样，通过配伍可发生不同的变化，产生不同的效果。因此，食疗药膳中必须掌握配伍原则，按照科学的配伍方法应用。

药膳应用的注意事项

注意药物、食物的相互拮抗性

滋补性的药物和食物对人体都是有益的，但是并非对人体有益的物质就可以随便食用。例如人参是很好的滋补强壮药，能大补元气，补益肺脾，安神益志，生津止渴，凡以气虚为主的身体虚弱均可应用，但却不宜与茶叶同用，因为茶叶含有鞣质，能抑制人参中的营养成分人参皂甙被人体吸收，从而降低人参的补益作用。此外如甘草忌猪肉、地黄，何首乌忌血、葱、蒜、萝卜，茯苓忌醋等。关于药物与食物的禁忌在《本草纲目》中多有记载。

注意药物、食物的寒温性质

一般来说，寒性食物、药物配制的药膳宜于夏季及温暖日子食用，温性食物、药物配制的药膳宜于冬季及寒凉日子食用。药膳不同于药物。药物中的方剂有时为了更好地适应病情的需要，将不同性质的药物配伍在一起应用，而药膳作为食品运用，一般不宜将性质明显相反的两种物质同用。

注意药物、食物的制作特性

由于药膳兼用药物、食物，在制作方法上必须恰如其特点。例如滋补性中药熟地、何首乌是乌须黑发、延缓衰老的主要药物，在制作方面不能用铁锅，否则会使药材变色，药物所含的成分与铁发生化学反应。又如老母鸡炖烂后再加天麻稍炖即可，否则将失去防治头晕的作用，这是因为天麻的有效成分遇高热以后遭到破坏，炖煮的时间越长，效果越差。

注意药物、食物的剂量比例

药物、食物的主次原则是"以药配膳"，使人在不知不觉的食养中达到保健、强身、防病的目的。大补作用的药物剂量一般不宜过大，以防老年人虚不受补。影响脾胃功能的药物，食物剂量不宜过大。

注意药物、食物的食用特性

具有祛邪作用的药物不宜久食，这是因为长期食某种物质会导致体内某种物质的过剩或不足，也易产生新的不适。例如冬瓜减肥，同时又利尿，过食则乏力；山楂也能减肥，非肥胖人也不宜多吃。在食用方面某些药膳要防止矫枉过正。药膳不是万能的，还需根据自身的情况采取多种综合疗法。

药膳常用的药品

【西洋参】

西洋参为五加科草本植物西洋参的根。性味甘、苦，凉。含有人参甙、树脂、挥发油等成分，有强壮和镇静作用。具有益气生津、润肺清热的功效。适用于气虚所致少气、口干口渴、乏力等症。

【太子参】

太子参为石竹科植物异叶假繁缕的块根。性味甘、苦，微温。含有果糖、淀粉、皂甙等成分。具有补肺、健脾、补气、生津的功效。

【五味子】

五味子为木兰科木质藤本植物北五味子和南五味子的成熟果实。性味酸、甘，温。含有五味子素、苹果酸、柠檬酸、酒石酸、维生素 C、挥发油、脂肪油、糖类、树脂、鞣质等成分。具有益气生津、补肾养心、收敛固涩的功效。适用于肺虚喘嗽、津亏口渴、自汗盗汗、腹泻、神经衰弱等症。

【白术】

白术为菊科植物白术的根茎。性味甘、苦，温。含有挥发油、维生素 A 等成分。具有健脾益气、燥湿利水、益气止汗的功效。适用于脾胃虚弱、不思饮食、倦怠、少气、水肿、泄泻、自汗、胎气不安、小便不利等症。

【白扁豆】

白扁豆为豆科植物扁豆的种子。性味苦，平。含有蛋白质（22.7%）、脂肪、糖类、钙、磷、铁、锌、氰甙、酪氨酸酶等成分。具有健脾和中、消暑化湿的功效。适用于脾胃虚弱、暑湿泄泻、白带等症。

【川贝母】

川贝母为百合科贝母属多种草本植物的鳞茎。性味苦、甘，微寒。含有川贝母碱等多种生物碱。具有化痰止咳、清热散结的功效。适用于阴虚燥咳、咯痰带血等症。

【半夏】

半夏为天南星科植物半夏的块茎。性味辛、温，有小毒。含有挥发油、氨基酸、胆碱、生物碱、葡萄糖苷和醛类等成分。具有燥湿化痰、降逆止呕、消痞散结的功效。适用于湿痰咳嗽、呕吐、反胃、咳喘痰多、胸膈胀满、痰厥头痛、头昏眼花等症。

【干姜】

干姜为姜科草本植物姜的根茎。性味辛，热。含有挥发油（如姜醇、姜烯、姜辣素、龙脑）、树脂、淀粉等成分。具有回阳温中、温肺化痰的功效。适用于肢冷脉微、脘腹胀满冷痛、恶心呕吐、痰饮喘咳等症。

【附子】

附子为毛茛科草本植物乌头块根上所附生的块状子根。性味辛、甘，大热，有毒。含有乌头碱、次乌头碱等多种生物碱。具有回阳救厥、温肾助阳、祛寒止痛的功效。适用于亡阳虚脱、四肢厥冷、风寒湿痹、汗出脉微、虚寒泄泻、脘腹冷痛、阳虚水肿等症。

【丁香】

丁香为桃金娘科乔木植物丁香的花蕾。性味辛，温。含有挥发油（丁香油）、丁香素、鞣质等成分。具有温中止呕、暖肾助阳的功效。适用于脾胃虚寒、呕吐、腹泻、冷痛、肾虚阳痿、遗精等症。

【柏子仁】

柏子仁为柏科乔木植物侧柏的种仁。性味甘，平。含有大量脂肪油、少量挥发油、皂甙等成分。具有养心安神、润肠通便的功效。适用于心悸、心烦、失眠、肠燥便秘等症。

【熟地黄】

熟地黄为玄参科植物地黄或怀庆地黄的根茎。性味甘，微温。含有樟醇地黄素、糖类、维生素A、甘露醇、氨基酸等成分。具有滋阴补血的功效。适用于血虚及肺肾阴虚、腰膝痿弱、劳嗽骨蒸等症。

【阿胶】

阿胶为马科动物驴的皮，经漂去毛后，熬制而成的胶块。性味甘，平。含胶原、钙、硫等成分。具有补血止血、滋阴润肺的功效。适用于贫血、心悸、燥咳、咯血、崩漏、先兆流产、产后血虚、腰酸乏力等症。

【龙眼肉】

龙眼肉为无患子科植物龙眼的假种皮。性味甘，温。含有葡萄糖、蔗糖、蛋白质、脂肪酸类、腺嘌呤和胆碱等成分。具有益心脾、补气血、养血安神的功效。

【北沙参】

北沙参为伞形科植物珊瑚菜的根。性味甘、微苦，微寒。含有淀粉、生物碱，果实含珊瑚菜素。具有润肺止咳、益胃生津的功效。适用于肺热燥咳、虚劳久咳、阴伤咽干、喉痛等症。

【麦门冬】

麦门冬为百合科植物沿街草或麦门冬的须根上的小块棍。性味甘、微苦，微寒。含有各种甾体皂甙、黏液质、葡萄糖苷、β–谷甾醇、维生素A样物质等成分。具有养阴润肺、清心除烦、益胃生津的功效。适用于肺燥干咳、吐血、咯血、肺痿、肺痈；虚劳烦热、热病伤津、便秘等症。

【天门冬】

天门冬为百合科植物天门冬的块根。性味甘、苦，寒。含有天门冬素、黏液质卜谷甾醇、甾体皂甙、糖醛衍生物等成分。具有滋阴清热、润肺生津的功效。适用于阴虚发热、咳嗽吐血、肺痿、肺痈、消渴、便秘、咽喉肿痛等症。

【百合】

百合为百合科植物百合、细叶百合和麝香百合及其同属多种植物鳞茎的茎叶。性味甘、微苦，微寒。含有多种生物碱、淀粉、蛋白质、脂肪等成分。具有润肺止咳、清心安神的功效。适用于阴虚久咳、痰中带血、虚烦惊悸等症。

【玉竹】

玉竹为百合科植物玉竹的根茎。性味甘，平。含有铃兰甙、铃兰苦甙、山柰、酚甙、槲皮醇甙、维生素A、淀粉、黏液质等成分。具有养阴润燥、生津止渴的功效。适用于热病阴伤、咳嗽、烦渴、虚劳发热、小便频数等症。

【石斛】

石斛为兰科植物石斛属多种草本植物的茎。性味甘，淡。含有黏液质、石斛碱、石斛次碱、石斛胺等成分。具有益胃生津、养阴清热、益精明目的功效。适用于热病伤津、口干烦渴、病后虚热等症。

【黄精】

黄精为百合科植物黄精、多花黄精或滇黄精，以及同属若干种植的干燥根茎。性味甘，平。含有淀粉、黏液质、醌类等成分。具有补中益气、滋阴润肺、强壮筋骨的功效。适用于体虚乏力、心悸气短、肺燥干咳、糖尿病等症。

【女贞子】

女贞子为木樨科植物女贞的果实。性味甘、苦，平。含有齐墩果酸、甘露醇、葡萄糖、脂肪酸等成分。具有补肝肾、明目的功效。适用于阴虚内热、头晕、目花、耳鸣、腰膝酸软、须发早白等症。

【旱莲草】

旱莲草为菊科植物鳢肠的干燥全草。性味甘、酸，凉。含有皂甙、挥发油、鞣质、维生素A、旱莲草素等成分。具有滋补肝肾、凉血止血的功效。适用于肝肾阴虚、须发早白、吐血、尿血、便血、血痢、带下、淋浊等症。

【龟板】

龟板为脊椎动物龟科乌龟的腹甲。性味咸、甘，平。含有脂肪、胶质、钙、磷等成分。具有滋阴潜阳、补肾健骨的功效。适用于阴虚潮热、盗汗、结核病、热病后期伤阴抽搐、腰膝酸软、崩漏带下等症。

【鳖甲】

鳖甲为鳖科动物中华鳖鱼的背甲。性味咸，微寒。含有角蛋白、动物胶、碘质、维生素 D 及钙盐等。具有滋阴潜阳、软坚散结的功效。适用于阴虚潮热、盗汗、热病后期伤阴抽搐、腹部肿块、肝脾肿大、经闭等症。

【蛤蟆油】

蛤蟆油为蛙科动物中国林蛙或黑龙江林蛙雌性的干燥输卵管。性味辛，寒。含有蛋白质、脂肪等成分。具有补肾益精、润肺养阴的功效。适用于产后虚弱、肺痨咳嗽、盗汗等症。

【燕窝】

燕窝为雨燕科动物金丝燕及多种同属燕类用唾液与羽绒等混合凝结成的巢窝。性味甘，平。含有多种蛋白质、糖类、脂肪微量、纤维素、钙、磷、钾、硫等成分。具有滋阴润燥、补益脾胃的功效。适用于虚损、痨瘵、咳嗽、痰喘、咯血、吐血、久痢、久疟、噎膈反胃等症。

【鹿角胶】

鹿角胶为鹿科动物梅花鹿或马鹿的角煎熬而制成的胶块。性味甘、咸，温。含有胶质（25%）、磷酸钙（50%～60%）、碳酸钙和氮化物等成分。具有补血、益精的功效。适用于腰膝无力、阳痿、滑精、虚寒崩漏等症。

【鹿鞭】

鹿鞭为梅花鹿的雄性外生殖器。性味甘、咸，温。具有补肾壮阳、益精的功效。适用于肾阳虚所致的阳痿、腰膝酸痛、耳鸣、妇女子宫寒冷不孕等症。

【海狗鞭】

海狗鞭为海狗科动物海狗或海豹科动物海豹的雄性外生殖器。性味咸，热。具有补肾壮阳、益精补髓的功效。适用于虚损劳伤、肾精衰损所致的阳痿、滑精、精冷、腰膝冷痛、酸软等症。

【黄狗鞭】

黄狗鞭为犬科动物狗主要为黄狗的阴茎和睾丸。性味甘、咸，温。含有雄性激素、蛋白质、脂肪。具有补肾壮阳的功效。适用于肾阳虚、阳痿、腰酸、尿频等症。

【蛤蚧】

蛤蚧为守宫科动物蛤蚧除去内脏的干燥体。性味咸，平。含有蛋白质、脂肪等成分。具有补肺益肾、益精助阳、止咳的功效。适用于喘促气短、咯血、阳痿等症。

【九香虫】

九香虫为蝽科昆虫九香虫的干燥全虫。性味咸，温。含有脂肪、蛋白质、甲壳质等成分。具有温中壮阳、理气止痛的功效。适用于胸膈气滞、脘痛痞闷、脾肾亏损、腰膝酸楚、阳痿等症。

【巴戟天】

巴戟天为茜草藤本植物巴戟天的根。性味辛、甘，微温。含有维生素C、糖类、树脂等成分。具有补肾阳、强筋骨的功效。适用于腰膝无力、关节酸痛、阳痿、小腹冷痛、遗精等症。

【淫羊藿】

淫羊藿为小檗科草本植物淫羊藿或箭叶淫羊藿、心叶淫羊藿的全草。性味辛，温。含有淫羊藿甙、植物甾醇、挥发油、鞣质、油脂、维生素E等成分。具有补肾壮阳、强筋健骨、祛风除湿、止咳平喘的功效。适用于阳痿、腰膝酸弱、四肢麻痹、神疲健忘、更年期高血压等症。

【仙茅】

仙茅为石蒜科草本植物仙茅的根茎。性味辛，热。含有树脂鞣质、脂肪油、淀粉等成分。具有补肾阳、温脾阳、强筋骨、祛寒湿的功效。适用于阳痿、四肢麻痹、腰膝冷痛等症。

【沙苑子】

沙苑子为豆科草本植物扁茎黄芪的成熟种子。性味甘，温。含有脂肪油、鞣质、维生素A类物质等成分。具有补肾固精、养肝明目的功效。适用于遗精、早泄、白带、目昏、头晕、腰膝酸软、尿频余沥等症。

【补骨脂】

补骨脂为豆科草本植物补骨脂的种子。性味甘、苦，大温。含有挥发油、树脂、香豆精衍生物、黄酮类化合物等成分。具有补肾助阳、温脾止泻的功效。适用于腰膝冷痛、尿频、遗尿、泄泻，外治白癜风、鸡眼等症。

【锁阳】

锁阳为锁阳科肉质寄生植物锁阳的肉质茎。性味甘，温。含有花鱼甙、三萜皂甙、鞣质等成分。具有补肾壮阳、润肠通便的功效，适用于腰膝酸软、阳痿、滑精、肠燥便秘等症。

【杜仲】

杜仲为杜仲乔木植物杜仲的树皮。性味甘，温。含糖苷、有机酸等成分。具有补肝肾、强筋骨、安胎的功效。适用于肾虚腰痛、腰膝无力、先兆流产、胎动不安、高血压等症。

【续断】

续断为续断科草本植物续断或川续断的根。性味苦，微温。含有续断碱、挥发油、维生素E、有色物质等成分。具有补肝肾、强筋骨、通血脉、止血、安胎的功效。适用于腰膝酸软、关节酸痛、崩漏、先兆流产、跌打损伤等症。

【骨碎补】

骨碎补为水龙骨科草本植物斛蕨的根状茎。性味苦，温。含有葡萄糖、淀粉、柏皮甙等成分。具有补肾、接骨、活血、生发的功效。适用于跌打损伤、牙齿松动、耳鸣、斑秃等症。

【海马】

海马为海龙科动物克氏海马或刺海马、大海马、三班海马、日本海马等除去内脏的干燥体。性味甘，温。含有雄性激素。具有温肾壮阳、调气活血的功效。适用于阳痿、腹部肿块、淋巴结核、跌打损伤、痈肿疔疮等症。

【紫河车】

紫河车来源于健康产妇的干燥胎盘。性味甘、咸，微温，含有蛋白质、糖、钙、维生素等成分。具有补气、养血、益精的功效。适用于体质虚弱、久病体虚、虚喘、盗汗、遗精等症。

【山茱萸】

山茱萸为山茱萸科小乔木植物山茱萸去果核的成熟果肉。性味甘、酸，微温。含有维生素A、山茱萸甙、皂甙、鞣质、熊果酸、没食子酸、苹果酸、酒石酸等成分。具有补益肝肾、收敛固涩的功效。适用于耳鸣眩晕、自汗盗汗、小便频数、遗精、月经过多、腰膝酸软等症。

【藿香】

藿香为唇形科草本植物广藿香和藿香的茎叶。性味辛，微温。含有挥发油等成分。具有化湿和中、解表祛暑的功效。适用于暑热感冒、胸闷食少、恶心呕吐、腹胀腹泻等症。

【佩兰】

佩兰为菊科草本植物兰草的茎味。性味甘、辛。含有挥发油等。具有化湿和中、解表祛暑的功效。适用于伤暑头重、胸脘胀闷、食欲不振、口中甜腻、口臭等症。

【砂仁】

砂仁为姜科草本植物阳春砂和缩砂的成熟种仁。性味辛，温。含有挥发油，油中主要为龙脑、乙酸、龙脑酯、右旋樟脑、芳樟醇、橙花三烯等成分。具有消食开胃、行气化湿、温脾止泻、温胃止呕、安胎的功效。适用于脘腹胀痛、食欲不振、恶心呕吐、胎动不安等症。

【白豆蔻】

白豆蔻为姜科草本植物白豆蔻的成熟果实。性味辛，温。含有挥发油等成分。具有化湿行气、温中止呕的功效。适用于脘腹胀痛、恶心呕吐、食欲不振等症。

【草豆蔻】

草豆蔻为姜科草本植物草豆蔻的成熟种子。性味辛，温。含有挥发油等成分。具有燥湿健脾、温胃止呕的功效。适用于脘腹胀满、冷痛、嗳气、呃逆、寒温吐泻等症。

【草果】

草果为姜科草本植物草果的成熟种子。性味辛、温。含有挥发油等成分。具有温中燥湿、除痰截疟、开郁消食的功效。适用于脘腹胀满、冷痛、反胃、呕吐、食积、痰饮、疟疾等症，还可增香调味。

【建曲】

建曲为多种药物与麦麸、面粉的发酵制品。性味辛、甘，温。含有维生素 B、酶类、麦角、醇、蛋白质、脂肪等成分。具有消食健胃的功效。适用于饮食积滞、消化不良等症。

【山楂】

山楂为蔷薇科小乔木或灌木植物山楂或野山楂的成熟果实。性味酸、甘，微温。含有黄酮类、甙类、有机酸、内酯、糖类、蛋白质、维生素 C、脂肪等成分。具有消食化积、散瘀、化痰行气的功效。适用于食积不化、瘀阻症瘕、胸胁疼痛、痰饮、痢疾等症。

【木香】

木香为菊科草本植物云木香和川木香的根。性味辛、苦，温。含有挥发油、生物碱、菊糖等成分。具有行气止痛的功效。适用于胸胁胀痛、呕吐、腹泻、痢疾、里急后重等症。

【陈皮】

陈皮为芸香科亚乔木植物橘柑的成熟果皮。性味苦、辛，温。含有挥发油、橙皮甙、维生素 B 族、维生素 C 等成分。具有行气健脾、燥湿化痰、降逆止呕的功效。适用于脘腹胀满、嗳气、呕吐、咳嗽、多痰等症。

【丹参】

丹参为唇形科草本植物丹参的根。性味苦，微寒。含有丹参酮、丹参醇、维生素 E 等成分。具有活血祛瘀、凉血消痈、养血安神的功效。适用于月经不调、经闭、宫外孕、肝脾肿大、心绞痛、心烦不眠、疮疡肿毒等症。

【川芎】

川芎为伞形科草本植物川芎的根茎。性味辛，温。含有挥发油、生物碱、阿魏酸、酚性物质等成分。具有活血行气、祛风止痛的功效。适用于头痛、胸胁痛、经闭、腹痛、风湿痛、跌打损伤等症。

【黄连】

黄连为毛茛科草本植物黄连和三角叶连的根茎。性味苦，寒。含有小檗碱、黄连碱、甲基黄连碱、棕榈碱等多种生物碱，具有清热燥湿、泻火解毒的功效。适用于热盛心烦、痞满呕逆、肺结核、吐血、衄血、呕恶、痢疾、肠炎、目赤肿痛、口舌生疮、中耳炎、痈疖疮疡、黄水疮等症。

【金银花】

金银花为忍冬科缠绕藤本植物金银花的花蕾。性味甘，寒。含有绿原酸、黄酮类（本犀草素等）、肌醇、皂甙、鞣质、挥发油等成分。具有清热解毒的功效。适用于温病发热、风热感冒、咽喉肿痛、肺炎、痢疾、痈肿、疮疡、丹毒等症。

【银柴胡】

银柴胡为石竹科草本植物银柴胡的根。性味甘，微寒。含有皂草甙类物质等成分。具有退虚热、清疳热的功效。适用于阴虚发热、疳积发热等症。

【侧柏叶】

侧柏叶为柏科乔木植物侧柏的嫩枝和叶。性味苦、涩，微寒。含有挥发油（内含侧柏酮、侧柏烯等）、黄酮类、鞣质、维生素 C 等成分。具有清热凉血、止咳、生发的功效。适用于咳嗽痰中带血、支气管炎、衄血、吐血、便血、崩漏、关节炎等症。

【艾叶】

艾叶为菊科草本植物艾的叶。性味苦、辛，温。含有挥发油、鞣质、氯化钾、微量维生素 B 族、维生素 C 等成分。具有温经止血、散寒止痛的功效。适用于痛经、崩漏、胎动不安、关节酸痛、腹中冷痛、皮肤瘙痒等症。

【紫苏】

紫苏为唇形科植物皱紫苏、尖紫苏等的叶。性味辛，温。含有挥发油、精氨酸、葡萄糖苷、紫苏醛、丁香油酚等成分。具有发表、散寒、理气、和营的功效。适用于风寒感冒、恶寒发热、咳嗽、气喘、胸腹胀满、胎动不安等症，并能解鱼、蟹毒。

【菊花】

菊花为菊科植物菊的头状花序。性味甘、苦，凉。含有挥发油、胆碱、腺嘌呤、菊甙、氨基酸、黄酮类、微量维生素 B_1 等成分。具有疏风、清热、明目、解毒的功效。适用于头痛、眩晕、目赤、心胸烦热、疔疮肿毒等症。

【白矾】

白矾为明矾矿石经加工提炼而成的块状结晶体。性味酸、涩。含有硫酸铝钾等成分。具有祛痰、燥涩、止泻、止血、解毒、杀虫的功效。适用于癫痫、喉痛、痰壅、肝炎、黄疸、胃及十二指肠溃疡、子宫下垂、白带、下痢、痔疮、衄血、疥癣等症。

【人参】

人参为五加科植物人参的干燥根。性味甘、微苦，平。含有人参皂甙、葡萄糖、鼠李糖、阿拉伯糖、挥发油、人参醇、人参酸、植物甾醇、胆碱、氨基酸、肽类、果糖、麦芽糖、蔗糖、人参三糖、果胶、维生素 B_1、维生素 B_2、烟酸、泛酸等成分。白参类具有大补元气、固脱生津、安神之功效。适用于治劳伤虚损、食少、倦怠、反胃吐食、虚咳喘促、阴虚盗汗、惊悸健忘、眩晕头痛、妇女崩漏、产后暴脱、久虚不复等症。红参类具有大补元气、补阳固脱、安神之功效。适用于脾肾虚寒、真阳衰弱、中气不足、四肢欠温、自汗暴脱、脾虚泄泻、阳痿遗精、尿频遗尿、消渴等症。

【山药】

山药为薯蓣科植物薯蓣的干根茎。性味甘，平。含有皂甙、黏液质、胆碱、淀粉、糖蛋白和氨基酸、多酚氧化酶、维生素 C、植物酸等成分。具有健脾、补肺、固肾、益精之功效。适用于脾虚泄泻、久痢、虚劳咳嗽、消渴、遗精、带下、小便频数等症。

【三七】

三七为五加科植物三七的根。性味甘、微苦，温。含有皂甙、五加皂甙等成分。具有止血、散瘀、消肿、定痛的功效。适用于吐血、咳血、衄血、便血、血痢、崩漏、产后血晕、恶露不下、跌扑瘀血、外伤出血、痈肿疼痛等症。

【甘草】

甘草为豆科植物甘草的根和根茎。性味甘，平。含有三萜皂甙、甘草酸、还原糖、淀粉、胶质等成分。具有和中缓急、润肺、解毒、调和诸药的功效。炙用，适用于脾胃虚弱、食少、腹痛便溏、劳倦发热、肺痿咳嗽、心悸、惊痫等症。生用，治咽喉肿痛、消化性溃疡、痈疽疮疡、解药毒及食物中毒等症。

【乌梅】

乌梅为蔷薇科植物梅的未成熟的果实。性味酸，温。含有柠檬酸、苹果酸、琥珀酸、糖类、谷甾酸、蜡样物质、齐墩果酸样物质等成分。具有收敛生津、安蛔驱虫的功效。适用于久咳、虚热烦渴、久疟、久泻、痢疾、便血、尿血、血崩、蛔厥腹痛、呕吐、钩虫病、牛皮癣等症。

【何首乌】

何首乌为蓼科植物何首乌的块根。性味苦、甘、涩，微温。含有蒽醌类、大黄素甲醚、大黄酚蒽酮、淀粉、脂肪、卵磷脂等成分，具有补肝、益肾、益血、祛风的功效，适用于肝肾阴亏、须发早白、血虚头晕、腰膝软弱、筋骨酸痛、遗精、崩漏、久疟、久痢、慢性肝炎、痈肿、瘰疬、痔疾等症。

【黄芪】

黄芪为豆科植物黄芪和内蒙黄芪的根。性味苦，微温。含有多种氨基酸、苦味素、胆碱、甜菜碱、叶酸、蔗糖、葡萄糖醛酸、黏液质等成分。生用，具有益卫固表、利水消肿、托毒、生肌的功效，适用于自汗、盗汗、血痹、浮肿、痈疽溃或溃久不敛等症。炙用，具有补中益气的功效，适用于内伤劳倦、脾虚泄泻、脱肛、气虚、血脱、崩漏、气衰血虚等症。

【当归】

当归为伞形科植物当归的根。性味甘、辛，温。皂化部分中含棕榈酸、硬脂酸、肉豆蔻酸、不饱和油酸、亚油酸，不皂化部分中含β-谷甾醇等成分。具有补血和血、调经止痛、润燥滑肠的功效。适用于月经不调、经闭腹痛、症瘕结聚、崩漏、血虚头痛、眩晕、痿痹、肠燥便秘、赤痢后重、痈疽疮疡、跌打损伤等症。

【肉苁蓉】

肉苁蓉为列当科植物肉苁蓉、迷肉苁蓉等带鳞叶的肉质茎。性味甘、酸、咸，温。含有微量生物碱等成分。具有补肾、润燥、滑肠的功效。适应于男子阳痿、女子不孕、带下、血崩、腰膝冷痛、血枯便秘等症。

【白果】

白果为银杏科植物银杏的成熟种子。性味甘、苦、涩，平。含有少量氰甙、赤霉素，内胚乳中还分离出两种核糖核酸酶，种皮含有毒成分如白果酸、氢化白果酸、氢化白果亚酸等。具有敛肺气、定喘嗽、止带浊、缩小便的功效。适用于哮喘、痰嗽、白带、白浊、遗精、淋病、小便频数等症。

【赤小豆】

赤小豆为豆科植物赤小豆或赤豆的种子。性味甘、酸，平。含有蛋白质、脂肪、糖类、粗纤维、钙、磷、铁、硫胺素、核黄素、烟酸等成分。具有利水、除湿、和血排脓、消肿解毒的功效。适用于水肿、脚气、黄疸、泻痢、便血、痈肿等症。

【枸杞子】

枸杞子为茄科植物枸杞和宁夏枸杞的成熟果实。性味甘，平。含有胡萝卜素、硫胺素、核黄素、烟酸、抗坏血酸、β-谷甾醇、亚油酸等成分。具有滋肾、润肺、补肝、明目的功效。适用于肝肾阴亏、腰膝酸软、头晕、目眩、目昏多泪、虚劳咳痰、消渴、遗精等症。

【荜茇】

荜茇为胡椒科植物荜茇的未成熟果穗。性味辛，热。含有胡椒碱、棕榈酸、四氢胡椒酸、芝麻素等成分。具有温中、散寒、下气、止痛的功效。适用于脘腹冷痛、呕吐吞酸、肠鸣泄泻、冷痢、阴疝、头痛、鼻渊、牙痛等症。

【菟丝子】

菟丝子为旋花科植物菟丝子和大菟丝子的种子。性味辛、甘，平。含有树脂、甙、糖类等成分。具有补肝肾、益精髓、明目的功效。适用于腰膝酸痛、遗精、消渴、尿有余沥、目暗等症。

【槟榔】

槟榔为棕榈科植物槟榔的种子。性味苦、辛，温。含有生物碱、缩合鞣质、脂肪、槟榔红色素等成分。具有杀虫、破积、下气、行水的功效。

适用于虫积、食滞、脘腹胀痛、泻痢后重、疟疾、水肿、脚气、痰癖等症。

【薏苡仁】

薏苡仁为禾本科植物薏苡的种仁。性味甘、淡，凉。含有蛋白质、脂肪、糖类、少量维生素 B 族、氨基酸、薏苡素、三萜化合物等成分。具有健脾补肺、清热、利湿的功效。适用于泄泻、湿痹、筋脉拘挛、屈伸不利、水肿、脚气、肺痿、肺痈、肠痈、淋浊、白带等症。

【天麻】

天麻为兰科多年寄生草本植物天麻的块茎。性味甘，平。含有香英兰醇、香英兰醛、维生素 A 类物质、结晶性中性物质及微量生物碱、黏液质等成分。具有熄风、定惊的功效。适用于头风头痛、肢体麻木、半身不遂、小儿惊痫动风等症。

【白芍】

白芍为毛茛科多年生草本植物芍药的根。性味苦，平、微寒。含有芍药甙、苯甲酸、挥发油、脂肪油、树脂、鞣质、糖、淀粉黏液质、蛋白质、卜谷甾醇和三萜类等成分。四川产者含酸性物质，对金黄色葡萄球菌有抑制作用。具有养血柔肝、缓中止痛、敛阴收汗的功效。适用于胸胁疼痛、泻痢腹痛、自汗盗汗、阴虚发热、月经不调、崩漏带下等症。

【牡丹皮】

牡丹皮为毛茛科草本植物牡丹的根皮。性叶苦、辛，微温。含有牡丹酚原甙（易被酶解为牡丹酚和牡丹酚甙）、挥发油（芍药油）、植物甾醇、苯甲酸、生物碱等成分。适用于热入血分发斑、惊痫、呕吐、便血、骨蒸劳热、经闭、痈疡等症。

【胖大海】

胖大海为梧桐科植物胖大海的种子。性味甘、淡，凉。种子的外层含西黄芪胶黏素，果皮含半乳糖等成分。具有清热、润肺、利咽、解毒的功效。

适用于干咳无痰、喉痛音哑、骨蒸内热、吐衄下血、目炎、痔疮瘘管等症。

【郁金】

郁金为姜科植物姜黄、莪术的块根。性味辛、苦，平。含有挥发油、姜黄素、脱甲氧基姜黄素、双脱甲氧基姜黄素、姜黄酮、芳基姜黄酮等成分。具有行气解郁、凉血破瘀的功效。适用于胸腹胁诸痛、癫狂、热病神昏、吐血、衄血、尿血、血淋、妇女倒经等症。

【党参】

党参为桔梗科植物党参的根。性味甘，平。含有皂甙、微量生物碱、蔗糖、葡萄糖、菊糖、淀粉、黏液质、树脂等成分。具有补中、益气、生津的功效。适用于脾胃虚弱、气血两亏、体倦无力、食少、口渴、久泻、脱肛等症。

【明党参】

明党参为伞形科植物明党参的根。性味甘、微苦，凉。含有少量挥发油、多量淀粉等成分。具有清肺、化痰、平肝、和胃、解毒的功效。适用于痰火咳嗽、喘逆、头晕、呕吐、目赤、白带、疔毒疮疡等症。

【银耳】

银耳为银耳科植物银耳的子实体。性味甘、淡，平。含有蛋白质、糖类、无机盐、维生素 B 族、脂肪、粗纤维等成分。具有清肺热、益脾胃、滋阴、生津、益气活血、润肠的功效。适用于肺热咳嗽、肺燥干咳、胃肠燥热、血管硬化、高血压等症。

【冬虫夏草】

冬虫夏草为麦角菌科植物冬虫夏草菌的子座，是其寄生主蝙蝠蛾科昆虫蝙蝠蛾等的幼虫尸体的复合体。性味甘，温。含有脂肪、粗蛋白、粗纤维、糖类、虫草酸、冬虫夏草素、维生素 B_{12} 等成分。具有补虚损、益精气、止咳化痰的功效。适用于痰饮咳嗽、虚喘痨嗽、咯血、自汗、阳痿、遗精、腰膝酸痛、病后久虚不复等症。

【茯苓】

茯苓为多孔菌科植物茯苓的菌核。性味甘、淡，平。含有 β-茯苓酸、β-羟基羊毛甾三烯酸、树脂、甲壳质、蛋白质、脂肪、甾醇、卵磷旨、葡萄糖、胆碱、β-茯苓聚糖分解酶、脂肪酶、蛋白酶等成分。具有渗湿利水、益脾和胃、宁心安神的功效。适用于小便不利、水肿胀满、痰饮咳逆、呕吐、泄泻、遗精、淋浊、惊悸、健忘等症。

【香附子】

香附子为莎草科草本植物莎草的根茎。性味辛、微苦，平。含有挥发油、脂肪酸、酚性物质等成分。具有疏肝理气、调经止痛、健脾消食的功效。适用于胸胁脘腹疼痛、痛经、月经不调、肝郁积食等症。

【酸枣仁】

酸枣仁为鼠李科植物酸枣的种子。性味甘，平。含有多量脂肪油、蛋白质、甾醇、三萜化合物、酸枣皂甙、维生素 C 等成分。具有养肝、宁心、安神、敛汗的功效。适用于虚烦不眠、惊悸怔忡、烦渴虚汗等症。

【白花蛇】

白花蛇为蝮蛇科动物五步蛇除去内脏的干燥全体。性味甘、咸，有毒。含有蛋白质、脂肪、皂甙、蛇毒等成分。具有祛风、通络定惊的功效。适用于风湿痹痛、中风半身不遂、破伤风、痉挛抽搐、惊厥、皮肤顽癣、瘰疬痈疽、恶疮等症。

【脆蛇】

脆蛇为蛇蜥科动物脆蛇蜥的全体。性味甘，平。具有散瘀、祛风、消肿、解毒的功效。适用于跌打损伤、骨折、风湿痹痛、麻风等症。

【泽泻】

泽泻为泽泻科草本植物泽泻的根。性味甘、淡，寒。含有挥发油（内含糠醛）、生物碱、泽泻醇、植物甾醇、天门冬素、树脂、蛋白质、有机酸淀粉等成分。具有利水渗湿泻热的功效。适用于小便不利、尿路感染、水肿痰饮、眩晕等症。

【芡实】

芡实为睡莲科水生草本植物芡实的成熟种仁。性味甘、涩，平。含有蛋白质、脂肪、糖类、钙、磷、铁、核、黄素、维生素 C 等成分。具有补肾固精、健脾止泻、祛湿止带的功效。适用于遗精、白带、遗尿、尿频、泄泻等症。

药膳常用的谷物和豆类食品

【粳米】

粳米为禾本科植物粳稻的种仁。粳米是人们食用的大米。性味甘，平。含有淀粉、蛋白质、脂肪，尚含少量 B 族维生素。具有健脾养胃、止渴除烦、固肠止泻的功效。适用于肠胃不和、暑月吐泻、小便不畅、烦渴等症。

【糯米】

糯米为禾本科植物糯稻的种仁。糯米又名江米、元米。其质柔黏。性味甘，平。含蛋白质、脂肪、糖类、钙、磷、铁、维生素 B_1、维生素 B_2、烟酸、多量淀粉。具有暖脾胃、补中益气、缩小便的功能。适用于胃寒痛、消渴、夜多小便、小便频数等症。

【粟米】

粟米为禾本科植物粟的种仁。粟米又叫小米。性味甘、咸，微寒。含蛋白质、脂肪、糖类、钙、磷、铁、淀粉、维生素 B_1、维生素 B_2。具有滋养肾气、健脾胃、清虚热的功效。适用于胃虚失眠、妇女黄白带等症。

【秫米】

秫米为禾本科植物蜀黍的种仁。性味甘，微寒。具有强筋骨、疗漆疮的功效。适用于肉食成积、肺结核、胃不适、孕妇带下等症。

【小麦】

小麦为禾本科植物小麦的种子。性味甘，平。含淀粉、蛋白质、糖、脂肪、糊精、粗纤维、磷脂、谷甾醇、精氨酸、淀粉酶、麦芽糖、蛋白。具有安神除烦的功效。适用于神志不安、心悸失眠、妇女脏躁（癔病）、小便不畅等症。

【大麦】

大麦为禾本科植物大麦的果实。性味甘，温。含尿囊素。具有益气健脾、和胃调中的功效。适用于食积不化、食欲不振、饱闷腹胀等症。

【玉蜀黍】

玉蜀黍为禾本科植物玉蜀黍的种子。玉蜀黍又名玉米、包米、包谷。性味甘，平。含淀粉、脂肪油、生物碱类、维生素 B_2、烟酸、泛酸、玉蜀黍黄素、胡萝卜素、果胶等成分。具有调中和胃、除血脂的功效。适用于小便不通、膀胱结石、肝炎、高血压等症。

【荞麦】

荞麦为蓼科植物荞麦的种子，荞麦又名花麦、三角麦。性味甘，平。含有水杨胺、4-羟基苯甲胺。具有清热解毒、降气宽肠、除白浊白带的功效。适用于肠胃热积泻痢、自汗、偏头痛、紫癜、疮毒等症。

【黑豆】

黑豆为豆科植物大豆的黑色种子。黑豆又名乌豆。性味甘，平。含蛋白质、脂肪、糖类、胡萝卜素、维生素 B_1、维生素 B_2、异黄酮甙及多种皂甙、胆碱、有机酸等。具有解表清热、滋养健脾的功效。适用于妇女产后百病、一切下血、身面浮肿等症。

【黄豆】

黄豆为豆科植物大豆的黄色种子。黄豆性味甘，平。含蛋白质、脂肪、胡萝卜素、维生素 B_1、维生素 B_2、烟酸、异黄酮类、皂甙、胆碱、泛酸等。

具有清热解毒、利大小便、宽中下气的功效。适用于胃中积热、腹水肿毒、小便不利等症。

【蚕豆】

蚕豆为豆科植物蚕豆的种子。蚕豆又名胡豆。性味甘、微辛，平，小毒。含巢菜碱甙、蛋白质、卵磷脂、胆碱等成分。具有止血、止带、降血压、健脾利湿的功效。适用于便血、吐血、鼻衄，外用治疮毒。

【绿豆】

绿豆为豆科植物绿豆的种子。绿豆性味甘，寒。含蛋白质、脂肪、糖类、钙、磷、铁、胡萝卜素、维生素 B_1、维生素 B_2、烟酸等。具有清热解毒、止渴利尿的功效。适用小便不利、口干、消渴、暑热、泻痢等症。

【扁豆】

扁豆为豆科植物扁豆的白色种子。扁豆又名南豆、眉豆。性味甘，平。含蛋白质、脂肪、糖类、钙、磷、铁、酸钙镁、泛酸、锌等成分。具有健脾和胃、除湿止泻的功效。适用于脾胃虚热、呃逆、暑湿、酒醉呕吐、妇女白带等症。

【豇豆】

豇豆为豆科植物豇豆的种子。豇豆又名饭豆。性味甘，平。含淀粉、脂肪油、蛋白质、烟酸、维生素 B_1、维生素 B_2。鲜果含抗坏血酸。具有健脾益肾的功效。适用于食积、消渴、口噤、痰多、白带、白浊等症。

【刀豆】

刀豆为豆科植物刀豆的种子。刀豆又名剑豆。性味甘，平。含尿素酶、细胞凝集素、刀豆氨酸，刀豆中可分离出刀豆赤霉素 I 和 II，另含淀粉、蛋白质、脂肪等。具有温中下气、益肾补阳的功效。适用于虚寒呃逆、头风痛、腰痛等症。

【豆腐浆】

豆腐浆为大豆的种子制成的浆汁。性味甘，平。含蛋白质、脂肪、糖类等成分。具有补虚、润燥、清肺化痰的功效。适用于虚劳咳嗽、痰火哮喘、便秘、淋浊等症。

【豆腐】

豆腐为大豆种子的加工成品。性味甘，凉。含有蛋白质、脂肪、糖类、钙、磷、铁、维生素 B_1、维生素 B_2、维生素 C 等。具有益气和中、生津润燥、清热解毒的功效。适用于赤眼、消渴、解硫磺及烧酒毒等症。

【番薯】

番薯为旋花科植物番薯的块根。番薯又名红薯、红苕、甘薯。性味甘，平。具有健脾胃、益气力、通乳的功效。适用于腹泻、便秘、大便带血、水臌腹泻、夜盲、消渴、乳痈、疮疖等症。

药膳常用的畜类和禽类食品

【猪肉】

猪肉为猪科动物猪的肉。性味甘、咸，平。含有蛋白质（16.1% ~ 16.7%）、脂肪、糖类、钙、磷、铁、维生素 B_1、维生素 B_2、维生素 C、烟酸等成分，具有滋阴润燥的功效。适用于热病伤津、消渴、羸瘦、燥咳、便秘等症。

【猪心】

猪心为猪科动物猪的心脏。性味甘、咸，平。含有蛋白质、脂肪、钙、铁、磷、维生素 B_1、维生素 B_2、维生素 C、烟酸等成分。具有养心安神、补血的功效。适用于惊悸、怔忡、自汗、不眠等症。

【猪肝】

猪肝为猪科动物猪的肝脏。性味甘、苦，温。含有蛋白质（20%）、脂肪、糖类、钙、磷、铁、较多的维生 A、维生素 B_1、维生素 B_2、维生素 C、烟酸等。具有补肝明目、养血的功效。适用于血虚、萎黄、夜盲、目赤、浮肿、脚气等症。

【猪肚】

猪肚为猪科动物猪的胃。性味甘，微温。含有蛋白质（20%）、脂肪、钙、磷、铁、维生素 B_1、维生素 B_2、维生素 C、烟酸等成分。具有补虚损、健脾胃的功效。适用于虚劳、泄泻、下痢、消渴、小便频数、小儿疳积等症。

【猪肺】

猪肺为猪科动物猪的肺脏。性味甘，平。具有益肺、健脾、润燥的功效。适用于肺损咳嗽、咯血、肺胀、喘急、脾虚下痢、乳汁不通、手足皲裂等症。

【猪蹄】

猪蹄为猪科动物猪的四足。性味甘，微寒。含有蛋白质、脂肪。具有补血、通乳的功效。适用于妇人乳少、痈疽、疮毒等症。

【猪脑】

猪脑为猪科动物猪的大脑。性味甘，寒，有小毒。具有治头风、止眩晕、外涂治冻疮皲裂的功效。

【猪脬】

猪脬为猪科动物猪的膀胱。性味甘、咸，平。具有缩尿止痒功效。适用于梦中遗尿、小儿遗尿、疝气坠痛、阴囊湿痒等症。

【猪肾】

猪肾为猪科动物猪的肾脏。性味咸，平。具有补肾的功效。适用于肾虚腰痛、全身水肿、久泄不止、遗精、盗汗、老人耳聋、肺脓肿等症。

【猪血】

猪血为猪科动物猪的血。性味咸，平。含蛋白质、脂肪、糖类、钙、磷、铁等成分。具有补血益中功效。适用于头风眩晕、中满腹胀、嘈杂、宫颈糜烂、贫血等症。

【狗肉】

狗肉为犬科动物狗的肉。性味咸、酸，温。含有蛋白质、脂肪、嘌呤类、肌酸、钾、钠、氯、水分等成分。具有补中益气、温肾助阳的功效。适用于脾肾气虚、脘腹胀满、臌胀、腰膝软弱、败疮久不收敛等症。

【火腿】

火腿为猪科动物猪的腿腌制而成。性味咸、甘，平。含有蛋白质、脂肪、糖类、钙、磷、铁、维生素 B_1、维生素 B_2、烟酸等成分。具有健脾开胃、生精益气血的功效。适用于虚劳怔忡、食欲不振、虚痢久泻等症。

【牛肝】

牛肝为牛科动物黄牛或水牛的肝脏。性味甘，平。含有蛋白质（18.9%）、脂肪（2.6%）、糖类、钙、磷、铁、维生素 A、维生素 B_1、维生素 B_2、维生素 C、烟酸、多种酶、磷脂等成分。具有补肝明目、养血的功效。适用于血虚萎黄、虚劳羸瘦、青盲雀目等症。

【牛肉】

牛肉为牛科动物牛的肉。性味甘，平。含有蛋白质（20%）、脂肪（10.2%）、维生素 B_1、维生素 B_2、钙、磷、铁等成分。具有补脾胃、补气养血、强筋骨的功效。适用于虚损、消渴、脾弱不运、痞积、水肿、腰膝酸软等症。

【牛肚】

牛肚为牛科动物牛的胃。性味寒，微温。含有蛋白质（14.8%）、脂肪（10.2%）、维生素 B_1、维生素 B_2、烟酸等成分。具有补虚、益脾胃的功效。适用于病后虚羸、气血不足、消渴、风眩等病。

【牛奶】

牛奶为牛科动物黄牛或水牛的奶。性味甘，平。含有蛋白质、脂肪、糖类、钙、铁、钾、钠、维生素 A、维生素 B_1、维生素 B_2、维生素 B_6、维生素 C、烟酸、泛酸等成分。具有补虚损、益肺胃、生津润肠的功效。适用于虚弱劳损、反胃噎膈、消渴、便秘等症。

【牛肾】

牛肾为牛科动物黄牛或水牛的肾脏。性味甘，温。含有蛋白质（12.8%）、糖类（0.3%）、脂肪（3.7%）、磷、铁、维生素 B_1、维生素 B_2、维生素 C、维生素 A、烟酸等成分。具有益精、补益肾气、去湿痹的功效。

【羊肉】

羊肉为牛科动物山羊或绵羊的肉。性味甘，温。含有蛋白质、脂肪、钙、磷、铁、维生素 B_1、维生素 B_2、胆固醇、糖类等成分。具有益气补虚、温中暖下的功效。适用于虚劳羸瘦、腰膝酸软、产后虚冷、腹痛、寒疝、中虚反胃等症。

【羊肚】

羊肚为牛科动物山羊或绵羊的胃。性味甘，温。含有蛋白质、脂肪、糖类、钙、磷、铁、维生素 B_1、维生素 B_2、烟酸等成分。具有补虚、健脾胃的功效。适用于虚劳羸瘦、不能饮食、消渴、盗汗、尿频等症。

【羊肝】

羊肝为牛科动物山羊或绵羊的肝脏。性味甘、苦，寒。含有蛋白质（18.5%）、脂肪（7.2%）、较多的维生素 A、糖类、钙、磷、铁、维生素 B族、维生素 C、烟酸等成分。具有益血、补肝、明目的功效。适用于血虚萎黄羸瘦、肝虚目暗昏花、雀目、翳障等症。

【羊奶】

羊奶为牛科动物山羊或绵羊的乳。性味甘，温。含有蛋白质（3.8%）、脂肪（4.1%）、糖类、钙、磷、铁、维生素 A、维生素 B_1、维生素 B_2、维生素 C、烟酸等成分。具有温润补虚的功效。适用于虚劳羸瘦、消渴、反胃、呃逆、口疮、漆疮等症。

【羊肾】

羊肾为牛科动物山羊或绵羊的肾脏。性味甘，温。含有蛋白质、脂肪、钙、磷、铁、维生素 A、维生素 B_1、维生素 B_2、维生素 C、烟酸等成分。具有补心、舒郁的功效。适用于劳心膈痛、惊悸等症。

【羊胫骨和脊骨】

羊胫骨和脊骨为牛科动物山羊的胫和脊骨。性味甘，温。含有大量磷酸钙、少量碳酸钙、磷酸镁和微量的氟、氯、钠、钾、铁、铝、骨胶原、骨类黏蛋白、弹性硬蛋白、中性脂肪、磷脂等成分。具有补肝肾、强筋骨、补血的功效。适用于治疗误吞铜和金。

【羊肺】

羊肺为牛科动物山羊或绵羊的肺脏。性味甘，平。含有蛋白质（20.2%）、脂肪（2.8%）、钙、磷、铁、维生素 B_1、维生素 B_2、烟酸等成分。具有补肺气、调水道的功效。适用于肺痿咳嗽、消渴、小便不利或频数等症。

【鹿肉】

鹿肉为鹿科动物梅花鹿或马鹿的肉。性味甘，温。含有水分（75.8%）、脂肪（19.8%）、粗脂肪（1.92%）。具有补五脏、润血脉的功效。适用于虚劳羸瘦、产后无乳等症。

【鹿骨】

鹿骨为鹿科动物梅花鹿或马鹿的骨。性味甘，微热。具有补虚损、补肝肾、强筋骨的功效。

【驴肉】

驴肉为马科动物驴的肉。性味甘、酸，平。具有补气养血的功效。适用于劳损、风眩、心烦等症。

【麂肉】

麂肉为鹿科动物小麂的肉。性味甘，平。具有补气、暖胃、化食祛风的功效。

【猫肉】

猫肉为猫科动物猫的肉。性味甘、酸，温。适用于虚劳、风湿痹痛、瘰疬、恶疮、烫伤等症。

【兔肝】

兔肝为兔科动物蒙古兔或家兔的肉。性味甘、苦、咸，寒。具有补肝明目的功效。适用于肝虚眩晕、目暗昏糊、目翳、目痛等症。

【兔肉】

兔肉为兔科动物蒙古兔、东北兔、高原兔、华南兔、奉兔等的肉。性味甘，凉。具有补中益气、凉血解毒的功效。适用于消渴赢瘦、胃热呕吐、便血等症。

【野猪肉】

野猪肉为猪科动物野猪的肉。性味甘、咸，平。具有补虚赢、止便血的功效。

【黄羊肉】

黄羊肉为牛科动物黄羊的肉。含有蛋白质、脂肪、糖类、维生素 B_1、维生素 B_2、烟酸等成分。具有补中益气的功效。适用于过劳而致的身体虚弱。

【鼠肉】

鼠肉为鼠科动物田鼠的肉。性味甘、咸，微温。具有补虚损、消除疳积的功效。适用于虚劳赢瘦、臌胀、小儿疳积、烫伤、折伤等症。

【乌骨鸡】

乌骨鸡为雉科动物乌骨鸡之一种的肉或除去内脏的全体。性味甘，平。含有蛋白质、脂肪、钙、磷、铁、维生素 B_1、维生素 B_2、烟酸等成分。具有养阴退热的功效。适用于虚劳骨蒸赢瘦、消渴、脾虚、滑泄、下痢、崩中、带下等症。

【鸡肉】

鸡肉为雉科动物家鸡的肉。性味甘，温。含有蛋白（23.5%）、脂肪（1.1%）、钙、磷、铁、钾、钠、氮、硫、氧化铁、氧化镁、氧化钙、维生素 A、维生素 B_1、维生素 B_2、维生素 C、维生素 E、烟酸等成分。具有温中益气、补精添髓的功效。适用于虚劳赢瘦、中虚胃呆食少、泄泻、下痢、消渴水肿、小便频数、崩漏带下、产后乳少、产后虚弱等症。

【鸡肠】

鸡肠为雉科动物家鸡的肠。具有补肾止遗的功效。适用于遗精、遗尿、白浊、痔瘘等症。

【鸡蛋】

鸡蛋为雉科动物家鸡的卵。性味甘，平。鸡蛋清含有蛋白质（10%）、脂肪（30%）、糖类、钙、磷、铁、维生素 A、维生素 B_1、维生素 B_2、维生素 C、泛酸、氨基苯甲酸，蛋白质中含人体所需多种氨基酸，鸡蛋黄含蛋白质（13.6%）、脂肪（30%）、糖类、钙、磷、铁、维生素 A、维生素 B$_1$、维生素 B$_2$、烟酸、对氨基苯甲酸，凤凰衣含有角蛋白、黏蛋白纤维，鸡蛋壳含碳酸钙、磷酸钙、碳酸镁、有机物、胶质等成分。具有润燥、养血安胎的功效。适用于热病烦闷、燥咳声哑、目赤咽痛、胎动不安、产后口渴、下痢、烫伤等症。

【绿头鸭肉】

绿头鸭肉为鸭科动物绿头鸭的肉。性味甘，凉。含有蛋白质（13%）、脂肪（15%）、磷、钙、铁、钾、钠、糖类、维生素 A、维生素 B 族、维生素 C、烟酸等成分。具有补益脾胃、补虚劳的功效。

【鸡肝】

鸡肝为雉科动物家鸡的肝脏。性味甘，微温。含有蛋白质、脂肪、糖类、钙、磷、铁、维生素 A、维生素 B$_1$、维生素 B$_2$、维生素 C、烟酸等成分。具有补肝肾、疗疳积的功效。适用于肝虚目暗、小儿疳积等症。

【鹅肉】

鹅肉为鸭科动物鹅的肉。性味甘，平。含有蛋白质（10.8%）、脂肪（11.2%）、钙、磷、铁、铜、锰、维生素 A、维生素 B$_1$、维生素 B$_2$、维生素 C 等成分。具有益气补虚、和胃止渴的功效。适用于虚羸、消渴等症。

【鸽肉】

鸽肉为鸠鸽科动物原鸽、家鸽、岩鸽的肉。性味甘、咸，平。含有粗蛋白质（22.14%）、粗脂肪（1%）、灰分（1%）等成分。具有补肝肾、益精血、益气、祛风解毒的功效。适用于虚羸、消渴、久疟、妇女血虚经闭、恶疮、疥癣等症。

【白鸭肉】

白鸭肉为鸭科动物家鸭的肉。性味甘、咸，凉。含有蛋白质（16.5%）、脂肪（7.5%）、糖类、钙、磷、铁、维生素 B$_1$、维生素 B$_2$、烟酸等成分。具有滋阴养胃、利水消肿的功效。适用于劳热骨蒸、咳嗽、水肿等症。

【洋鸭肉】

洋鸭肉为鸭科动物麝鸭的肉。性味甘，温。具有温补肾阳、强腰膝的功效。适用于肾阳不足所致的阳痿、腰膝酸软、畏寒、神倦乏力等症。

【鸽蛋】

鸽蛋为鸠鸽科动物原鸽、家鸽的卵。性味甘、咸，平。含有蛋白质

（9.5%）、脂肪（6.4%）、糖类、钙、磷、铁等成分。适用于解疮毒、痘毒。

【鹌鹑】

鹌鹑为雉科动物鹌鹑的肉或全体。性味甘，平。具有补五脏、清利湿热的功效。适用于泻痢疳积、湿痹等症。

【麻雀肉】

麻雀肉为鸟科动物麻雀的肉和全体。性味甘、咸，温。具有温补肾阳的功效。适用于阳虚所致的阳痿、腰膝酸痛或冷痛、崩漏、带下、小便频数、眩晕等症。

【雀卵】

雀卵为文鸟科动物麻雀的蛋，性味甘、咸，温。具有补肾阳、益精血、调冲任的功效。适用于阳痿、经闭、头晕、眼花等症。

【雉】

雉为雉科动物雉鸡的肉或全体。性味甘、酸，温。具有补中益气的功效。适用于下痢、消渴、小便频数等症。

药膳常用的水产类食品

【带鱼】

带鱼为带鱼科动物带鱼的肉。性味甘、咸，干。含有蛋白质、脂肪、灰分、钙、磷、铁、维生素 B_1、维生素 B_2、烟酸等成分。鲜带鱼每千克含碘 80 微克，每 100 克含维生素 A 50 国际单位。具有补五脏、和中开胃、祛风杀虫、暖胃、补虚、泽肤的功效。适用于食欲不振、胃痛、皮肤不润等症。

【鲨鱼】

鲨鱼为皱唇鲨科动物白斑星鲨的肉和其他鲨鱼的肉。性味甘、咸，干。具有消肿去瘀、补五脏的功效。适用于五脏虚弱、血瘀、肿胀症。

【青鱼】

青鱼为鲤科动物青鱼的肉。性味甘，平。含有蛋白质（19%）、脂肪（5.2%）、钙、磷、铁、维生素 B_1、维生素 B_2、烟酸等成分。具有补气化湿、养胃、醒脾、温营化食的功效。适用脾胃阳虚、气虚、食欲不振等症。

【鳖肉】

鳖肉为鳖科动物中华鳖的肉。性味甘，平。含有蛋白质（16.5%）、脂肪、糖类、钙、磷、铁、维生素 A、维生素 B_1、维生素 B_2、烟酸等成分。具有凉血的功效。适用于骨蒸劳热、久疟、久痢、崩漏带下、瘰疬等症。

【乌贼肉】

乌贼肉为乌贼科动物无针乌贼或全乌贼的肉。性味咸，平。干乌贼含有蛋白质（68.0%）、脂肪（4.2%）、糖类、钙、磷、铁等成分。具有养血滋阴的功效。适用于血虚经闭、崩漏带下等症。

【对虾】

对虾为对虾科动物对虾的肉或全体。性味甘、咸，温。含有蛋白质（20.6%）、脂肪（0.7%）、糖类（0.2%）、钙、磷、铁、维生素 A、维生素 B_1、维生素 B_2、烟酸，体肌含原肌球蛋白、副肌球蛋白等成分。具有补肾壮阳、化痰开胃的功效。适用于性机能减退、阳痿等症。

【虾】

虾为长臂虾动物青虾等多种淡水虾的全体或肉，性味甘，温。含蛋白质（16.4%）、脂肪、糖类、钙、磷、铁、维生素 A、维生素 B_1、维生素 B_2、烟酸等成分。具有补肾壮阳、通乳的功效。适用于阳痿、乳汁不下、丹毒、痈疽、臁疮等症。

【海参】

海参为刺参科动物刺参、光参的全体。性味甘、咸，温。食用干海参含水分（21.55%）、粗蛋白质（55.5%）、脂肪、灰分（21.09%），水浸海参含水分（70%）、蛋白质（21.5%）、脂肪（0.37%）、糖类（1%）、灰分（1.1%）、钙（1.18%）、磷（2.2%）、铁等成分。具有补肾益精、养血润燥的功效。适用精血亏损、身体虚弱、阳痿遗精、消瘦乏力、小便频数、肠燥便秘等症。

【海蜇】

海蜇为海蜇科动物海蜇的口腕部。性味咸，平。含有蛋白质（12.5%）、脂肪（0.1%）、糖类（4%）、钙、磷、铁、维生素 B_1、维生素 B_2、烟酸、碘、胆碱等成分。具有清热化痰、消积、润肠的功效。适用于痰咳、哮喘、痞积胀满、大便燥结、脚肿痰咳等症。

【田螺】

田螺为田螺科动物中国田螺或其他同属动物的全体。性味甘、咸，寒。

含有蛋白质（10.7%）、脂肪（1.2%）、糖类、钙、磷、铁、维生素A、维生素 B_1、维生素 B_2、烟酸等成分。具有清热利水的功效。适用于热结小便不通、黄疸脚气、水肿、消渴、痔疮、便血、目赤、肿痛等症。

【泥鳅】

泥鳅为鳅科动物泥鳅的肉。性味甘，平。含有蛋白质（9.6%）、脂肪（3.7%）、糖类、钙、磷、铁、维生素A、维生素 B_1、维生素 B_2、烟酸等成分。具有补中益气、祛湿邪的功效。适用于消渴、阳痿、传染性肝炎等症。

【龙虾】

龙虾为龙虾科动物龙虾的肉和全体。性味甘、咸，温。含有胆甾醇、胡萝卜素、色素，尹势虾（龙虾的一种）含蛋白质、脂肪、维生素以及碘、钙、磷、铁等成分。具有温肾壮阳、健胃化痰的功效。适用于肾虚阳痿、脾虚食少等症。

【蛤蜊肉】

蛤蜊肉为蛤蜊四角蛤蜊或其他蛤蜊的肉。性味咸，寒。含有蛋白质、脂肪、糖类、钙、磷、铁、维生素A、维生素 B_1、维生素 B_2、维生素C、烟酸、碘等成分。具有滋阴、利尿化痰、软坚散结的功效。适用于瘿瘤、崩漏、带下、痔疮、消渴、水肿、痰饮、癖块等症。

【龟肉】

龟肉为龟科动物乌龟的肉。性味甘、咸，平。含有蛋白质、脂肪、糖类、烟酸、维生素 B_1、维生素 B_2 等成分。具有滋阴补血的功效。适用于血虚体弱、久咳咯血、肠风下血等症。

药膳常用的水果类食品

【梨】

梨为蔷薇科植物白梨、沙梨、秋子梨等栽培种的果实。性味甘、微酸，寒。含有葡萄糖、蔗糖、维生素B族、维生素C、柠檬酸、苹果酸等成分。具有清心润肺、化痰止咳的功效。适用于肺热咳嗽、眼目赤痛、大小便不畅、酒毒等症。

【橘子】

橘子为芸科植物福橘或朱橘等多种橘的成熟果。性味甘、酸，温。含有维生素C等成分。具有止渴生津、通利小便的功效。适用于口干热燥、胃口热毒、水泻、咳嗽等症。

【杏子】

杏子为蔷薇科植物杏或山杏的果实。性味甘、酸，微温，有小毒（含氰甙有毒物质）。甜杏仁含杏仁油、蛋白质等成分。具有止咳平喘、润肠通便的功效。适用于老年咳嗽、虚咳等症。

【甜瓜】

甜瓜为葫芦科植物甜瓜的果实。性味甘，寒。含有蛋白质、脂肪、糖类、钙、磷、铁、胡萝卜素、磺胺素、核黄素、烟酸、抗坏血酸等成分。具有解暑止渴、清热解毒的功效。适用于肠痈等症。

【无花果】

无花果为桑果科植物无花果的成熟花托。性味甘，平。含有果糖、葡萄糖、维生素 A、蛋白质、氨基酸等成分。具有清热润肠、开胃驱虫的功效。适用于肺热声嘶、便秘、消化不良、痔疮等症。

【香蕉】

香蕉为芭蕉科植物香蕉的果。性味甘，寒。含有淀粉 0.5%、蛋白质 1.3%、脂肪 0.6%、糖、维生素 A、维生素 B 族、维生素 C、维生素 E，并含少量 5-羟色胺、去甲肾上腺素和二羟基乙胺。具有滋阴润肠、清热解毒之功能。适用于热病烦渴、痔血等症。

【菠萝】

菠萝为多年生草本植物菠萝的果实。性味甘，凉，有小毒。含有糖类、脂肪、蛋白质、淀粉、有机酸等成分。具有清热解暑、消食止泻的功效。适用于身热烦渴、消化不良、支气管炎、肠炎等症。

【荔枝】

荔枝为无患子科植物荔枝的果实。性味甘、酸、涩，温。含有蔗糖、蛋白质、葡萄糖、脂肪、维生素 C、柠檬酸等成分。具有补脾益肝、益智养神的功效。适用于小儿遗尿、妇女虚弱贫血、呃逆等症。

【椰子瓤】

椰子瓤为棕榈科植物椰子的胚乳。性味甘，凉，气香。含有脂肪酸、椰子油等成分。具有清热解渴、补虚驱虫的功效。适用于心力衰竭、绦虫、姜片虫等症。

【椰子浆】

椰子浆为棕榈科植物椰胚乳的浆液。性味甘，平。含有脂肪油、糖类、蛋白质、维生素 B_1、维生素 C 等成分。具有益气、祛风的功效。

【桃】

桃为蔷薇科植物桃的成熟果实。性味甘、酸，微毒。含有葡萄糖等成分。具有活血化瘀、润肠镇咳的功效。适用于冠心病、弥漫性血管内凝血等症。

【葡萄】

葡萄为葡萄科植物的果实。性味甘、酸、涩，寒。含有糖类、蛋白质、维生素 B_1、维生素 B_2、维生素 C、烟酸、多种无机盐等成分。具有健胃生津、利小便的功效。适用于肝炎、黄疸、风湿痛、妊娠恶阻、孕妇胸腹胀满、痢疾等症。

【樱桃】

樱桃为蔷薇科植物樱桃的果实。性味甘，温。含有糖类、柠檬酸、酒石酸、维生素 B 族、维生素 C 等成分。具有益气、祛风湿之功效。适用于瘫痪、风湿腰腿疼痛、冻疮等症。

【柿子】

柿子为柿子科植物柿的果实。性味甘、涩，凉。含有葡萄糖、蔗糖、果糖等成分。具有降压止血、清热解渴的功效。适于咽喉热痛、咳嗽痰多、口干吐血、肠内宿血、腹泻痢疾等症。

【石榴】

石榴为石榴科植物石榴的果实。性味酸，温。含有石榴酸、雌酮及雌二醇、B-谷甾醇、甘露醇等成分。适用于滑泻、久痢、崩漏、带下等症。

【橄榄】

橄榄为橄榄科植物橄榄的果实。性味甘、涩、酸，平。果实含有蛋白质、脂肪、糖类、钙、磷、铁、维生素 C 等成分。具有生津清肺、利咽、解毒的功效。适用于咽喉肿痛、烦渴、咳嗽吐血、菌痢、癫痫等症，解河豚毒和酒毒。

【杧果】

杧果为漆树科植物芒果的果实。性味甘、酸，平。含有糖类、蛋白质、粗纤维、维生素 B_1、维生素 B_2、维生素 C、叶酸、多种有机酸、多酚类化合物、多种胡萝卜素及蝴蝶梅黄素等成分。具有止渴生津、去痰止咳、益胃、利尿的功效。常食可润泽皮肤、预防眼病。

【罗汉果】

罗汉果为葫芦科植物罗汉果的果实。性味甘，凉。含有葡萄糖等成分。

具有清肺润肠、消暑润喉的功效。适用于肺燥咳嗽、便秘、支气管炎、扁桃体炎、喉痛声嘶等症。

【松子】

松子为松科植物红松的种子。性味甘，微温。含有蛋白质、脂肪油、糖类、灰分、挥发油等成分。具有养液、润肺、滑肠之功效。适用于风痹、头眩、燥咳、吐血、便秘等症。

【榛子仁】

榛子仁为桦本科植物的榛的种仁。性味甘，平。含有蛋白质（16.2%~18%）、脂肪（50.6%~77%）、糖类（16.5%）、灰分（3.5%）等成分。具有调中、开胃、明目的功效。适用于饮食减少、体倦乏力、易疲劳、眼花、消瘦等症。

【柚】

柚为芸香科植物柚的成熟果实。性味甘、酸，寒。含有柚皮甙、新登皮甙、胡萝卜素、维生素 B_1、维生素 B_2、维生素 C、烟酸、钙、磷、铁、糖类及挥发油等成分。具有消食化痰、芳香健脾、行气解酒的功效。

【枇杷】

枇杷为蔷薇科植物枇杷的果实。性味甘、酸，平。含有糖类、酒石酸、苹果酸、柠檬酸、鞣质、胡萝卜素、维生素 C 等成分。具有润燥止咳、和胃降逆的功效。适用于肺热咳嗽、口干烦渴等症。

【苹果】

苹果为蔷薇科植物苹果的果实。苹果性味酸、甘，平。含有糖、苹果酸、酒石酸、枸橼酸等成分。具有补心益气、润肺化痰的功效。适用于消化不良、口干咽燥、便秘、高血压等症。

【栗子】

栗子为壳斗科植物栗的种仁。性味甘，温。含有糖类、淀粉、蛋白质、脂肪、维生素 B_1、维生素 B_2 等成分。具有益气、厚肠胃、补肾气的功效。适用于老年肾亏、腰脚无力、小儿腹泻等症。

【西瓜】

西瓜为葫芦科植物西瓜的果瓤。性味甘、淡，凉。含有果糖、葡萄糖、磷酸、苹果酸、氨基酸、维生素 C 等成分。具有消烦止渴、解暑清热的功效，适用于暑热、口干烦渴、小便不利、酒毒等症。

【荸荠】

荸荠为莎草科植物荸荠的球茎。性味甘，微寒。含有淀粉、蛋白质、钙、铁、磷、维生素 A、维生素 B_1、维生素 B_2、维生素 C、烟酸、荸荠荚等成分。具有消除痹热的功效。适于咽喉肿痛、大便下血、高血压、全身浮肿、小便不利等症。

【菱】

菱为菱科植物菱的果肉。性味甘，凉。含有淀粉、葡萄糖、蛋白质、抗癌物质等成分。具有清暑解热、益气健脾的功效。适用于子宫癌、胃癌、食道癌、泄泻等症。

【花生】

花生为豆科植物花生的种子。性味甘，平。含有蛋白质、脂肪、氨基酸、卵磷脂、嘌呤、生物碱、维生素 B_1、维生素 B_2、维生素 A、维生素 C、泛酸、三萜皂甙、钙、磷、铁等成分。种子皮含甾醇、鞣质、无色飞燕草素、花生甙。具有养血补脾胃、润肺化痰、止血增乳、润肠通便的功效。

药膳常用的蔬菜类食品

【芹菜】

芹菜为伞形科植物旱芹的全草。性味甘、苦，凉。含有蛋白质（2.2%）、脂肪（0.3%）、粗纤维、钙、磷、铁、维生素 B_1、维生素 B_2、维生素 C、维生素 P、挥发油、甘露醇、烟酸、芫荽甙（黄酮类）等成分。具有平肝清热、祛风利湿的功效。适用于高血压、眩晕头痛、面红目赤、血淋、痈肿等症。

【苋菜】

苋菜为苋科植物苋的茎叶。性味甘，凉。含有甜菜碱、草酸盐、蛋白质、脂肪、糖类、胡萝卜素、烟酸、维生素 C 等成分。具有清热利窍的功效。适用于赤白痢疾、二便不通等症。

【蕹菜】

蕹菜为旋花科植物蕹菜的茎叶。性味甘，平。含蛋白质、脂肪、糖类、钙、磷、铁、烟酸、胡萝卜素、维生素 B_1、维生素 B_2、维生素 C 等成分。适用于鼻衄、便秘、淋浊、便血、痔疮、痈肿、蛇虫咬伤等症。

【藕】

藕为睡莲科植物莲的肥大根茎。性味甘，寒。含有淀粉、蛋白质、天门冬素、维生素 C、多种多酚化合物（0.2%）、过氧化酶等成分。具有养血生肌、健脾胃、止泻的功效。适用于热病烦渴、吐血、衄血、热淋等症。

【紫菜】

紫菜为红毛科植物甘紫菜的叶状体。性味甘、咸，寒。含有蛋白质（24.5%）、脂肪（0.9%）、糖类、粗纤维、钙、磷、铁、胡萝卜素、维生素 B_1、维生素 B_2、维生素 C、烟酸、碘等成分。干紫菜含维生素 B_1、维生素 B_2、烟酸、生物素、胆碱、多量自由氨基酸、胡萝卜素、叶黄素、玉蜀黍黄素、藻红蛋白、藻青蛋白、叶绿素、磷脂及其他脂类、柠檬烯、异松油烯、牛儿醇及有机酸等成分。具有软坚化痰、清热利尿的功效。适用于瘿瘤、脚气、水肿、淋病等症。

【荠菜】

荠菜为十字花科植物荠菜的带根全草。性味甘，平。含有草酸、酒石酸、苹果酸、对氨基苯磺酸、延胡索酸、蛋白质、脂肪、糖、粗纤维，另外尚含钙、磷、铁，以及维生素 A、维生素 B_1、维生素 B_2、维生素 C 等成分。具有和脾、利水、止血、明目的功效。适用于痢疾、水肿、淋病、乳糜尿、吐血、便血、血崩、月经过多、目赤疼痛等症。

【马齿苋】

马齿苋为马齿苋科植科马齿苋的全草。性味酸，寒。含有大量甲基肾上腺素和多量钾盐、多种有机酸、蛋白质、脂肪、糖、粗纤维、钙、磷、铁、维生素 A、维生素 B_1、维生素 B_2、维生素 C、生物碱、香豆精类、黄酮类、强心甙和蒽醌甙等成分。具有清热解毒、散血消肿的功效。适用于热痢脓血、热淋、血淋、带下、痈肿、恶疮、丹毒、瘰疬等症。

【胡萝卜】

胡萝卜为伞形科植物胡萝卜的根。性味甘，平。含有大量维生素 A、维生素 B 族、糖类、脂肪油、挥发油、伞形科内酯、咖啡酸、绿原酸、没食子酸、对羟基苯甲酸等成分。具有明目、健脾、化滞的功效。适用于消化不良、久痢、咳嗽和夜盲症等症。

【番茄】

番茄为茄科植物番茄的新鲜果实。性味甘、酸，微寒。含有苹果酸、柠檬酸、腺嘌呤、葫芦巴碱、胆碱和少量番茄碱、钙、磷、铁、胡萝卜素、维生素 A、维生素 B_1、维生素 B_2、烟酸等成分。具有生津止渴、健胃消食的功效。适用于口渴、食欲不振等症。

【菠菜】

菠菜为藜科植物菠菜的带根全草。性味甘，凉。含有蛋白质、脂肪、糖类、钙、磷、铁、胡萝卜素、维生素 B_1、维生素 B_2、维生素 C、烟酸、草酸、芸香苷、氟、生育酚、6-羟甲基喋啶二酮等成分。具有滋阴润燥、养血止血的功效。适用于衄血、便血、坏血病、消渴引饮、大便涩滞等症。

【丝瓜】

丝瓜为葫芦科植物丝瓜或粤丝瓜的鲜嫩果实，或霜后干枯的老熟果实。性味甘，凉。含有皂苷、丝瓜苦味质、瓜氨酸，丝瓜的汁液含皂苷、黏液、木聚糖、脂肪、蛋白质、维生素 C、维生素 B 族等成分。具有清热化痰、凉血、解毒的功效。适用于热病身热烦渴、痰喘咳嗽等症。

【苦瓜】

苦瓜为葫芦科植物苦瓜的果实。性味苦，咸。果实含苦瓜苷、5-羟色胺、谷氨酸、β-丙氨酸、苯丙氨酸、α-氨基乙酸、瓜氨酸、半乳糖醛酸、果胶、丙氨酸等成分。青者有清热、明目、解毒的功效，熟者有养血滋肝、润脾补肾的功效。

【茄子】

茄子为茄科植物茄的果实。性味甘，凉。含葫芦巴碱、水苏碱、胆碱、龙葵碱等多种生物碱。种子中含龙葵碱量高。果皮含色素茄色苷、紫苏苷等成分；具有清热、和血、止痛消肿的功效。适用于畅风下血、热毒疮痈、皮肤溃疡等症。外用：紫茄皮治扁平疣。

【地瓜】

地瓜为豆科植物豆薯的块根。性味甘，凉。块根含蛋白质（0.56%）、脂肪（0.13%）、糖类等。具有生津止渴的功效。适用于热病口渴等症。

【南瓜】

南瓜为葫芦斟植物南瓜的果实。性味甘，温。含有葫芦碱、南瓜子碱、腺嘌呤、精氨酸、天门冬氨酸等成分。具有驱虫、退热止痢的功效。适用于绦虫、蛔虫、烫火伤、乳癌等症。

【韭菜】

韭菜为百合科植物韭的叶。性味辛，温。具有温中散血、行气、解毒的功效。适用于胸痹、噎膈、反胃、吐血、衄血、尿血、痢疾、消渴、痔瘘、脱肛、跌打损伤、虫蝎蜇伤等症。

【莴苣】

莴苣为菊科植物莴苣的茎叶。含有蛋白质、脂肪、糖类、钙、磷、铁、胡萝卜素、维生素 B_1、维生素 B_2、维生素 C、烟酸等成分。具有通经脉的功效。适用于小便不利、尿血、乳汁不通等症。

【马铃薯】

马铃薯又名土豆。性味甘，平。含有大量淀粉、蛋白质、胶质、柠檬酸、乳酸、钾盐等成分。具有健脾和胃、益气和中的功效。适用于胃痛、便秘及十二指肠溃疡疼痛等症。此外，发芽马铃薯含有龙葵素，是一种有害物质，不能食用，以免中毒。

【黄瓜】

黄瓜为葫芦科植物黄瓜的果实。性味甘、寒，有小毒。含有糖类、甙类、氨基酸、维生素A、维生素 B_2、维生素C、钙、磷、铁等成分。具有清热、解渴、利尿的功效。适用于小便不畅、四肢浮肿、高血压、黄疸等症。

【木耳】

木耳为木耳科植物木耳的子实体。性味甘，平。含有蛋白质、脂肪、糖、粗纤维、钙、磷、铁、胡萝卜素、维生素B族、烟酸。干木耳含卵磷脂、磷脂、脑磷脂、甾醇等成分。具有凉血、止血的功效。适用于肠风、血痢、血淋、崩漏、痔疮等症。

【蘑菇】

蘑菇为黑伞科植物的子实体。性味甘，凉。新鲜蘑菇含蛋白质（2.9%）、脂肪（0.2%）、糖类（3.0%），口蘑菇含蛋白质（35.6%）、脂肪（1.4%）、糖类（14.0%）。蘑菇含有粗纤维、钙、磷、铁、维生素 B_1、维生素 B_2、维生素 B_6、维生素C、维生素D、维生素E、维生素K、泛酸、生物素、叶酸、多种氨基酸，还含与氨基酸有关的含氮物质、多种酶。灰分中还含钠、钾、铜、锌、氟、氯、碘、锰等成分。具有开胃、理气化痰、解毒的功效。适用于麻疹、癌症等。

【白菜】

白菜为十字花科植物青菜的幼株。性味甘，寒。含有蛋白质、脂肪、粗纤维、磷、铁、维生素C、钙质等成分。具有治疗口干烦渴、大小便不利等的功效。

【卷心菜】

卷心菜性味甘，平。具有止痛、生肌的功效。适用于胃及十二指肠溃疡，并可抑制癌的发生。

【白萝卜】

白萝卜为十字花科植物莱菔的新鲜根。性味甘、辛，平。含有维生素B

族、维生素C、碘、精氨酸、胆碱、淀粉酶、氧化酶等成分。具有健胃、消食、止咳化痰、利尿的功效。适用于食积胀满、肺热吐血、小便不畅等症。

【辣椒】

辣椒为茄科一年生草本植物辣椒的果实。性味苦、辛，大热。含有维生素C等成分。具有祛寒健胃、消食化滞的功效。适用于胃寒饱胀、消化不良、食欲不振等症。

【冬瓜】

冬瓜为葫芦科植物冬瓜的果实。性味甘，微寒。具有清热解毒、利尿化痰的功效。适用于慢性胃炎、肾炎、小便不利、中暑高烧、昏迷等症。

【油菜】

油菜又名芸苔、胡菜、红油菜。其子可以榨油，即为菜油。性凉味辛，入肝、脾经，有活血化瘀、消肿的功效。油菜的茎叶主治痈肿丹毒，对口腔溃疡、齿龈出血、牙齿松动及皮肤出血点有一定的疗效。其种子可行滞祛瘀血，可用于治疗产后诸疾。油菜中的植物蛋白含量较多，身体虚弱者可将其作为蔬食佳品。

【茭白】

茭白性寒味甘，入肝、胃、脾、胆经。既能解热毒、除烦渴、通利二便，又能清热止痢、催乳。可治烦热、消渴、黄疸、痢疾、目赤、二便不通和妇女产后乳汁缺乏、高血压、大便秘结等病症。茭白还有利胃肠、解烦热之功效。《本草拾遗》说，茭白能"去烦热、止渴"。因茭白性寒，在食用时应注意，脾胃或下焦虚寒者应忌服。此外，因其所含难溶性草酸钙较多，故患肾脏疾病、尿路结石或尿中草酸盐类结晶较多者不食为宜。

【洋葱】

洋葱性平，味甘、辛，有清热化痰、解毒杀虫之功效。洋葱中提取物还具有杀菌作用，在1：10浓度时能抑制金黄色葡萄球菌、白喉杆菌生长。洋葱含有较丰富的维生素A、维生素B_1、维生素B_2、维生素C及钙、铁等矿物质，并含芥子酸、柠檬酸盐、多糖、槲皮素等，可用于维生素缺乏症，特别是维生素C缺乏。洋葱还有提高胃肠道张力、增加消化道分泌的作用。常食洋葱还可使头发秀美稠密。

【茼蒿】

茼蒿性平，味甘、辛，入脾、胃经。具有利脾胃、消食开胃、化痰能便等功效。可治疗脾胃虚弱、脘腹胀满、消化不良、食欲减退。还可治热咳浓痰、高血压头昏脑胀、睡眠不安、二便不通等病症。《得配本草》指出，它能"利肠道，通血脉，除膈中臭气"。《千金方》说它有"安心气，养脾骨，消痰饮"的功能。《日用本草》记载它能"消水谷"。

【芋头】

芋头性平，味甘、辛，入胃、大肠经。具有益胃宽肠通便、解毒散结、补中益肝肾、疗热止渴、添精益髓之功效。可治疗大便干燥硬结、妇女产后恶露排出不畅、瘰疬、肿毒、甲状腺肿、肠中癖块、无名肿毒、虫咬蜂蜇、急性关节炎、乳腺炎等病症。《唐本草》说它能"主宽肠胃，充肌肤，滑中"。《本草拾遗》记载它可以"吞食开胃，通肠闭产后煮食之破血"。《日华子本草》认为它有"破宿血，去死肌，和鱼煮，甚下气，调中补虚"的功效。

【豌豆】

豌豆性平味甘，入脾、胃、大肠经。具有和中益气、利小便、解疮毒、通乳消胀等功能。可治疗霍乱吐痢、脚气、痈肿、产后乳少、糖尿病等病症。

【黄花菜】

黄花菜性平微凉味甘。具有养血平肝、利水消肿、通乳、清热利咽喉之功效。可治眩晕、耳鸣、心悸、烦热、小便赤涩、水肿、淋病、吐血、衄血等症。《昆明民间常用草药》说它能"补虚下奶，平肝利尿"。《云南中草选药》记载它能治"头晕、心悸"及"乳汁分泌不足"、关节肿痛。《本草图经》说它能"安五脏、补心志、明目"。《本草纲目》记载它能"消食、利湿热"。但是，新鲜黄花菜中含有一种叫秋水仙碱的物质，若这种物质进入体内，可被氧化成二秋水仙碱的物质，这种物质有较强的毒性，可使人体出现恶心呕吐、腹痛、腹胀及腹泻等胃肠道中毒症状。所以黄花菜千万不能新鲜生吃，一定要经加工或晒干后才能食用。

【大头菜】

大头菜性温，味辛、苦、甘，入胃经。具有温脾胃、开胃消食、下气宽中、利湿解毒等功效。可治疗胃口不好、寒积腹痛、食积不化、黄疸、乳痈、皮肤疮痈疖肿等病症。《医林纂要》指出，它能"利水解热，下气宽中，功用同萝卜"。《食疗本草》认为它有下气、利小便的功效。

【香菇】

香菇性平味甘，无毒。具有补益气血、活血、托痘疹之功效。可治疗佝偻病、食欲不振、贫血、肝硬化、肿瘤等病症。《本草求真》认为它能"益胃助食"。《现代实用中药》记载它"为补充维生素D的要剂，预防佝偻病，并治贫血"。

【空心菜】

空心菜性微寒味甘，具有清热凉血、润肠通便、祛口臭、消肿去腐等功效。可治疗便秘、小儿胎毒、疔疮痈毒、丹毒、吐血、衄血、尿血等病症。《陆川本草》说它能"治肠胃热，大便结"。《食物中药与便方》记载它能"治肺热咳血""小儿夏季热"。

【海带】

海带性寒味咸，无毒，入肝、胃经。具有软坚化痰、利水泄热等功效。可治疗痰热咳嗽、血热鼻血、高血压、颈淋巴结炎、单纯性甲状腺肿、水肿、脚气、乙型脑炎、急性青光眼、癌症、尿道炎、膀胱炎等病症。《本草纲目》说它能"治水病、瘿瘤，功同海藻"。《泉州本草》认为它能"治湿热小便不通、血淋、咽喉肿痛"。《分类草药性》记载它有"治一切热毒、消肿、清炎"的功用。《医林纂要》指出，它能"补心、行水、消痰、软坚、消瘿瘤结核、疗寒热瘰疬、治脚气水肿、通噎膈"。《植物名实图考》说它能"治五淋、止小便痛"。

药膳常用的调味品

合理调味即合理选用调料。不同的调料，性质有别，香气、味道也异，若选用得当，不仅可矫正异味，使食物、药膳味美可口，而且还可增强食疗药膳的功效，即使有些食物的性能与某些调料的性质不尽相同或相反，也不会影响食物的主要疗效。因为调料用量较小，仅为佐料，其和主食、主药相配，偏性被牵制，只能发挥其调味的作用，因此，除根据疾病的性质选用调料外，还可随病人的口味喜好而选择。常用的调味品有：

【食盐】

食盐为海水或盐井、盐池之盐水，经煎或晒而成的结晶。性味咸，微凉。含有氯化钠、氯化钾、氯化钡、硫酸钠等成分。具有催吐利水、泄热软坚的功效。适应用于喉痛、牙痛、火眼、痰癖等症。

【醋】

醋为米、麦、高粱、酒糟等酿造而成的含乙酸的液体。性味酸，温。含有醋酸、糖类、蛋白质、烟酸、维生素 B_1、维生素 B_2 等成分。具有消肿益血、消食健胃的功效。适用于痈肿、妇女心痛、杀鱼肉毒。

【酱油】

酱油为黄豆或豆类，经煎后发酵，加盐水制成的液体。性味咸，寒。含有蛋白质、糖类、磷、钙、铁、氨基酸、盐分、维生素 B_1、维生素 B_2、烟酸等成分。具有解热、除烦的功效。适用于疗疮初起、烫伤、毒虫伤等症。

【白糖】

性味甘，平。有润肺生津、补中缓急之功。糖虽有人体的燃料之称，但吃糖不宜过多，否则对身体有害无益。因过量食糖可使人发胖，引起牙病、脑功能障碍等，故痰湿或脘腹胀满纳差者不宜用，肥胖、高血压、动脉硬化、冠心病者不宜过多食用。

【红糖】

性味甘，温。有活血化瘀、补血益肝、暖胃止痛之功。用之调味，可增加甜味、鲜味，降低咸味，并可上色，增进食欲。但有痰湿或纳差者不宜服用。另外，白糖、红糖均能和脾缓肝。然白糖性平，长于补中润肺、中虚脘痛、燥热咳嗽尤宜；红糖性温，重在补血活血，产后血瘀、血虚尤宜。

【冰糖】

性味功效与白糖相同，但滋补用较白糖更佳。用其调味增加甜味、鲜味，增进食欲。

【饴糖】

性味甘，微温。有补中益气、缓急止痛、润肺止咳、解药毒之功。营养价值高于砂糖，为滋养保健之良药。胃及十二指肠溃疡者服食更宜，可使疼痛减轻，尤其对虚寒性的腹痛效果更明显，并可保护溃疡面，使之愈合。用其调味，可起上色作用，使食物美观而增进食欲。湿阻中满、湿热内郁、痰湿者忌用。

【蜂蜜】

性味甘，平。有润肠通便、润肺止咳、滋养补中、解毒止痛之功。对肺燥咳嗽、肠燥便秘及慢性衰弱性疾病，有良好的防治效果。可增强对疾病的抵抗力。但中医认为："甘能令中满"，因此，痰湿内盛、中满痞胀及肠滑易泻者忌用。另外，不宜吃生蜜，以防中毒（因蜂种、蜜源、环境不同，化学组成差异很大）。

【生姜】

性味辛，温。有发汗解表、温中止呕、温肺止咳、解药物和食物中毒之功。故凡治疗虚寒性疾病，均可以此调味，既可散寒，又增加食物的香、辣、鲜味，还可消除腥膻味，预防食物中毒。

【大蒜】

性味辛，温。有温中消食、解毒杀虫、理气消积之功。用于胃脘及腹中冷痛、痈肿疔毒、泄泻、痢疾、钩虫病、蛲虫病等。并能预防流感、流脑、霉菌感染、百日咳等症。既可单独食用，又可做调味品，使食物更香辣，消除膻味，并能解蟹毒。

【葱】

性味辛，温。有通阳发表、解毒止痛之功。用于风寒感冒、头痛鼻塞、阴寒腹痛、乳痈初起、胸胁痛等症。用来调味，能促进消化液分泌，健胃而增加食欲，并可使食物更加清香，消除腥味，解鱼、肉毒，还有较强的杀菌作用。但有肾脏疾患者尽量少用。

【味精】

味精有增鲜开胃、醒脑镇惊之功。味精是一种具有强烈鲜味的调味品，即使稀释到 3000 倍，仍可品到其鲜美，故可增加各种菜肴的鲜味，增进食欲，提高人体对食物营养成分的吸收能力。

【淀粉】

为做各种菜肴上浆、挂糊、勾芡的必需原料。用后可保持菜肴脆嫩，增加香味，并能融合菜汤，使之黏稠鲜美，保护成分。

【大茴香】

性味辛、甘，温。有温阳散寒、理气止痛、和胃止呕之功。用于寒性腹痛、睾丸偏坠、胃寒呕吐、食少、脘腹胀痛等症。用做菜肴的调味香料，可使食物辛香爽口。并能促进消化，增强血液循环。市售之五香粉，即以大茴、小茴、沙姜、花椒、桂皮等调味品经加工配制而成。阴虚火旺者忌用。

【小茴香】

性味辛，温。有理气止痛、温中和胃之功。用于寒疝腹痛、睾丸作痛、胃寒呕吐、脘腹胀满等症。与大茴香相似，也多做菜肴的调味香料，使食物芳香可口，而且对胃肠有温和的刺激作用，可减少胃肠胀气而达到健运脾胃之功。

【桂皮】

性味辛，温。有温中和胃、祛风散寒、活血通脉之功。用于中焦有寒之脘腹冷痛、呕吐、呃逆以及瘀血内阻之产后腹痛、跌打损伤疼痛等症。是常用的芳香调味品之一，能刺激胃肠黏膜，促进消化吸收，解除胃肠痉挛，增加胃液分泌，增强胃肠蠕动，排出胃肠积气从而达到健胃止痛之效。孕妇忌用，血热妄行者及阴虚火旺、内有实热者也不宜应用。

【胡椒】

性味辛，热。有温中下气、和胃止呕、开胃消食之功。用于中焦寒滞之脘腹冷痛、呕吐清水、泄泻及食欲不振、宿食不消等症。用做调料，作用与辣椒相似，且刺激性较小，可增加菜肴的香辣味，消除腥味，健运脾胃，增进食欲。

【花椒】

性味辛，热，有小毒。有温中散寒、杀虫止痛之功。用于脾胃虚寒之脘腹冷痛、呕吐、泄泻以及蛔虫引起的腹痛、呕吐等症。用之调味，可增加食物的香味、麻味，消除腥味，并能解鱼蟹之毒，促进消化功能，尤其是小儿消化不良者用之更宜。阴虚火旺者、孕妇忌用。不宜多食，否则易动火、耗气、损目。

【辣椒】

性味辛，热。有温中散寒、开胃消食之功。用于脾胃虚寒之脘腹冷痛、呕吐泻痢等症。还可防治冻疮，治疗神经痛等。据现代研究，辣椒含大量维生素 C 等。用做调料，使食物上色，增加香味、辣味，消除腥味，并可增加唾液分泌及淀粉酶活性，健运脾胃，改善食欲，促进消化。但不宜多食，否则易造成口腔和胃黏膜充血、肠蠕动增剧、腹部不适而产生口腔炎、胃炎、肠炎、腹泻、呕吐等症。

【菜油】

性味辛，微温。有行血消肿、润肠解毒之功。用于痔疮、肠燥便秘、无名肿毒等症。用之调味，可传热、增香、出光。但生用时有生菜油味，部分人不耐此味，可在炒菜时先将油烧一下，再倒入其他菜，以减少其味道；亦可将菜油倒入锅内，炸一些其他食物，起锅，放冷，备用。

第二章　治疗内科疾病的药膳

感　冒

发病机理

感冒是因风邪侵袭人体，以头痛、鼻塞、流涕、发热、恶寒、脉浮等为主要临床表现的疾病。根据其表现特点的不同，临床又分风寒、风热、夹暑、夹湿、夹燥、夹食等证。

姜糖苏叶饮

【配方】老生姜3克，苏叶3克，红糖15克。

【制法与服法】把姜洗净，切丝，与苏叶同装入茶杯，加沸水冲泡，盖上盖，泡10分钟，加红糖拌匀。趁热饮完。

【功效】祛风散寒。对恶心、呕吐、风寒感冒有疗效。

香薷扁豆饮

【配方】香薷10克，白扁豆12克，陈皮6克，荷叶8克，白糖适量。

【制法与服法】把白扁豆炒黄捣烂，与香薷、陈皮、荷叶用水煮沸10分钟，滤渣取汁，放白糖调味。代茶饮。

【功效】清暑益气，祛湿解表。对感冒、夹暑湿证有疗效。

生姜饮

【配方】生姜9克，红糖50克。

【制法与服法】将生姜捣烂，加红糖，开水冲泡，调匀。温服，服后躺床，盖被取汗。每日1次，连服3日。

【功效】适用于风寒感冒。

黄豆香菜煎

【配方】黄豆10克，香菜30克。

【制法与服法】把黄豆用水煎煮，15分钟后放入香菜，煎15分钟，滤渣饮汁。每天 2 次，1 次服完。

【功效】辛温解表，健脾胃。对流行性感冒有疗效。

鸭梨饮

【配方】鸭梨 20 克，冰糖少许。

【制法与服法】把鸭梨去皮、核，切成薄片，放入冰镇的凉开水中。把冰糖加入梨水中，拌匀，泡 4 小时。饮服。

【功效】清热止渴。对感冒引起的发热、咳嗽、口渴有疗效。

红枣干姜甘草散

【配方】红枣 500 克，干姜 50 克，甘草 60 克，食盐 50 克。

【制法与服法】将红枣烘干去核。干姜切碎。甘草、食盐炒匀后，与红枣、干姜共研为末，装瓶备用。每日晨起取 6~10 克，用沸水冲调服用。

【功效】适用于感冒脾胃虚弱，畏寒肢冷者。

扁豆香薷银花汤

【配方】扁豆 30 克，香薷 15 克，金银花 15 克，白糖适量。

【制法与服法】将扁豆洗净，同香薷、金银花共入锅中，加水适量，去渣取汁，调入白糖即成。代茶频饮。

【功效】对夏季的风热型感冒效果较好。

绿豆薄荷粥

【配方】绿豆 30 克，薄荷 10 克，粳米 100 克。

【制法与服法】将薄荷洗净，入锅中，加水适量煮 10 分钟，滤渣取汁备用。绿豆和粳米洗净，加水适量入锅中，煮至烂熟，再加入薄荷汁即成。分早晚 2 次服食，连用 3~5 日。

【功效】对暑热季节的风热感冒效果较好。

山楂银花饮

【配方】山楂 12 克，金银花 30 克，蜂蜜 50 毫升。

【制法与服法】山楂和金银花共入锅中，水煎后取渣再煮汁 1 次，两汁合一大碗，加入蜂蜜后即成。随时饮用。

【功效】适用于风热感冒。

生姜粥

【配方】生姜 30 克，粳米 100 克，葱白 5 根，米醋适量。

【制法与服法】生姜洗净切片后，同粳米共入锅中，加水适量，煮至粥烂，加葱白再煮沸，加米醋后即可。趁热服食，服后盖被取微汗。

【功效】适用于风寒感冒。

咳 嗽

发病机理

咳嗽为临床常见病证。有因外感六淫，肺失宣降引起者；有因脾虚失运，酿湿生痰，上渍于肺，壅塞肺气，影响气机出入引起者；有因肝郁化火，木火刑金引起者；有因肾虚不能纳气引起者。根据其表现特点，临床又常分为风寒咳嗽、风热咳嗽、火热咳嗽、痰热咳嗽、痰湿咳嗽、阴虚咳嗽、阳虚咳嗽、气虚咳嗽、燥咳、木火刑金等证。

冬瓜皮汤

【配方】冬瓜皮 30 克，蜂蜜适量。

【制法与服法】冬瓜皮加水 200 毫升，煎汤一大碗，加入蜂蜜，调匀后即成。常服。

【功效】对各种咳嗽均有益处。

橘饼葱白汤

【配方】橘饼 2 个，葱白 4 根，冰糖 30 克。

【制法与服法】橘饼切块，葱白切段，加水 200 毫升煮汤，水沸后加入冰糖即成。常服。

【功效】对肺热咳嗽有效。

百合枇杷鲜藕汤

【配方】鲜百合 30 克，枇杷 30 克，鲜藕 30 克。

【制法与服法】枇杷去皮洗净，同百合、鲜藕共入锅中，加水适量煮汤，可加白糖适量。每日 1 次。

【功效】治疗肺燥干咳效果较好。

花生杏仁黄豆汤

【配方】花生米 30 克，甜杏仁 15 克，黄豆 40 克。

【制法与服法】将以上 3 味洗净后，加水共研磨成浆，滤渣取汁即成。加水适量，于小火上煮沸饮用，每日 2 次，连用 20 日。

【功效】适用于肺寒咳嗽。

百合党参猪肺汤

【配方】百合 30 克，党参 15 克，猪肺 150 克，食盐适量。

【制法与服法】将党参、百合共入锅中，水煎 2 次，去渣取汁一大碗，再同猪肺共入锅中，加水适量煮熟，加入食盐稍煮即成。吃肺喝汤，每日 1 剂，连用 3~5 日为 1 个疗程。

【功效】适用于肺虚咳嗽反复难愈者。

鸭梨膏

【配方】鸭梨 2000 克，蜂蜜 3000 毫升。

【制法与服法】将梨洗净，去皮、核，切碎，以洁净的纱布绞汁，倒入锅中煎熬浓缩，至黏稠如膏时加入蜂蜜，小火熬至沸，离火，待冷装瓶备用。每次服 1~2 匙，温开水冲服，每日 2~3 次。

【功效】对肺燥咳嗽效果较好。

核桃山药冰糖蜜

【配方】核桃仁 250 克，山药 125 克，蜂蜜 150 毫升，冰糖 30 克。

【制法与服法】将核桃仁水烫去衣、切细粒，山药研粉，同蜂蜜、冰糖共入瓷盆内，加水少许，搅匀，上锅隔水蒸 2 小时，离火。每次 1 匙，温开水送下，每日 2 次。

【功效】适用于肺肾两虚的长期咳嗽。

沙参山药炖鹅肉

【配方】鹅肉 350 克，北沙参 15 克，怀山药 25 克。

【制法与服法】将鹅肉切小块，北沙参用纱布包好，共入锅中加水煮沸10 分钟，入洗净切块的山药，炖熟烂即成。佐餐服食，每日 2 次食完，连用 5~7 日为 1 个疗程。

【功效】对肺燥咳嗽效果较好。

哮 喘

发病机理

哮以突然发作，呼吸喘促，喉间哮鸣有声为特征；喘以气息急迫为主要表现。哮必兼喘，故哮病又称为哮喘。喘可见于多种急、慢性病程中，当其成为这些疾病某一阶段的主证时，即称作喘证。

冬虫夏草老鸭煲

【配方】冬虫夏草 15 克，老鸭 1 只。

【制法与服法】把老鸭宰杀后去毛及内脏，洗净，将冬虫夏草放入鸭腹内，加水适量，入砂锅炖熟烂后，调味即可。每周 1~2 次，连服 4 周。

【功效】立冬前支气管哮喘缓解期服用较好。

核桃炖杏仁

【配方】核桃仁 30 克，杏仁 10 克，生姜 3 片，蜂蜜适量。

【制法与服法】核桃仁和杏仁加水适量炖熟，再加生姜，调入蜂蜜搅匀即成。吃核桃仁、杏仁，喝汤，每日 1 剂。

【功效】适用于支气管哮喘缓解期。

橘饼杏仁川贝汤

【配方】橘饼 1 个，杏仁 10 克，川贝母 3 克，冰糖 30 克。

【制法与服法】橘饼洗净切小块，同杏仁、川贝母共入锅中，加水适量煮沸，再加冰糖，溶化后再煮片刻即成。每日 1 次，早餐前服，连服 10 日。

【功效】适用于支气管哮喘急性期。

蜂蜜冲鸡蛋

【配方】蜂蜜 30 毫升，鸡蛋 1 个。

【制法与服法】蜂蜜加水烧开，鸡蛋磕入碗内打散，用烧开的蜂蜜水冲后即成。每日 1~2 次。

【功效】适用于支气管哮喘缓解期。

柿饼鸡血汤

【配方】柿饼 4 个，鸡血 100 毫升。

【制法与服法】柿饼切碎，加水适量煮沸后，再加入鸡血，煮熟后即成。每日 1 剂，连用 10 日。

【功效】适用于支气管哮喘急性期。

白果麻黄甘草汤

【配方】白果仁 6 克，麻黄 5 克，甘草 6 克。

【制法与服法】白果仁洗净，和麻黄、甘草同入锅中，加水适量煮沸后即成。每日 1 剂，连用 4~6 日为 1 个疗程。

【功效】适用于支气管哮喘急性期。

萝卜杏仁煮猪肺

【配方】萝卜 200 克，猪肺 250 克，杏仁 10 克，姜末、精盐、味精各少许。

【制法与服法】萝卜去皮切块，猪肺洗净切块，同入锅内加水煮开，加姜末少许，改小火（不盖盖）煮至肺烂，加杏仁再烧开，加精盐、味精即可。每日 1 剂，佐餐服食。

【功效】适用于支气管哮喘急性期和缓解期。

百合蒸梨

【配方】百合9克，梨1个，白糖15克。

【制法与服法】梨洗净后去核，切片，与百合、白糖放入一大碗内，入蒸笼隔水蒸，至百合烂熟即成。每日1次，连用7日为1个疗程。

【功效】适用于支气管哮喘急性期。

麻黄根煮猪肺

【配方】猪肺250克，麻黄根10克，红枣2枚，葱、姜、料酒各适量。

【制法与服法】猪肺洗净切块，与麻黄根同煮开，加葱、姜、料酒适量及红枣，改小火煮至猪肺烂熟，调味后即可。吃肺喝汤，佐餐服食。

【功效】适用于支气管哮喘急性期。

萝卜汁甜豆腐

【配方】豆腐500克，饴糖100克，萝卜100克。

【制法与服法】萝卜洗净切碎后搅汁，备用。豆腐切块，加饴糖、萝卜汁及水适量，烧开后再略煮即可。每日1剂，分服，连用7~10日。

【功效】适用于支气管哮喘急性期。

蜜糖番木瓜

【配方】番木瓜1个，蜂蜜60毫升，冰糖30克。

【制法与服法】番木瓜去皮，从顶上开一口，挖去瓤子洗净，将冰糖砸碎同蜂蜜一起放入番木瓜内，入蒸笼蒸半小时后即成。分2~3日食完，可连服番木瓜数个。

【功效】适用于支气管哮喘急性期。

冰糖冬瓜

【配方】冬瓜500克，冰糖50克。

【制法与服法】冬瓜去皮切片，放入一大碗中。冰糖砸碎撒在冬瓜上，入蒸笼蒸1小时后，去渣取汁即可。饮汁，每日1剂，分次服用。

【功效】适用于支气管哮喘急性期。

葶苈子粥

【配方】葶苈子10克，大枣5枚，粳米50克，冰糖适量。

【制法与服法】把葶苈子拿纱布包好，放入水锅中煎汁，滤渣取汁，加入去核的红枣、粳米，煮粥，加入冰糖即可。早晚2次，温服。

【功效】泻肺定喘。对咳嗽气喘、痰多、胸胁痞满有疗效。

呃 逆

发病机理

呃逆是一种常见的症状，有轻有重。轻者偶尔发作，常可自行消失。有时通过突然惊吓、快速饮水等方法，也可有效。若呃逆持续不断，则需要用食物和药物治疗。食疗时可将其分为虚、实两大类。实证者呃声响亮，两呃之间的时间较短，病人多体质强壮。虚证者呃声低弱，呃逆断断续续，病人多体质虚弱。呃逆长期不愈，又没有发现明确原因，需注意进行肺、膈及上腹部脏器的系统检查。

鸡内金散

【配方】鸡内金 6 克，食盐少许。

【制法与服法】将鸡内金和食盐共研细末。饭前温开水送服，每日 1 次，连服数日。

【功效】虚、实呃逆均可使用。

麻雀陈皮姜枣汤

【配方】麻雀 3 只，陈皮 6 克，红枣 10 枚，生姜 10 克。

【制法与服法】将麻雀去毛及内脏，洗净切块，陈皮、生姜洗净切丝，同红枣共入锅中，加水适量，炖熟调味后即可。每日 1 剂，连用数剂。

【功效】适用于呃声低弱、面色苍白、手足不温之阳虚呃逆。

萝卜柿蒂炖兔肉

【配方】兔肉 150 克，萝卜 100 克，柿蒂 10 个。

【制法与服法】兔肉切小块，同洗净切块的萝卜、柿蒂共入锅中，加水煮熟后，调味即成。吃兔肉，喝汤，连服 3~5 日。

【功效】对虚证呃逆效果较好。

生姜粥

【配方】生姜 10 克，粳米 100 克。

【制法与服法】生姜洗净切碎后备用。粳米入锅中，加水适量煮至粥烂时，加入生姜末，再煮片刻即可。佐餐食用。

【功效】治胃寒实证呃逆。

头 痛

发病机理

　　头痛是临床上常见的自觉症状，可见于多种疾病中，如感冒、中风、头颅内的炎症和肿瘤等。这里介绍的疾病以头痛为主要症状，如血管性头痛、紧张性头痛等。食疗时一般将其分为外感和内伤两大类。外感头痛急性起病，常有感受风寒的病史。内伤头痛起病较缓，反复不愈，和情绪、饮食、体质等有关。

菊花饮

【配方】菊花 15~30 克，白糖 50 克。

【制法与服法】将菊花放茶壶内，用开水浸泡片刻，加白糖搅匀即可。代茶饮用。

【功效】适用于外感头痛。

养脑鱼头汤

【配方】核桃仁 15 克，何首乌 15 克，天麻 6 克，包头鱼鱼头 1 个，生姜 3 片，精盐、味精各适量。

【制法与服法】核桃仁、何首乌和天麻用纱布包好，与包头鱼鱼头、姜片入汤锅共煮汤，至肉烂时加精盐、味精等调味即成。弃药包，吃肉，喝汤，佐餐食用。

【功效】适用于内伤头痛。

川芎荷叶粥

【配方】川芎 15 克，鲜荷叶 1 大张，粳米 100 克。

【制法与服法】将荷叶洗净，剁成碎片，川芎切片，共入砂锅后加水适量，中火煎 15 分钟，滤渣取汁一大碗，再加入粳米，小火熬成粥。每日早餐服食，连服数日。

【功效】适用于外感头痛。

天麻猪脑羹

【配方】天麻 10 克，猪脑 1 个。

【制法与服法】天麻洗净，同猪脑共入锅中，加水适量，小火炖成稠厚的羹汤，捞去药渣即成。吃猪脑，喝汤，1日吃完，经常食用。

【功效】适用于内伤头痛。

蚕豆花汁

【配方】干蚕豆花250克，冰糖50克。

【制法与服法】将干蚕豆花放入碗中，加水没过一指高，浸2小时后加入冰糖，隔水蒸半小时即成。每日1剂，分2~3次服用，服前略加热。

【功效】适用于外感头痛。

川芎白芷蒸酒酿

【配方】糯米酒酿100克，川芎6克，白芷6克。

【制法与服法】将川芎和白芷切碎后，纱布包好，放入酒酿内蒸20分钟即成。去药包，吃酒酿。

【功效】适用于外感头痛。

马兰头煮鸭蛋

【配方】青壳鸭蛋10个，马兰头250克。

【制法与服法】将鸭蛋与洗净切碎的马兰头同煮，至鸭蛋熟后，取出鸭蛋，剥去蛋壳，再煮至蛋呈乌青色即成。每日吃蛋1个，喝汤，连用10日为1个疗程。

【功效】适用于外感头痛。

山楂桃仁粥

【配方】山楂30克，桃仁15克，粳米100克。

【制法与服法】将桃仁洗净捣烂，放入砂锅中加水适量煎30分钟，滤渣取汁一大碗，再同洗净切碎的山楂和淘洗干净的粳米共入锅中，加水适量，小火熬粥即成。早、晚分2次服，连用7~10日。

【功效】适用于偏头痛。

便 秘

发病机理

便秘即指排便不畅，分虚、实两大类。实证者一般由于肠道干燥所致，常见大便次数减少、粪质干燥坚硬、排出困难。虚证者多因肠道推动乏力所致，故大便并不干燥，且有便意，但排便困难。食疗对于便秘有着较好的效果。食物以选用滋润疏利通导者为主。油腻肥厚之品助热，实热便秘应慎用，但油脂有润肠的作用，可适量服用。大麦、荞麦、黄豆、番薯、菠菜、蕹菜、苋菜、芋芍、韭菜、萝卜、槟榔等都有宽中下气、利大便的作用，可常食用。香蕉、蜂蜜、芝麻等润燥通便，经常食用效果好。同时，养成每日排便的习惯对于治愈便秘也是非常必要的。

当归老鸭汤

【配方】老鸭1只，当归30克。

【制法与服法】当归洗净，老鸭开腹去肠杂，切块。两者共入锅中，煮至鸭肉烂熟后调味即成。弃药，吃肉喝汤，每日1次，佐餐服食，连用3~5日。

【功效】对气血亏虚便秘效果较好。

海蜇皮粥

【配方】海蜇皮100克，糯米100克，白糖100克。

【制法与服法】将海蜇皮切细，以清水浸泡，漂去异味，挤干水分后同糯米共入锅中，加水适量煮粥，待熟时调入白糖即成。供早晚餐服食。

【功效】对实证便秘有效。

柏子仁粥

【配方】柏子仁15克，粳米100克，蜂蜜2匙。

【制法与服法】将柏子仁洗净后捣碎，同粳米共入锅中，加水适量，旺火煮沸后，小火再煮至粥烂，加入蜂蜜即成。早、晚各服用一大碗，连用7~10日为1个疗程。

【功效】对中、老年便秘有效。

桑葚汁

【配方】鲜桑葚500克。

【制法与服法】将桑葚洗净，捣烂后用纱布外包绞汁。每次服1小杯。

【功效】治伴口苦内热、食欲不振的实证便秘。

芝麻杏仁当归汤

【配方】黑芝麻90克，杏仁60克，大米90克，当归9克，白糖适量。

【制法与服法】将黑芝麻、杏仁、大米浸水后磨成糊状，加入切片的当归、白糖及水适量，煎汤。每日1次，连服数日。

【功效】对实证便秘有效。

菠菜猪血汤

【配方】鲜菠菜 500 克，熟猪血 250 克，精盐、白糖各适量。

【制法与服法】菠菜洗净去根须，同猪血共入锅中，加水适量，旺火烧开后片刻即可离火，入精盐、白糖调味后即成。每日 1 剂，连用 5~7 日。

【功效】对虚、实便秘均有效。

韭菜蜂蜜饮

【配方】韭菜 300 克，蜂蜜 50 毫升。

【制法与服法】韭菜洗净后绞汁 1 碗，加入蜂蜜，煮沸即可。可常服。

【功效】对实证便秘有效。

麻桃蜜糕

【配方】黑芝麻 100 克，蜂蜜 200 毫升，白糖 100 克，核桃仁 150 克，大米粉 500 克，糯米粉 500 克，橘饼 2 个。

【制法与服法】把黑芝麻、核桃仁炒香研碎，与大米粉、糯米粉拌匀。蜂蜜加白糖、水 150 毫升配成糖水，倒入粉内拌匀，拿粗筛筛出面粉团，把米粉盛入糕模中，上边放切碎的橘饼，用大火蒸 25 分钟。随意食用。

【功效】补中益气，润肠通便。对脾胃虚弱、食欲不振、失眠多梦、健忘、便秘有疗效。

牛奶蜂蜜饮

【配方】牛奶 250 毫升，蜂蜜 100 毫升，葱汁少量。

【制法与服法】将配料混匀成汁。随意饮用。

【功效】补益肺胃，生津润肠。对便秘，消化不良有疗效。

盗　汗

发病机理

盗汗是指夜间睡眠时出现的汗液外泄，不能自控的病症。

糯稻根煮泥鳅

【配方】糯稻根 30 克，泥鳅 90 克。

【制法与服法】先把泥鳅宰杀，洗净，用食用油煎至金黄。用清水 2 碗（约 1 升）煮糯稻根，煮至 1 碗汤时，放入泥鳅，煮汤。吃泥鳅，喝汤，连吃 7 日。

【功效】小儿盗汗食用本品更佳。

莲子牡蛎芦根汤

【配方】莲子 30 克，生牡蛎 20 克，芦根 30 克，白糖适量。

【制法与服法】牡蛎加水适量，先煎半小时，再放入莲子、芦根，煮熟后加白糖即成。每日 1 剂，连服 5 日。

【功效】盗汗者食用佳。

黑豆肉圆芡枣汤

【配方】黑豆 45 克，桂圆肉 15 克，红枣 10 枚，芡实 15 克。

【制法与服法】将黑豆以清水浸泡半日，捞出，同桂圆肉、芡实、红枣共入锅中，加水适量，炖至熟烂离火即可。每日分 2 次服食，连用 7 ~ 10 日。

【功效】治疗盗汗。

鸭肉芡实扁豆汤

【配方】老母鸭 1 只，白扁豆 90 克，芡实 60 克，黄酒、精盐各适量。

【制法与服法】将老母鸭洗净，取肉切块，下热油锅中炒 3 分钟，加入黄酒、冷水浸没，上火烧开，放入精盐，慢炖 2 小时，倒入扁豆和芡实，再煨 1 小时离火。佐餐服食，2~3 日内吃完。此期间忌食辣椒、大蒜等刺激性食物。

【功效】适用于盗汗者。

高血压、高脂血

发病机理

平静状态下多次测量血压，发现舒张压超过 12 千帕（90 毫米汞柱），收缩压超过 18.7 千帕（140 毫米汞柱）即可认为是高血压。高血压病人应将每日摄入的食盐量控制在 6 克左右，适当进行体育锻炼，减轻体重并禁酒，同时经常食用一些有利于血压下降的食物。水果、蔬菜中多有清热化痰生津之品。如芹菜、芥菜、菠菜、黄花菜、枇杷等能平肝潜阳，桑葚则有益阴的作用，可常食用。一般多用糖醋调味。不可饮酒、浓茶、咖啡等饮料，以饮清茶、菊花茶为好。

芹菜菊花饮

【配方】芹菜 30 克，菊花 9 克。

【制法与服法】芹菜去叶，加水适量煮沸后，加入菊花，稍煎片刻即成。代茶饮，可常服。

【功效】适用于高血压。

菠菜油菜饮

【配方】菠菜 250 克，油菜 250 克。

【制法与服法】将菠菜和油菜分别洗净、切碎，绞汁。将二汁混匀，煮沸即可。可常服。

【功效】适用于高血压。

双耳汤

【配方】白木耳 10 克，黑木耳 10 克，冰糖 30 克。

【制法与服法】先将白木耳、黑木耳用温水泡发，摘除蒂柄，去除杂质，洗净，放入碗内，再将冰糖放入，加水适量后置蒸笼中蒸 1 小时，使木耳熟透即成。食木耳，喝汤，每日 2 次。经常服用有效。

【功效】适用于高血压。

萝卜蜂蜜饮

【配方】萝卜 250 克，蜂蜜 50 毫升。

【制法与服法】萝卜切碎后绞汁，加入蜂蜜即可。每日 1 次，经常饮用。

【功效】适用于高血压。

苦瓜芹菜汤

【配方】苦瓜 60 克，芹菜 200 克。

【制法与服法】芹菜去叶，切成段，苦瓜切片，共入锅中，加水煮熟后调味即成。佐餐食用，每日 1 剂，连用数日。

【功效】适用于高血压。

醋花生

【配方】连衣花生米 250 克，醋适量。

【制法与服法】将花生米完全浸入醋中，密封保存，1 周后即可食用。每晚睡前吞食 3~5 粒，连食有效。

【功效】适用于高血压。

绿豆芝麻糊

【配方】绿豆 500 克，芝麻 500 克。

【制法与服法】绿豆、芝麻洗净后，入锅炒熟，研粉后即可。每次服50克，开水冲服，每日2次。

【功效】适用于高血压。

荸荠海蜇头汤

【配方】荸荠30克，海蜇头30克。

【制法与服法】荸荠洗净后，去皮切片，海蜇头切碎。将两者共入锅中，加水烧开，煮10分钟后即成。喝汤。常食有效。

【功效】适用于高血压。

海带决明汤

【配方】海带30克，决明子15克。

【制法与服法】将海带和决明子洗净，共入锅中，加水煮沸后再煎10分钟即成。吃海带，饮汤。经常食用有效。

【功效】适用于高血压。

冰糖酸醋汤

【配方】陈醋200毫升，冰糖50克。

【制法与服法】在陈醋中加入冰糖，搅动溶化后即成。每餐饭后饮1匙。常食有效。

【功效】适用于高血压。

葛根粥

【配方】葛根粉30克，粳米100克。

【制法与服法】粳米浸泡一夜，与葛根粉同入砂锅内，加水600毫升，用小火煮至粥稠即可。随意温热食用。

【功效】适用于高血压。

山楂茶

【配方】山楂20克，绿茶3克。

【制法与服法】将山楂洗净后，入锅中，加水适量，煮沸后，去渣取汁约200毫升。用此山楂水冲泡绿茶后即可。代茶经常饮用。

【功效】适用于高血压。

决明子紫菜汤

【配方】紫菜8克，决明子20克。

【制法与服法】将决明子加水适量，入锅中煮30分钟后，再加入紫菜略煮，去渣取汁后即成。每日1剂。代茶经常饮用。

【功效】适用于高血压。

降脂煲

【配方】莲子 40 克，腐竹 100 克，龙须菜 45 克，猪瘦肉 100 克。

【制法与服法】将莲子、腐竹、龙须菜、猪瘦肉洗净后共入砂锅中，加水适量，小火煲汤，调味即可。每日分 2 次食完，连用 30 日。

【功效】适用于高血压。

山楂枸杞饮

【配方】山楂 15 克，枸杞子 15 克。

【制法与服法】将山楂切薄片，同枸杞子共入保温杯中，沸水冲泡半小时即成。每日数次，频频饮用。

【功效】高血压合并脑萎缩者食之甚宜。

豆腐兔肉紫菜汤

【配方】嫩豆腐 250 克，紫菜 50 克，兔肉 60 克，细盐、黄酒、淀粉、葱花各适量。

【制法与服法】将紫菜撕成小片，洗净后放入小瓷盆中。兔肉洗净切薄片，加细盐、黄酒、淀粉拌匀。嫩豆腐切厚片。起锅，倒入清水一大碗，先下豆腐片和细盐，中火烧开后倒入肉片，煮 5 分钟，放入葱花，倒入紫菜盆中即成。佐餐服食，经常食用。

【功效】适用于高血压。

松花蛋淡菜粥

【配方】松花蛋 1 个，淡菜 50 克，大米、盐、味精各适量。

【制法与服法】松花蛋、淡菜、大米煮成粥，放盐、味精即可。早晚温食。

【功效】补益肝肾，益精血。对高血压病有疗效。

西红柿煮鸭梨

【配方】鸭梨 1 个，西红柿 1 个。

【制法与服法】将鸭梨、西红柿去皮后煮熟。每天吃 1 剂，连服 1 个月。

【功效】补益肝肾，益精血。对高血压病有疗效。

芹菜粥

【配方】鲜芹菜 60 克，粳米 100 克。

【制法与服法】把芹菜切碎，与粳米同煮为菜粥。每天早晚食用，常服。

【功效】清热平肝。对高血压、糖尿病有疗效。

鲤鱼山楂鸡蛋汤

【配方】鲤鱼 1 条，山楂片 25 克，鸡蛋 1 个，面粉 150 克，料酒、精盐、白糖、葱段、味精各适量。

【制法与服法】将鲤鱼去鳞、鳃及内脏，洗净切块，加入料酒、精盐腌 15 分钟。将面粉加入清水和白糖适量，打入鸡蛋搅和成糊。将鱼块人糊中浸透，再下油锅炸透。山楂片融开，勾成芡，浇鱼上，撒葱段、味精即成。佐餐服食，每日分 2~3 次服食。

【功效】适用于高血压。

芹菜大蒜饮

【配方】芹菜 30 克，大蒜 10 克。

【制法与服法】芹菜去叶，加水适量煮沸后，加入去皮捣碎的大蒜稍煎片刻即成。代茶饮，可常服。

【功效】适用于高血压。

山楂荷叶粥

【配方】山楂 30 克，鲜荷叶 1 大张，粳米 100 克。

【制法与服法】将荷叶洗净，剁成碎片，山楂洗净，共入砂锅后加水适量，中火煎 15 分钟，滤渣取汁一大碗，再加入粳米，小火熬成粥。每日早餐服食，经常食用。

【功效】适用于高血压、高脂血。

豆腐干炒芹菜丝

【配方】芹菜 500 克，豆腐干 100 克，精盐、味精、白糖、麻油各适量。

【制法与服法】将芹菜去叶，洗净后切段，入沸水中烫过后略凉。豆腐干沸水烫后切丝。起油锅，待油热后，放入芹菜丝和豆腐干丝，加精盐翻炒至熟，再加味精、白糖适量，出锅装盆，淋麻油适量拌匀后即成。经常佐餐食用。

【功效】适用于高脂血合并高血压的病人。

绿豆粥

【配方】绿豆 50 克，粳米 80 克，冰糖适量。

【制法与服法】将绿豆浸泡 2 小时后，加水适量同粳米共入锅中，煮至烂熟，再加入冰糖，略煮后即成。每日 1 剂，佐餐分次食用。经常食用有效。

【功效】适用于高血压。

菠菜木耳汤

【配方】鲜菠菜 200 克，银耳 10 克，精盐适量。

【制法与服法】菠菜洗净、去根须备用。白木耳水发后，入锅中加水适量，旺火烧开后加入菠菜，再煮片刻即可离火，加精盐调味后即成。每日 1 剂，经常食用。

【功效】适用于高脂血合并高血糖的病人。

中 暑

发病机理

盛夏季节，天气炎热，体质虚弱或过度劳累者容易发生中暑。轻症见汗出不畅、头晕头痛、恶心呕吐；重症者可见神昏抽搐。食疗对轻症病人有较好的疗效。对重症病人，应先用按人中等急救方法促醒后再用饮食疗法。

鲜藕汁

【配方】鲜藕 250 克。

【制法与服法】将鲜藕洗净后，切块捣汁即成。灌服或自服。

【功效】适用于中暑病症者。

冬瓜黄瓜汤

【配方】冬瓜 500 克，黄瓜 500 克，冰糖适量。

【制法与服法】冬瓜洗净后连皮切块，黄瓜去皮洗净切块，共入锅中，加水适量炖汤，待冬瓜和黄瓜熟后，加入冰糖即可。不定时饮服。

【功效】适用于中暑。

苦瓜冰糖粥

【配方】苦瓜 100 克，粳米 60 克，冰糖 100 克。

【制法与服法】粳米淘洗后加水适量，烧开，放入切成丁的苦瓜及冰糖，熬煮成粥即可。供早中晚餐服食。

【功效】夏季经常食用，有预防中暑的作用。

乌梅太子参茶

【配方】乌梅 15 克，太子参 15 克，白糖适量。

【制法与服法】乌梅洗净，太子参洗净切片，两者共入锅中，加水煎煮20分钟后，加入白糖即成。夏季经常代茶饮服。

【功效】适用于中暑。

兔肉佩兰煮鸡蛋

【配方】兔肉200克，佩兰叶9克，鸡蛋1个，食盐、料酒、味精、麻油各适量。

【制法与服法】将佩兰叶水煎，去渣取汁，同兔肉、鸡蛋、食盐、料酒共入锅中，炖至蛋、肉熟，取出鸡蛋去壳，再炖片刻，调入味精、麻油即成。食肉、蛋，饮汤，每日1剂，连用3~5日。

【功效】适用于中暑后恢复体质。

金银花茶

【配方】金银花5克。

【制法与服法】将金银花放入保温杯中，加入沸水冲泡即可。代茶饮，可反复冲泡3~5次。

【功效】适用于中暑。

清炒木耳菜

【配方】木耳菜500克，大蒜30克，料酒、精盐、味精、湿淀粉、麻油各适量。

【制法与服法】将木耳菜洗净沥水。大蒜去皮，并剁成末。炒锅烧热后放入花生油，烧至七成热时下蒜末稍炒，烹入料酒，投入木耳菜炒熟，加精盐、味精，用湿淀粉勾芡，淋麻油适量后即可装盘食用。

【功效】中暑后食用，可迅速恢复体力。

绿豆大青叶粥

【配方】绿豆30克，大青叶30克，粳米100克。

【制法与服法】将大青叶洗净，纱布外包，入锅中，加水适量煮10分钟，滤渣取汁备用。绿豆和粳米洗净，加水适量入锅中，煮至熟烂，再加入大青叶汁即成。分早晚2次服食。

【功效】适用于中暑。

西瓜鸭

【配方】鸭1只（重约1500克），西瓜1个，生姜、葱、料酒、精盐、白糖、胡椒粉、味精各适量。

【制法与服法】将鸭宰杀后，去净毛，剖腹去内脏，剁去脚爪，入沸水锅内氽透，剔去大骨，切成块。生姜洗净切片，葱切成长段。在西瓜蒂处切开茶杯口大的口，用汤匙搅去瓜瓤，将鸭块放入瓜壳内，再放入姜片、葱段、料酒、精盐、白糖、胡椒粉、味精，加水浸没鸭块，把切下的瓜蒂盖盖在西瓜开口处，用竹签封好。取盆 1 个，将西瓜放入其中，上笼用大火蒸约 2 小时，至鸭肉熟烂即可。佐餐食用。

【功效】夏季经常食用，有预防中暑的作用。

绿豆竹叶粥

【配方】绿豆 30 克，粳米 100 克，银花露 10 克，鲜荷叶 10 克，鲜竹叶 10 克，冰糖适量。

【制法与服法】把鲜荷叶、鲜竹叶洗净，水煎，滤渣取汁。绿豆、粳米淘净后加适量水，水沸后加入银花露、药汁，用微火熬熟，加入冰糖。每天 2 次，温热服食。

【功效】清暑化湿，解表清心。对伏暑引起的酸痛、无汗、头痛、尿黄、苔腻、恶寒发热、心烦口渴有疗效。

第三章 治疗外科疾病的药膳

疝 气

发病机理

疝气是因肠管不收，坠入阴囊所致。以阴囊偏坠有大小，时上时下为主要表现。立则疼痛肿胀，卧则消肿如常。多因劳累、嚎哭、愤怒、咳嗽加剧。中医学认为疝的发病多与肝经有关。大凡肝郁气滞，或寒滞肝脉，皆可致疝。亦有先天脏气薄弱，不能收摄而致疝者。治疗当分辨不同原因，辨证施治。

草果麦仁汤

【配方】草果 5 个，羊肉 150 克，大麦仁 100 克，精盐适量。

【制法与服法】羊肉切块，加草果煮熟，捞出羊肉。锅中汤滤渣，加入大麦仁煮熟，加羊肉、盐即可。佐餐食用。

【功效】对疝气疼痛、腹胀、畏寒肢冷有疗效。

荔枝核粥

【配方】荔枝核 30 克，粳米 50 克。

【制法与服法】煎荔枝核，滤渣取汁，与粳米同煮成粥。随意食用。

【功效】理气，止痛。对疝气有疗效。

茴香红糖粥

【配方】小茴香 30 克，粳米 50 克，精盐 3 克，红糖适量。

【制法与服法】小茴香炒黄，研末。粳米煮成稀粥，加入茴香粉、红糖，小火略煮，加精盐。睡前温热食，每天服 1 次，每次 20 克。

【功效】对疝气、脘腹胀气有疗效。

青果石榴茶

【配方】青果 10 克，石榴皮 10 克。

【制法与服法】青果切片，石榴皮撕碎，沸水冲泡。代茶饮。

【功效】对疝气有疗效。

冻 疮

发病机理

冻疮多因寒盛阳虚，气血冰凝所致。倘全身冻伤者，应令其血温气通，荣卫周流，刻不容缓，首先保温，以助阳气渐复生机。切忌直接火烘，或取暴热解冻之法，否则危险。

羊肉花椒归姜汤

【配方】羊肉 500 克，花椒 3 克，生姜 15 克，当归 30 克，精盐、味精各适量。

【制法与服法】羊肉切块，加生姜、当归片、花椒，加水，旺火烧沸，用小火煮 30 分钟，加精盐、味精即可。每天 1 剂，连服 7 剂。

【功效】活血化瘀。对冻疮有疗效。

山楂归枣汤

【配方】山楂 30 克，当归 15 克，大枣 6 枚，红糖适量。

【制法与服法】山楂、大枣去核，与当归同入砂锅，加水，旺火煮沸，用小火煮 40 分钟，滤渣取汁，加红糖即可。每天 1 剂，连服 10 天。

【功效】活血化瘀，散寒止痛。适用于冻疮。

芝麻鸡蛋汤

【配方】黑芝麻 50 克，鸡蛋 2 个，胡椒粉 3 克，精盐、味精、香油各适量。

【制法与服法】黑芝麻用小火炒黄，研末。鸡蛋打入碗中，调匀。锅中加水，旺火煮沸，加鸡蛋汁、黑芝麻末、胡椒粉，煮沸，加调料即可。每天 1 剂，连服 10 剂。

【功效】适用于冻疮。

乌龟茯苓汤

【配方】乌龟 250 克，土茯苓 150 克。

【制法与服法】将乌龟放入热水中，排除尿液，宰杀去杂，切成小块，与土茯苓同入锅，加水煮烂，加食盐适量。1 次服完，每天 1 剂，连服 5 天。

【功效】适用于冻疮。

柿子皮膏

【配方】柿子皮 50 克，花生油适量。

【制法与服法】柿子皮烧焦研末，用花生油调成糊状。冬季患病后，敷患处。

【功效】适用于冻疮。

桂圆炖乳鸽

【配方】乳鸽 2 只，桂圆肉 15 克，生姜适量。

【制法与服法】将乳鸽宰杀，去肠杂，同桂圆肉共入砂锅中，加水适量及生姜片，小火煮 1 小时即可。吃鸽肉、桂圆肉，喝汤。立冬前经常食用。

【功效】适用于冻疮。

生姜红糖饮

【配方】生姜 50 克，红糖 50 克。

【制法与服法】将生姜捣烂，同红糖一起入锅中，加水适量煎开后即成。每日 1 次，连服 3 日。

【功效】适用于冻疮初起时局部红肿瘙痒者。

黄芪肉桂粥

【配方】黄芪 30 克，肉桂 10 克，粳米 100 克。

【制法与服法】将黄芪、肉桂洗净，入锅中，加水适量煮 10 分钟，滤渣取汁备用。粳米洗净，加水适量入锅中，煮至烂熟，再加入黄芪肉桂汁即成。每日 1 剂，分早晚 2 次服食，连用 3 周。

【功效】适用于冻疮。

烧烫伤

发病机理

通常所指的烧烫伤是由高温造成的热烧伤，不包括电、化学物质引起的皮肤损伤。按其深度分为：一度烧伤，仅伤及表皮，有局部红肿和疼痛感；二度烧伤，深达真皮，局部出现水泡；三度烧伤，伤及皮肤全层，甚至可深达皮下、肌肉、骨骼等，皮肤坏死、脱水后可形成焦痂。

豆腐白糖膏

【配方】鲜豆腐 500 克，白糖 250 克。

【制法与服法】鲜豆腐和白糖混合后搅烂。敷患处。

【功效】适用于烧烫伤。

绿豆粉膏

【配方】生绿豆粉 100 克，冰片 9 克，75%酒精适量。

【制法与服法】生绿豆粉和酒精共调成糊状，30 分钟后加入冰片调匀备用。伤面暴露，除去脱落上皮及异物，用 0.1%新洁尔灭溶液清洗后，将药糊涂在创面上，约半毫米厚，每日 2~3 次。

【功效】适用于烧烫伤。

黑豆汁

【配方】黑豆适量。

【制法与服法】黑豆切碎后，加水适量煮浓汁即成。涂患处。

【功效】适用于烧烫伤。

痔 疮

发病机理

凡肛门内外有小肉突出的都叫痔，如生于肛门内的为内痔，生于肛门外的为外痔，内外兼有的为混合痔。一般以内痔为多见。因痔核可出现肿痛、瘙痒、流水、出血等症，所以通称痔疮。食疗一般将其分为两型。因痔核增大，引起大便困难、小便不利，并出现口渴等症状属于湿热瘀滞型。因出血过多，引起气血亏损、面色萎黄、痔核脱垂于肛门之外而不能回纳、肛门坠胀、少言、少食、乏力、脉弱等症状属于气虚下陷型。平时应少食辛辣刺激性食物，多进清淡而偏于寒凉之品。食物制作时宜多用煮、蒸法，少用煎、烤、炸、烙等法。保持大便通畅，也可减少痔疮的发生。

桑葚粥

【配方】桑葚 20~30 克，糯米 100 克，冰糖 25 克。

【制法与服法】将桑葚浸泡片刻，洗净后与糯米同入砂锅，煮成粥，入冰糖稍煮即成。空腹食用，每日 2 次，5~7 日为 1 个疗程，也可经常服用。

【功效】适用于湿热瘀滞型痔疮。

黄花菜汤

【配方】鲜黄花菜 30 克，红糖适量。

【制法与服法】鲜黄花菜洗净，切成段，加水适量煎熟后，去渣取汁，加入红糖即成。早餐前 1 小时饮服。

【功效】适用于湿热瘀滞型痔疮。

柿饼木耳汤

【配方】柿饼 30 克，黑木耳 60 克。

【制法与服法】柿饼洗净切碎，黑木耳泡发洗净，共入锅中，加水适量煮熟即可。每日 1 剂，连用 5 日。

【功效】适用于湿热瘀滞型痔疮。

黄鳝藕节粥

【配方】黄鳝 2 条，藕节 30 克，粳米 100 克，料酒、精盐、葱末、姜末、味精各适量。

【制法与服法】将黄鳝活杀，去内脏，洗净切小段，加料酒、精盐拌匀，腌 15 分钟备用。藕节煎水一碗，同粳米和黄鳝用小火熬煮成粥，调入葱末、姜末、味精即成。供早晚餐服食。

【功效】适用于气虚下陷型痔疮。

阿胶粥

【配方】阿胶 30 克，糯米 100 克，红糖 50 克。

【制法与服法】将糯米煮粥，将熟时入捣碎的阿胶和红糖，边煮边搅匀，稍煮二三沸即可。每日 1 次，3~5 日为 1 个疗程，也可间断服食。

【功效】适用于气虚下陷型痔疮。

槐花炖猪肉

【配方】猪瘦肉 100 克，槐花 50 克，葱、姜、精盐各少许。

【制法与服法】猪肉切片，加槐花、葱、姜及水适量，入砂锅炖至肉烂，加精盐略煮即可。佐餐食用。

【功效】适用于湿热瘀滞型痔疮。

升麻黄芪泥鳅汤

【配方】黄芪 30 克，升麻 10 克，泥鳅 100 克。

【制法与服法】黄芪切片，升麻切碎，纱布外包备用。泥鳅洗净去肠杂，加水 250 毫升煮沸后再加药包，旺火煮 15 分钟，调味后即可。弃药包，吃泥鳅，喝汤，可佐餐常服。

【功效】适用于气虚下陷型痔疮。

牛脾汤

【配方】牛脾 1 个，生姜 3 片，料酒适量。

【制法与服法】牛脾洗净切成块，加水适量及姜片、料酒，共入锅中，煮熟后即可。淡食（不加盐、酱油），每日 1 剂，经常食用。

【功效】适用于气虚下陷型痔疮。

马齿苋蒸大肠

【配方】马齿苋 120 克，猪大肠 1 段，葱末、姜末各少许，面粉、精盐各适量。

【制法与服法】马齿苋去根切碎，加盐腌几分钟，加面粉及葱、姜末拌馅。猪大肠洗净，一头用线扎紧。将馅装入大肠内，用线将另一头扎紧，隔水蒸熟后即成。晾凉后切片食用。

【功效】适用于湿热瘀滞型痔疮。

白芨大蒜炖乌鲤鱼

【配方】鲤鱼 250 克，白芨 15 克，大蒜 3 头，精盐、味精适量。

【制法与服法】鲤鱼去杂，大蒜去皮。把鲤鱼、大蒜、白芨同入锅，加水炖熟，加精盐、味精。每天 1 剂，连服 8 剂。

【功效】适用于湿热型痔疮。

跌打损伤

发病机理

跌打损伤指跌伤、打伤、摔伤、金刀伤、竹木伤等外伤病和烧伤、冻伤、毒虫蛟（蜇）伤、毒蛇咬伤、狂犬病等损伤性疾病的范畴。

龙眼核末

【配方】龙眼核若干。

【制法与服法】龙眼核焙干，研末。外敷患处。

【功效】适用于跌打损伤出血。

空心菜酒

【配方】空心菜若干，白酒少许。

【制法与服法】把空心菜捣烂，加白酒拌和，炒热。外敷患处。

【功效】适用于跌打损伤出血。

老生姜

【配方】老生姜 20~50 克。

【制法与服法】把生姜捣烂。外敷。

【功效】适用于跌打损伤出血。

葱头红糖

【配方】葱头 30 克，红糖 15 克。

【制法与服法】生葱头焙干，加红糖研成末。外敷。

【功效】适用于跌打损伤出血。

第四章　治疗儿科疾病的药膳

水　痘

发病机理

　　水痘是一种儿童常见病，以全身出现透明饱满的水疱疹为主要特征，可以伴有发热。一般认为该病是由于疱疹病毒感染所致。大多能自愈。食疗有助于水痘的早日痊愈，应早期使用。食物应选用性凉者，如赤豆、绿豆、瘦鸭肉、鲤鱼等，忌食辛辣肥厚的食物。多喝水，保持大便通畅。患儿应多卧床休息，保持皮肤和手指的清洁，避免因搔抓引起感染。

鲜虾汤

【配方】鲜虾 200 克。

【制法与服法】鲜虾洗净，放入砂锅中加水煮沸，再继续用小火煮 1 小时，加入调料即成。吃虾喝汤，每日 1 剂，连服数日。

【功效】适用于小儿水痘。

竹笋鲤鱼汤

【配方】鲤鱼 1 条，竹笋 200 克，葱适量，食盐少许。

【制法与服法】将鲤鱼洗净，同洗净切片的竹笋一起煮汤，待鲤鱼熟后，加葱及食盐调味后即可。每日 1 剂，连用 15~20 日为 1 个疗程。

【功效】适用于小儿水痘。

赤豆米仁粥

【配方】赤豆 50 克，粳米 50 克，米仁 50 克。

【制法与服法】赤豆洗净后，同粳米和米仁共入锅中，加水适量煮至粥烂即可。佐餐食用，每日 1 次，连用 10~15 日为 1 个疗程。

【功效】适用于小儿水痘。

绿豆白糖汤

【配方】绿豆 100 克，白糖 30 克。

【制法与服法】将绿豆淘洗干净，入锅中，加水适量，上火烧煮，至绿豆开花时加入白糖，再炖 20 分钟即成。每日 1 剂，连服数日。

【功效】适用于小儿水痘。

荷叶菊花鸭肉

【配方】老母鸭 1 只，荷叶 1 张，菊花 10 克，生姜 5 片，黄酒、葱、蒜各适量。

【制法与服法】将老母鸭去毛，开腹弃肠杂，洗净，以黄酒抹遍全身。将菊花、蒜、葱段、姜片塞入鸭腹中，以线缝合，外包荷叶，置瓷盘中上锅隔水蒸 3~4 小时，至鸭肉烂熟离火。喝汤吃鸭肉，佐餐经常食用。

【功效】适用于小儿水痘。

麻 疹

发病机理

麻疹是小儿常见的传染病，主要表现为发热和全身皮肤的红色斑丘疹。该病自然病程 10 日左右。早期食疗，可使病程缩短。有些患儿出疹后迟迟不退称为麻疹透发不畅，用食疗可促其透发。麻疹患儿应进食易消化的流质和半流质食物，忌食辛辣、油腻之品。气温变化时应注意保暖，避免感受风寒，应勤翻身和擦洗皮肤，保持口眼的清洁。

莲子山药炖鸭梨

【配方】莲子 30 克，山药 30 克，鸭梨 1 个。

【制法与服法】山药切块，鸭梨切片，和莲子共放锅中，加水炖熟即可。每日 1 次，连用 3~5 日。

【功效】麻疹透发不畅时食用。

鲤鱼丝瓜煮豆腐

【配方】豆腐 250 克，鲤鱼肉 250 克，丝瓜络 9 克。

【制法与服法】鲤鱼肉洗净，同丝瓜络入锅煎沸，再加豆腐，煮熟后调味即成。佐餐服食。

【功效】适用于麻疹透发不畅。

银花蝉衣饮

【配方】金银花 15 克，蝉衣 5 个，清茶少许。

【制法与服法】金银花清水洗净，蝉衣去头足，加入清水共煎。代茶饮服，每日 1 剂。

【功效】适用于麻疹初期。

苦瓜竹叶银花煎

【配方】苦瓜 1 个，竹叶 60 克，金银花 60 克。

【制法与服法】苦瓜切块，竹叶洗净切成碎末，同金银花共入锅中加水适量，煎后去渣取汁。每日 1 剂，连服 3~5 日。

【功效】适用于麻疹初期。

冬笋火腿鲫鱼汤

【配方】鲫鱼 1 条，冬笋片 10 克，熟火腿片 10 克，生姜、料酒、葱花各适量。

【制法与服法】笋片洗净，入锅加水适量煮熟，捞出后和熟火腿片共切成碎末备用。鲫鱼去鳃、鳞及内脏，加生姜、料酒和水适量入砂锅，先用旺火煮沸，再加入笋末和火腿。佐餐当菜吃，每日 1 次，连用 3~5 日。

【功效】适用于麻疹透发不畅。

香菜干丝

【配方】香菜 50 克，豆腐干 100 克，精盐、味精、麻油、白糖各适量。

【制法与服法】豆腐干切细丝，同香菜入沸水中略氽，取出后加精盐、味精、麻油、白糖等，搅匀后即成。佐餐食用。

【功效】适用于麻疹透发不畅。

小儿痫症

发病机理

《千金要方》说："小儿之痫有三种，有风痫、有惊痫、有食痫。"风痫多由于将养失度，血气不和，或罩衣汗出，腠理开舒，风邪因入所致，其岗在肝，可见面红、目青、发搐；惊痫即泛指小儿惊风、痫症一类的病症，多起于惊怖而发作，可表现为周身热面赤，睡眠不安，惊惕上窜，甚或上视身强，手足拳，发搐，口吐白沫；食痫多因伤食而发病，其症见初起面黄、腹泻、呕吐、下痢酸臭，时时抽搐。

白芨鸡心血

【配方】雄鸡心 9 只，白芨 30 克，黄酒 60 毫升。

【制法与服法】选 9 只雄鸡宰杀后取心，挤压出心血放入碗内，备用；将白芨研为细末，倾入鸡血碗内，同捣如泥，服时用黄酒冲服。分 2 次服用，分 2 天服完，服药时间不拘，但须在未发作时服用。

【功效】解毒安神定痫。适用于癫痫。

鳖肉汤

【配方】老鳖 1 只。

【制法与服法】将老鳖宰杀后，去肠杂，洗净，入锅，加水适量。大火煮沸 5 分钟后，剥去外壳，用小火炖至肉熟烂后，加盐少许即可。吃鳖肉喝汤。每日 1 次，连服 7 日为 1 个疗程。

【功效】滋阴除热，散结消痞。可辅治小儿癫痫伴口干舌红、小便短赤等症。

小儿腹泻

发病机理

小儿腹泻主要有两种：一是消化不良，多因饮食不当、喂养不合理、食物粗糙或高脂等原因引起胃肠功能紊乱所致；二是因细菌或病毒引起的胃肠道炎症。食疗对第一种小儿腹泻效果较好。患儿饮食宜清淡、稀软且易消化。病情较重，不思饮食且伴有呕吐者，可暂停进食半日或 1 日，待脾胃功能好转后，再渐进汤水，呕吐稍止后，方可渐进稀软食物。

内金山药粥

【配方】鸡内金 1 个，怀山药 30 克，糯米适量。

【制法与服法】鸡内金与怀山药炒香研末，每次 5 克入糯米中，加水适量煮粥。每日 1 剂，连服数剂。

【功效】适用于小儿腹泻。

绿豆糯米粥

【配方】绿豆 50 克,糯米 50 克。

【制法与服法】将绿豆和糯米洗净后,入砂锅中,加水适量,旺火煮开后,小火煮至绿豆开花、糯米烂熟即成。随餐服用,每日 1~2 剂,连用数日。

【功效】适用于小儿腹泻。

山楂山药红枣汤

【配方】鲜山楂 15 克,山药 20 克,红枣 5 枚,白糖少许。

【制法与服法】山药洗净切块,同山楂、红枣共入锅中,水煎 20 分钟,加入白糖少许即可。吃枣喝汤,每日 1 次,连用 5 日。

【功效】适用于小儿腹泻,脾胃虚弱者效佳。

山楂莱菔子粥

【配方】山楂 15 克,莱菔子 5 克,粳米 50 克。

【制法与服法】山楂切片,同莱菔子共入锅中,加水适量煎 30 分钟,滤渣取汁,再加洗净的粳米和水适量,煮沸后改成小火炖成稠粥即成。早晚 2 次分服,连用 5~7 日。

【功效】适用于小儿腹泻。

栗子糊膏

【配方】栗子 15 粒,白糖 30 克。

【制法与服法】将栗子去皮,入砂锅加水煮成膏状,加入白糖调味。每日 2 次,连服数日。

【功效】适用于小儿腹泻。

干姜红枣汤

【配方】干姜 4 片,红枣 6 枚,红糖适量。

【制法与服法】将干姜、红枣共入锅中,加水适量煮沸后,加入红糖,再煮片刻即成。温热饮用,每日 3~4 次。

【功效】适用于小儿腹泻。

桂圆莲子乌梅汤

【配方】桂圆肉 20 克,莲子 20 克,乌梅 3 个,冰糖适量。

【制法与服法】将桂圆肉、莲子入锅中,加水适量煮沸后,加乌梅、冰糖,再煮片刻后即可。温热饮用,每日 3~4 次。

【功效】适用于小儿腹泻。

山楂麦芽神曲汤

【配方】山楂 15 克，麦芽 30 克，神曲 15 克。

【制法与服法】将山楂、麦芽、神曲洗净后，共入锅中，加水煮沸后，再煮片刻即成。饮汁水，供三餐饮用。

【功效】伴有食积者效好。

糖萝卜汁

【配方】生萝卜 2 个，砂糖适量。

【制法与服法】萝卜洗净切碎后，打烂取汁，加入砂糖后即成。饮汁水，供三餐时饮用。

【用法】伴有食积者效好。

莲肉锅蟹粉

【配方】饭锅巴 200 克，莲肉 200 克。

【制法与服法】饭锅巴、莲肉研细末，入铁锅中，炒成略黄即成。每次 50 克，以开水调服，可加适量白糖，三餐服用。

【功效】久泻虚弱者可食。

山药粉

【配方】山药 500 克。

【制法与服法】山药研细末，入铁锅中，炒成略黄即成。每次 30～50 克，以开水调服，可加适量白糖，三餐服用。

【功效】久泻虚弱者可食。

糯米固肠汤

【配方】糯米 30 克，山药 15 克，胡椒粉、白糖各适量。

【制法与服法】将糯米略炒与山药一起下锅，加适量水，置火上煮粥，待熟后加胡椒及白糖适量调味即可。饮服。每日 2 次。

【功效】健脾暖胃，温中止泻。适用于小儿脾胃虚寒泄泻。

大枣木香汤

【配方】大枣 20 枚，木香 6 克。

【制法与服法】大枣去核，置锅中，加适量水，用文火先煮 1 小时，加入木香后再煮片刻，去渣即成。温服。每日 2 次。

【功效】健脾和胃，燥湿止泻。适用于小儿腹泻。

山药莲肉粥

【配方】山药 15～30 克，莲肉、麦芽各 5～10 克，大米 30～50 克，白糖适量。

【制法与服法】将山药、莲肉、大米洗净后同煮为粥，兑入麦芽煎汁、白糖，稍煮即可。每日2~3次，温服。

【功效】健脾祛湿，和胃止泻。适用于小儿胃肠功能紊乱、泄泻症。

牛百叶粥

【配方】牛百叶150~200克，大米40~50克。

【制法与服法】将牛百叶用食盐少许搓洗干净，切成小块，加大米、清水适量煮成粥。调味后服食代饭。

【功效】健脾益气，助消化。适用于小儿病后虚弱、食欲不振、气血不足、体虚泄泻等。

糯米车前叶粥

【配方】鲜车前叶10~15克，糯米50克。

【制法与服法】将车前叶洗净，切碎，煮汁后去渣，然后加入糯米煮成粥。每日2~3次，6~7日为1个疗程。

小儿遗尿

发病机理

3周岁以下的婴幼儿，由于智力发育尚未完善，排尿的正常习惯未养成，或贪玩、疲劳所引起的遗尿，不属病态。若3周岁以后，小儿仍不能自控排尿，睡眠中经常自遗者应视为病态。遗尿小儿应控制饮水，经常小便。食疗以补肾、补脾肺为原则。

黄芪鱼鳔炖羊肉

【配方】羊肉125克，鱼鳔60克，黄芪12克。

【制法与服法】将黄芪、鱼鳔放入纱布包中，同羊肉入锅，加水适量煮至肉烂，调味即成。去药包，吃肉喝汤，每日1剂，连用7日。

【功效】适用于小儿遗尿。

黄芪熟地老母鸡

【配方】老母鸡1只，黄芪30克，熟地50克。

【制法与服法】老母鸡去毛，开腹弃肠杂，将黄芪、熟地纳入鸡腹中，以线缝合，上锅蒸煮，熟后弃药切块调味即成。吃肉饮汁，2～3 日服完，连吃 3 只鸡。

【功效】适用于小儿遗尿。

芡实金樱粥

【配方】金樱子 10 克，芡实 20 克，粳米 60 克。

【制法与服法】金樱子洗净，用纱布包好，加水适量煮 10 分钟后，去渣取汁。再同粳米和芡实共入锅中，加水适量煮成稀粥即成。每日 1 剂，分次服食，连用 5~7 日为 1 个疗程。

【功效】适用于小儿遗尿。

猪小肚炖白果

【配方】白果 15～30 克，猪小肚 1 个。

【制法与服法】先将猪小肚切开清洗干净，把白果放入猪小肚内，放入锅中，如常炖熟即可，也可煨熟吃。每日吃 1 次，连吃 3 天。

【功效】固肾气，止遗尿。适用于小儿遗尿。

止遗粉

【配方】怀山药 100 克，桑螵蛸 100 克，鸡内金 20 克，白糖 20 克。

【制法与服法】将怀山药、桑螵蛸、鸡内金均洗净，去除杂质，焙干共研成粉末，加入糖混合，贮瓶备用。每日早、晚各 1 次，每次 8 克。

【功效】具健胃，补肾，缩尿，止遗之效。适用于小儿尿频、遗尿症。

荔枝枣泥羹

【配方】荔枝、红枣各 20 枚，白糖少许。

【制法与服法】将荔枝去皮、核，红枣去核捣成枣泥，加清水适量、白糖少许，入锅中煮熟即成。空腹食用。

【功效】补脾生血，止遗尿。适用于消化不良、食少纳呆、贫血出血、夜间尿频等。

韭菜子面饼

【配方】韭菜子、面粉各适量。

【制法与服法】韭菜子研成细粉，同面粉做成饼，加糖或盐调味蒸熟即成。1 天分 2 次食用。

【功效】温补肝肾，助阳固精。可辅治小儿遗尿。

第五章 治疗妇科疾病的药膳

痛 经

发病机理

痛经又称"经行腹痛"，是月经前后或行经时，以下腹及腰部疼痛为主的一种病症。导致本病的原因可有气滞、血瘀、寒凝、气虚等不同。经前下腹痛，痛连胁肋，或兼见乳胀者，多因气滞所致。经前或月经刚来时，少腹刺痛拒按，经色紫暗，或有瘀块者，多因血瘀所致。下腹冷痛或绞痛，热熨则痛减。经行不畅，色暗滞者，多因寒凝所致。行经过后腹部及腰部绵痛，喜按，月经量少，色淡而稀等，多因气虚所致。治疗原则以行气、活血、温经、益气为主。

乌鸡汤

【配方】雄乌骨鸡400克，陈皮3克，良姜3克，胡椒6克，草果2枚，葱、醋各适量。

【制法与服法】将鸡切块，与上述各味同煮，文火炖烂。每日2次，吃肉，喝汤。

【功效】温中健胃，补益气血。适用于妇女痛经之属于气血双亏偏于虚寒者。

姜枣花椒汤

【配方】生姜24克，大枣30克，花椒9克。

【制法与服法】将生姜、大枣洗净，姜切薄片，同花椒一起置锅内加适量水，以小火煎成1碗汤汁即成。每日2次。

【功效】温中止痛。适用于寒性痛经。

产后体虚

发病机理

孕妇产后体力消耗过多，则表现为气血亏虚的症状，如神疲乏力、少气懒言、语声低微、面色淡白等，即为产后体虚。故食疗应多用一些补益气血的食物。值得注意的是，产后进补时宜少量多餐，否则反而容易损伤脾胃，出现"虚不受补"的现象。

白果莲子乌骨鸡

【配方】白果仁 15 克，莲子 15 克，乌骨鸡 1 只，胡椒 3 克，食盐少许。

【制法与服法】乌骨鸡去毛及内脏，洗净，将白果仁、莲子、胡椒装入鸡腹内，以线缝合，置锅中，加水适量，小火炖至烂熟，调入食盐即成。佐餐服食，2 日内吃完。

【功效】适用于产后体虚。

豆腐猪蹄瓜菇汤

【配方】豆腐 500 克，香菇 30 克，丝瓜 250 克，猪蹄 1 只，姜丝、食盐、味精各适量。

【制法与服法】将香菇以温水泡后洗净，丝瓜洗净切片，猪蹄剁开。先将猪蹄入锅中，加水适量煮 10 分钟，再入香菇、姜丝、食盐，慢炖 20 分钟后下丝瓜和豆腐，炖至熟烂离火，调入味精即成。佐餐服食，1~2 日内食完。

【功效】适用于产后体虚。

当归炖羊肉

【配方】精羊肉 120 克，当 15 克，生姜 5 片，精盐少许。

【制法与服法】羊肉洗净后切块，加当归、生姜及水适量，共入砂锅中，煮至肉烂，加盐后即可。分娩后经常佐餐食用。

【功效】适用于产后体虚。

红枣党参炖老母鸡

【配方】老母鸡 1 只，生姜 60 克，党参 20 克，红枣 10 枚，食盐适量。

【制法与服法】老母鸡去毛及内脏，洗净切块，加入生姜、党参和红枣，水煮 3 小时以上，去汤面上的浮油，加盐调味即成。吃肉喝汤，2~3 日吃完。

【功效】适用于产后体虚。

龟肉粥

【配方】活乌龟1只，糯米100克，料酒、葱、姜、精盐各适量。

【制法与服法】将龟入开水锅中稍煮捞起，剁开龟甲，除去内脏，切成小块，再洗净，放入锅中，加料酒、葱、姜、精盐和水适量，上火炖烂，除掉姜、葱及龟骨，入糯米共煮成粥，调味即成。供早晚餐服食。

【功效】适用于产后体虚。

益母红枣汤

【配方】红枣60克，益母草30克，红糖60克。

【制法与服法】将红枣、益母草洗净，加水入锅中，旺火煮沸，然后加红糖。分娩后每晚临睡前温服，连服30日。

【功效】适用于产后体虚。

闭　经

发病机理

闭经，中医习惯称为"经闭"。凡年过18岁仍未行经者，称为"原发性闭经"；在月经初潮之后至正常绝经之前的任何时间内（除外妊娠及哺乳期），出现月经闭止，并超过3个月者，称为继发性闭经。中医将以上情况也称为"不月"。对妇女身无它病而月经又不按月来潮者，如2个月来1次月经，称"并月"；3个月来1次者，称"居经"或"季经"；1年才来1次者，称"避年"；甚者有终身不行经，或每月届期仅有腰酸感觉而能受孕者，称为"暗经"。以上均不能与经闭同样对待。闭经的主要原因为血虚和血滞2大类。

鳖甲炖鸽肉

【配方】鳖甲30克，鸽子1只，米酒少许，油、盐、味精各适量。

【制法与服法】将鸽子宰杀，去毛及内脏。把鳖甲打碎放入鸽子腹腔内，加清水、米酒适量，置瓦盅内隔水炖熟，加油、盐、味精调味即可。吃鸽肉喝汤。

【功效】滋肾益气，散结通经。适用于因身体虚弱引起的闭经。

牛膝炖猪蹄

【配方】川牛膝 15 克，猪蹄 1~2 只，黄酒 50~100 毫升。

【制法与服法】将猪蹄刮净毛，翻开切成数小块，与牛膝一起放入大炖盅内，加水 500 毫升，隔水炖至猪蹄熟烂，去牛膝，加黄酒送服。

【功效】活血通经。适用于妇女气滞血瘀型闭经。

川芎煮鸡蛋

【配方】川芎 8 个，鸡蛋 2 个，红糖适量。

【制法与服法】将川芎、鸡蛋加水同煮，鸡蛋熟后去壳再煮片刻，去渣，加红糖调味即成。每日分 2 次服，每月连服 5~7 剂。吃蛋饮汤。

【功效】活血行气。适用于气血瘀滞型闭经。

姜丝炒墨鱼

【配方】生姜 5~100 克，墨鱼（去骨）400 克，油、盐各适量。

【制法与服法】将姜丝切细丝，墨鱼洗净切片，放油、盐同炒。每日 2 次，佐膳。

【功效】补血通经，益脾胃，散风寒。适用于血虚闭经。

天香炉煲猪肉

【配方】天香炉 30 克，猪瘦肉 100 克，食盐适量。

【制法与服法】将猪瘦肉切成块，再与天香炉一起加水适量煲汤，用食盐调味即成。

【功效】适用于血虚闭经。

姜丝炒墨鱼

【配方】生姜 50~100 克，墨鱼（去骨）400 克，油、盐适量。

【制法与服法】将姜丝切细丝，墨鱼洗净切片，放油、盐同炒。每日 2 次，佐膳。

【功效】通经血，益脾胃，散风寒。适用于血虚闭经。

黑豆益母草汤

【配方】黑豆 50 克，益母草 30 克，红糖 30~50 克，米酒 2 汤匙。

【制法与服法】将益母草洗净，切成寸段，入瓦煲加水 500~800 毫升，煎沸 30 分钟以上，去渣留汤。黑豆淘洗干净，倒入益母草汁中，继续煎煮至黑豆熟烂时，调入红糖和米酒即可。食黑豆饮汤。

【功效】活血，祛瘀，调经。适用于闭经。

墨斗鱼羹

【配方】墨斗鱼 300 克，桃仁 10 枚，食盐、油各适量。

【制法与服法】①将墨斗鱼放入盆内，倒入适量清水。浸泡 3~4 小时，去其骨和内脏洗净；将桃仁去杂质，洗净，放入锅内；再将洗净的墨斗鱼放入，加适量水上火煮。②先武火煮沸后，改用文火煮至熟烂时放调料即可。佐餐食用。

【功效】养血滋阴。可辅治血虚经闭，崩漏带下。

兰花粥

【配方】泽兰 30 克，粳米 50 克。

【制法与服法】先煎泽兰，去渣取汁，入粳米煮作粥。空腹食用，每日 2 次。

【功效】活血，行水，解郁。适用于妇女经闭、产后瘀滞腹痛、身面浮肿、小便不利。

糯米鸡内金粥

【配方】鸡内金 15 克，生山药 45 克，糯米 50 克。

【制法与服法】先以文火煮鸡内金 1 小时后，加糯米及山药再煮。每日分 2 次服。

【功效】活血通经，健胃消食。适用于气滞血瘀所致的闭经。

桃花蜂蜜糯米粥

【配方】桃花 50 克，蜂蜜、白糖各 25 克，糯米 100 克。

【制法与服法】糯米洗净下锅，加水 1000 毫升煮粥，粥将熟时，入桃花、蜂蜜及白糖，稍煮即成。每日 1 剂，分 2 次服。

【功效】活血，利水，通便。适用于闭经。

丹参糖茶

【配方】丹参、红糖各 60 克。

【制法与服法】将丹参同红糖放入锅中以水煎，取汁。代茶饮用，每日早、晚各 1 次。

【功效】活血祛瘀，养血调经。适用于闭经，因阴血不足、血脉空虚所致之闭经、血色淡黄、精神疲倦、头晕耳鸣。

月经过多

发病机理

经量超过正常，或经来日子延长，超过 7 天以上而经血过多，但仍不失

1月1次的周期性，概称"月经过多"。本症主要是因血热、冲任受损或气虚不摄血等因素所致。经血深红，质稠浓或有秽臭者，多因血热；月经绵延不断，经色暗淡而质稀薄者，为冲任受损所致；经色淡，量多而伴有气弱懒言、面色淡白者，为气虚所致。

芹菜益母汤

【配方】芹菜250克，益母草50克，鸡蛋2个，油、盐各适量。

【制法与服法】将上3味加水适量同煮汤，加油、盐调味。每日分2次食，食蛋，饮汤。

【功效】补血调经。适用于月经不调。

荠菜汤

【配方】新鲜带根荠菜500克。

【制法与服法】将上味洗净、切碎，放入砂锅内，加水适量（不必加油、盐等配料），用中火煮沸即可。饮服，每日1次，服500毫升左右。

【功效】利水，止血，明目。适用于月经过多、产后流血、流产出血等症。

当归延胡汤

【配方】当归9克，延胡索5克，生姜2片。

【制法与服法】将上3味一同水煎。连服3剂，每日1剂。

【功效】活血散寒调经。适用于月经后期，兼治闭经。

党参黄芪羊肉汤

【配方】黄芪、党参、当归各25克，羊肉500克，生姜50克。

【制法与服法】将生姜、羊肉洗净切块；药物用布包好，同放砂锅内加水适量，武火煮沸后，文火炖2小时，去药包，调味服食。月经后，每天1次，连服3~5天。

【功效】补益气血。适用于血虚型月经延后、量少色淡、小腹疼痛、面色苍白等。

补中升阳粥

【配方】黄芪30克，人参5~10克，柴胡、升麻各3克，粳米30克，红糖适量。

【制法与服法】先煎黄芪、人参、柴胡、升麻，去渣取药汁，和粳米共煮粥。加红糖调味。分2次，温热服。

【功效】益气补血。适用于气血不足月经先期、量多色淡、质地清稀、神疲倦怠、面色不华、气短心悸、小腹有空坠感、舌质淡、苔薄。

两地槐花粥

【配方】生地、地骨皮、槐花各 30 克，粳米 30~60 克。

【制法与服法】将生地、地骨皮、槐花洗净煎水去渣取汁，与粳米共煮为粥。每日 1 次，可连服 3~5 日。

【功效】清热固经。适用于月经过多、经色深红或紫红、质地黏稠有块、腰腹胀痛、心烦口渴、尿黄、舌质红、苔黄、脉滑数。

赤白带下

发病机理

赤白带下是指从妇女阴道流出赤白夹杂的黏液，连绵不断的病证。多因肝郁犯脾，湿热下注冲任、带脉所致。以下收载治疗本病的配方，主要是治妇人血伤兼赤白带下，故药物以益气养血为主。

石榴皮粥

【配方】石榴皮 30 克，粳米 100 克，白糖适量。

【制法与服法】先将石榴皮洗净，放入砂锅，加水适量煎煮，取汁去渣，再入米煮粥，待粥将熟时，加入白糖稍煮即可。空腹温热服。

【功效】温肾止带。适用于脾肾虚弱、带下绵绵、腰酸腹痛。

白果莲肉粥

【配方】白果 6 克，莲肉 15 克，粳米 50 克，乌骨鸡 1 只去内脏。

【制法与服法】先将白果、莲肉研末，纳入鸡膛内；再入米、水，慢火煮熟。食肉饮粥，日服 2 次。

【功效】补肝肾，止带浊。适用于下元虚惫、赤白带下。

山萸肉粥

【配方】山茱萸肉 15~20 克，粳米 100 克，白糖适量。

【制法与服法】先将山茱萸洗净，去核，再与粳米同入砂锅煮粥，待粥将熟时，加入白糖稍煮即可。每日 1~2 次，3~5 天为 1 个疗程。

【功效】补益肝肾，涩精敛汗。适用于肝肾不足、带下、遗尿、小便频数等。

白果通淋茶

【配方】白果 50 克，冬瓜子 25 克，莲子 20 克，胡椒粉 15 克，白糖适量。

【制法与服法】将白果去皮心，冬瓜子、莲子去心，一同放入砂锅中加水煎煮 40 分钟。过滤取汁，加入胡椒粉和白糖，搅匀即成。代茶饮用。

【功效】健脾补肾，通淋止带。适用于白带、淋浊等。

第六章　滋补药膳精选

补 气

补气机理

补气药膳是为肺、脾气虚病证而设。人体五脏六腑之气，为肺所主，来自中焦脾胃水谷之精气，由上焦宣发，输布全身，所以气虚多责之于肺、脾二脏。气虚主要表现为倦怠乏力，声低懒言，呼吸少气，面色淡白，自汗怕风，脉虚或虚大无力。

补益鸡

【配方】老肥鸡 1 只，人参 10 克，小茴香 15 克，蜀椒 6 克，酱油、甜酒各 30 毫升。

【制法与服法】①先选老肥鸡 1 只约 2500 克，去毛并去肠杂，洗净备用。②将人参切片，蜀椒（花椒）去目，研末，与小茴香、甜酒拌和，酱油可根据自己的口味和鸡的大小增减其量，但不宜太咸。③将拌好的药料填入鸡肚内，放瓦钵中，隔水蒸至熟烂；或放水在砂锅中煮烂即可。空腹服食适量，以少吃多餐为宜。

【功效】补气健脾，温中暖胃。适用于气虚脾胃不和所出现的短气无力、肌肉不丰、食欲不振、胃腹胀痛等症；或病后体弱、精力未复者。

爆人参鸡片

【配方】鲜人参 15 克，鸡脯肉 200 克，冬笋 25 克，黄瓜 25 克，鸡蛋清 1 个，精盐、料酒、葱、生姜、香菜梗、鸡汤、猪油、芝麻油、味精、水豆粉各适量。

【制法与服法】①将鸡脯片切成长 5 厘米、宽 1.6 厘米、厚 0.16 厘米的片；人参洗净，斜刀切成 0.66 厘米厚的小片；冬笋、黄瓜切片；葱、姜切丝；香菜梗切长段。②将鸡片加盐、味精后拌匀，下入鸡蛋清、水豆粉拌匀。③将勺内放猪油，烧至五成热时，下入鸡片，用铁筷子划开，熟时捞出，控净油。④用精盐、味精、鸡汤、料酒对成汁水。⑤将勺内放底油，烧至六成热时，下入葱丝、生姜丝、笋片、人参片煸炒，再下黄瓜片、香菜梗、鸡片，烹上汁水，颠翻几下，淋上明油即成。食用时可分餐佐食。

【功效】大补元气。适用于气虚、身体衰弱等症。

黄芪蒸乳鸽

【配方】肥乳鸽 2 只，黄芪、枸杞子各 6 克，水发口蘑 30 克，鸡蛋清 1 个，精盐 2 克，料酒及葱、姜末各 9 克，湿淀粉 15 克，猪油 50 克，味精适量。

【制法与服法】①将鸽子宰杀后去毛、内脏、头、脚，切成 1.5 厘米见方的块，于凉水中泡去血水，沥干；黄芪切成长薄斜片；枸杞子、口蘑洗净。②碗内调入湿淀粉、鸡蛋清、精盐、料酒、猪油、葱、姜、味精，加入鸽子肉、口蘑拌匀摊子；枸杞子码在碗的四周；黄芪片放在碗的中央，上屉蒸烂。佐餐服食。

【功效】补气升阳，益肾养肝。适用于气虚衰弱、倦怠乏力、自汗；肝肾不足、头晕眼花、视力减退、腰膝酸软等症。并对风疹皮肤瘙痒、疮疡内陷、久溃不敛者有较好的辅助治疗作用。

荷叶乳鸽片

【配方】乳鸽 4 只宰后洗净，白糖少许，鲜荷叶 1 张，麻油少许，水发冬菇 60 克，胡椒粉适量，熟瘦火腿 15 克，蚝油 6 毫升，姜片 5 片，湿淀粉 10 克，盐少许，熟猪油 30 克。

【制法与服法】①将鸽片和头、翼放入瓦钵内，用姜、蚝油、盐、麻油、白糖、胡椒粉及湿淀粉拌匀，后下猪油拌匀，于长碟中横放一根水草。②将用开水泡过洗净抹干水的荷叶放上面，将鸽片、冬菇片、火腿片互相间隔，分三行排在荷叶上，鸽头、翼放上面，用水草扎紧裹成长方形，入笼中火蒸 15~20 分钟取出，去水草即可食用。佐餐食。

【功效】补中益气，补精，填髓。适用于内伤劳倦、脾虚泄泻、气衰血虚等症。

烧牛蹄筋

【配方】牛蹄筋 250 克，青菜心 25 毫升，胡椒粉 0.1 克，酱油 10 毫升，生姜 5 克，料酒 10 毫升，干团粉 0.4 克，味精 0.1 克，牛蹄筋原汤 50 毫升，植物油 25 毫升，葱 5 克。

【制法与服法】①将生牛蹄筋放入小砂锅里，加 3 倍水，用文火煮至八成烂时取出，去骨，切成约 6 厘米的条状，原汤留用；青菜心切成宽条；与牛蹄筋相仿；干团粉加水 20 毫升调成糊状。②用热油锅煸青菜，随即将牛蹄筋、料酒、生姜、酱油及原汤一起倒入，煮开后，加味精及调好的团粉汁，熟后加胡椒粉即成。佐餐服用。

【功效】益气补中，强筋壮骨。任何人均可服食，尤宜于脑血管病及消化不良患者。

八鲜八补汤

【配方】人参 3 克，干贝、熟火腿各 20 克，冬笋 50 克，水发海参、猪肉、鸡肉各 100 克，海米 15 克，葱、姜、精盐、味精、料酒、猪油各适量。

【制法与服法】①将人参用温水湿润切成薄片，用白酒浸泡 5~7 日（每日晃动 1~2 次），纱布滤取药液，取药液约 25 毫升，人参片留用。②干贝、海米用温水浸泡；火腿、冬笋切片；鸡肉、猪肉切成小块；海参切小丁，控去水分备用。③锅中放入猪油，投入葱、姜、料酒，烹炒，加水适量，再加入精盐、干贝、海米、火腿、冬笋、猪肉、鸡肉，武火煮开后打净浮沫，用文火炖至肉烂，加入海参丁、人参药酒再煮 10 分钟左右，最后加入人参片焖片刻，味精调味即成。佐餐食用。

【功效】适用于气血不足、面色萎黄、气短乏力、精神不振者。

莲米苡仁排骨

【配方】莲米 30 克，薏苡仁 50 克，排骨 2500 克，冰糖 500 克，姜、蒜、花椒、盐、黄酒、麻油各适量。

【制法与服法】①莲米浸后去皮、心，与薏苡仁同炒香捣碎，水煎取汁；排骨洗净，放药液中，加拍破的生姜、蒜、花椒，煮至七成熟时，去泡沫，捞出晾凉。②将汤倒另一锅内，加冰糖、盐，文火上煮浓汁，倾入排骨，烹黄酒，翻炒后淋上麻油。佐餐服食。每日 1 次，连服 7~10 天。

【功效】补气健脾。适用于脾虚气弱诸症。

参枣米饭

【配方】党参 5 克，大枣 10 个，糯米 200 克，白糖 25 克。

【制法与服法】①将党参、大枣加水适量泡发后，煎煮半小时，捞去党参、枣，汤备用。②糯米淘净，加水适量放在大碗中蒸熟后扣在盘中，把枣摆在上面，再把汤液加白糖煎成黏汁，浇在枣饭上即成。

【功效】健脾益气，养胃。适用于体虚气弱、乏力倦怠、心悸失眠、食欲不振、便溏、浮肿等症。

补　血

补血机理

补血药膳适用于血虚证。

凡营血亏虚的病证，症见面色苍白或萎黄、头晕目眩、心悸气短、唇舌紫淡、脉细、妇女月经不调等。

地黄鸡

【配方】生地黄 250 克，饴糖 250 克，乌鸡 1 只。

【制法与服法】将乌鸡宰杀后，去毛及内脏，洗净；生地黄洗净，切成宽 0.5 厘米、长 2 厘米的条状与饴糖拌匀，装入鸡腹内，将鸡放入盆中；再将盆置于蒸米饭的蒸笼内，蒸熟即成。食用时不放盐、醋，吃肉，喝汤。

【功效】补髓养血。适用于腰膝酸痛、不能久立、身重气乏、骨蒸盗汗及血虚等症。

三七蒸鸡

【配方】三七 20 克，母鸡 1 只，料酒、姜、葱、味精、食盐各适量。

【制法与服法】①将鸡煺去毛、剁去爪、去内脏，洗净，剁成长方形的小块装入盆中；取 10 克三七磨粉备用，余下者上笼蒸软切成薄片；生姜洗净切成大片，葱切段。②把三七片放入鸡盆中，葱、姜摆在鸡上，注入适量清水，加入料酒、盐，上笼蒸约 2 小时取出，拣去葱、姜不用，调入味精，撒入三七粉拌匀即成。佐餐服食。

【功效】补血。适用于贫血、面色萎黄、久病体弱等。

归参炖母鸡

【配方】当归 15 克，党参 15 克，母鸡 1 只（约 1500 克），葱、生姜、料酒、食盐各适量。

【制法与服法】将母鸡宰杀后，去毛和内脏，洗净；将当归、党参放入鸡腹内；将鸡放进砂锅，加入葱、生姜、料酒、食盐、清水各适量；再将砂锅置武火上烧沸，改用文火煨炖，直至鸡肉熟烂即成。食用时，可分餐吃肉，喝汤。

【功效】补血壮体。适用于肝脾血虚之慢性肝炎和各种贫血。

归参山药猪心

【配方】当归、米醋、姜丝各10克,潞党参30克,山药20克,猪心200克,食盐3克,大蒜4枚,香油适量。

【制法与服法】①将猪心切开,剔去筋膜臊腺,洗净,放入铁锅(或钢锅、砂锅)内加盐少许。②将当归、党参、山药装入多层纱布袋内,扎紧袋口,亦放入锅内。③加水适量,清炖至猪心熟透,捞出猪心,切成薄片。佐餐食,也是下酒佳肴。

【功效】补血益气健脾。适用于血虚症见心悸气短、困倦无力、健忘失眠、自汗等症。

熘炒黄花猪腰

【配方】黄花菜50克,猪腰500克,素油、葱、姜、蒜、盐、糖各适量。

【制法与服法】①将猪腰切开,剔去筋膜臊腺,洗净,切成腰花块;黄花菜用水泡发,撕成小条。②炒锅内把素油烧热,先煸炒葱、姜、蒜作料,再爆炒猪腰,至变色熟透时,加黄花菜、食盐、糖煸炒片刻,加芡粉,汤汁明透即可。顿食或分顿食。

【功效】养血平肝,补肾通乳。适用于肾虚腰痛、耳鸣、产妇乳少等。

生地乌鸡汤

【配方】乌骨鸡1只,大生地120克,饴糖120克。

【制法与服法】①选择白毛乌骨鸡(其他杂毛鸡亦可,但须是乌骨者)1500克以上者,无论公鸡、母鸡均可,宰杀后去毛及肠杂,洗净。②大生地酒洗后切片,饴糖拌和后,装入鸡肚内,缝好放进瓦钵内。③放入铜锅中隔水蒸烂食之。

【功效】补血养肝。适用于肝血亏虚或产后血虚血热,以及一切失血后所出现的贫血,骨髓造血功能障碍所致的贫血,化学物理损伤及造血器官所致的贫血等。

补 阳

补阳机理

肾为阳气之本,故补阳多指温补肾阳,症见面色淡白,四肢不温,神疲乏力，腰膝酸软，下肢痿弱，少腹拘急，阳痿滑精，小便清长，舌苔淡白，脉沉弱。

红烧鹿肉

【配方】鹿肉 500 克，水发玉兰片 25 克，香菜、酱油、绍酒、精盐、白糖、味精、花椒水、葱、生姜、水豆粉、菜油、鸡汤、芝麻油各适量。

【制法与服法】①将鹿肉洗净，切块；玉兰片切成片；香菜切段。②将铁锅内放入菜油，烧热时，将鹿肉下油锅内，炸至火红色时捞出。③将锅内放菜油，用葱、生姜炸锅，下酱油、花椒水、精盐、料酒、白糖、味精、鸡汤，再下鹿肉，烧开后，放在文火上煨炖，至肉熟烂时，移到文火上烧开，勾芡粉，淋芝麻油，撒上香菜段即成。佐餐随量食用。

【功效】补五脏，调血脉，治虚劳，壮阳益精，暖腰脊。适用于肾阳不足所致的腰膝酸软、阳痿早泄、畏寒肢冷等症。

姜附烧狗肉

【配方】熟附片 30 克，生姜 150 克，狗肉 1000 克，大蒜、葱各适量。

【制法与服法】①将狗肉洗净，切成小块；将生姜煨熟。②将附片放入铝锅（或砂锅）内，先煎熬 2 小时，然后将狗肉、大蒜、生姜、葱放入，加水适量炖煮，直至狗肉熟烂即成。可分多餐服食，1 次不宜过饱。

【功效】补肾壮阳，益精固肾。适用于肾阳虚肾精不固的遗精、阳痿、早泄、遗尿等症。

虫草炖黄雀

【配方】冬虫夏草 6 克，黄雀 12 只，生姜 2 片。

【制法与服法】①将黄雀去毛和内脏，洗净，切块。②将冬虫夏草、生姜片和黄雀块放入瓦锅内，加水适量，慢火炖 2~3 小时，以黄雀肉熟烂为度。将药和肉一起服食。

【功效】补脑兴阳，填精益髓。适用于中老年人阳气衰败、肾精亏损所出现的身体虚弱、阳痿、早泄、性功能低下等症。

壮阳狗肉汤

【配方】狗肉 250 克，附片 15 克，菟丝子 10 克，食盐、味精、生姜、葱、料酒各适量。

【制法与服法】①将狗肉洗净，整块放入开水锅内氽透，捞入凉水内洗净血沫，切成 3.3 厘米长的方块；姜、葱切好备用。②将狗肉放入锅内。同姜片煸炒，加入料酒，然后将狗肉、姜片一起倒入砂锅内；同时将菟丝子、附片用纱布袋装好扎紧，与食盐、葱一起放入砂锅内，加清汤适量，用武火烧沸，文火煨炖，待肉熟烂后即成。服用时，拣去药包不用，加入味精，吃肉喝汤。每日 2 次，佐餐食。

【功效】温肾助阳，补益精髓。适用于阳气虚衰，精神不振、腰膝酸软等症。

鹿头汤

【配方】鹿头 1 只，鹿蹄 2 只，荜茇 5 克，生姜 3 克，食盐、八角、小茴香、味精、胡椒粉各适量。

【制法与服法】①将鹿头、鹿蹄除去毛桩，洗净；荜茇、生姜洗净，用刀拍破。②将鹿头、鹿蹄放入砂锅内，加水适量，再放入荜茇、生姜、八角、小茴香，置武火上炖熬，烧开后，移文火熬熟。③将鹿头、鹿蹄取出，剖下鹿肉，切成粗条，再置汤中烧开，放入食盐、味精、胡椒即成。可佐餐，或单食。

【功效】壮阳益精。适用于阴虚体弱，肾精亏虚所出现的腰膝酸软、畏寒怯冷、阳痿早泄等症。

锁阳壮阳粥

【配方】锁阳 10 克，精羊肉 100 克，大米 100 克。

【制法与服法】①将羊肉洗净细切。②先煎锁阳，去渣，后入羊肉与米同煮为粥。空腹食用。大便溏泻及早泄者慎用。

【功效】温阳补肾。适用于平素肾阳虚，腰膝酸软、肢冷畏寒、阳痿、老年便秘等症。

枸杞羊肾粥

【配方】枸杞叶 500 克，羊肾 2 对，羊肉 250 克，粳米 250 克，葱白 5 克。

【制法与服法】将羊肾洗净，去臊腺脂膜，切成细丁；葱白洗净，切成细节；羊肉洗净；枸杞叶洗净，用纱布装好，扎紧；粳米淘净；将上述各味一同放入铝锅内，加水适量熬粥，待肉熟、米烂成粥时即成。吃羊肾、羊肉，喝粥。

【功效】补肾填精。适用于肾精衰败，腰脊疼痛、性功能减退等症。

补 阴

补阴机理

补阴药膳适用于阴虚病证。如心阴虚表现为心悸，健忘，失眠多梦，舌质嫩红，苔少，脉细弱而数等症；肝阴虚表现为眩晕头痛，耳鸣耳聋，麻木，震颤，夜盲，舌干红少津，苔少，脉弦细数等症；肺阴虚表现为咳呛气逆，痰少质黏，痰中带血，午后低热，颧红，夜间盗汗，虚烦不眠，口中干燥或音哑，舌红少苔，脉细数等症；肾阴虚表现为腰酸腿软，遗精，头昏耳鸣，睡眠不熟，健忘，口干，舌红少苔，脉细等症。

虫草全鸭

【配方】冬虫夏草 10 克，老雄鸭 1 只，料酒、生姜、葱白、胡椒粉、食盐、味精各适量。

【制法与服法】①将鸭宰杀，去净毛和内脏，剁去脚爪，在开水中余一下，捞出晾凉；冬虫夏草用温水洗净；生姜、葱切好待用。②将鸭头顺颈劈开，取冬虫夏草 8~10 枚，装入鸭头内，再用绵纸缠紧，余下的冬虫夏草和生姜、葱白一起装入鸭腹内，然后放入盆中，注入清汤，用食盐、胡椒粉、料酒调好味，用湿绵纸密封盆口，上笼蒸约 2 小时，出笼后去绵纸，拣去生姜、葱白，加味精即成。佐餐食。

【功效】补肺肾，益精髓。适用于虚劳咳喘、自汗盗汗、阳痿遗精、腰膝软弱等症。

葱烧海参

【配方】水发海参 1000 克，清汤 250 毫升，油菜心 2 棵，料酒 9 毫升，湿玉米粉 9 克，熟猪油 45 克，葱 120 克，酱油、味精、食盐各适量。

【制法与服法】①将水发海参洗净，用开水余一下，用熟猪油将葱段炸黄，制成葱油；海参下锅，加入清汤 100 毫升和酱油、味精、食盐、料酒，用微火炖烂。②将海参捞出，放入大盘内，原汤不用，将菜心放在海参上。③锅内放清汤 150 毫升，再加入酱油、味精、食盐、料酒等调料，用湿玉米粉勾芡，浇在海参、菜心上，淋上油即成。佐餐食。

【功效】滋肺补肾，益精壮阳。适用于肺阴虚的干咳、咯血；肾阴虚的阳痿、遗精；血虚的再生障碍性贫血以及糖尿病等。

银杏全鸭

【配方】银杏 200 克，鸭 1 只，猪油 50 克，胡椒粉、料酒、鸡油、生姜、葱、食盐、味精、花椒、清汤、水豆粉各适量。

【制法与服法】①将银杏去壳放入锅内，用沸水煮熟，捞出去皮膜，切去两头，去心，再用开水焯去苦水，在猪油锅中炸一下，捞出待用。②将鸭洗净，剁去头和爪，用食盐、胡椒粉、料酒将鸭身内外抹匀后，放入盆内，加入生姜、葱、花椒，上笼蒸 1 小时取出；拣去生姜、葱、花椒，用刀从背脊处切开，去净全身骨头，铺在碗内，齐碗口修圆，修下的鸭肉切成银杏大小的丁，与银杏拌匀，放于鸭脯上，将原汁倒入，加汤上笼蒸 30 分钟，至鸭肉熟烂，即翻入盘中。③锅内掺清汤，加入余下的料酒、食盐、味精、胡椒面，用水豆粉少许勾芡，放鸡油少许，浇于鸭上即成。佐餐食。

【功效】滋阴养胃，利水消肿，定喘止咳。

红枣煨肘

【配方】猪肘 100 克，冰糖 150 克，红枣 100 克。

【制法与服法】①将猪肘以常法处理；红枣洗净；冰糖 30 克炒成深黄色糖汁。②在砂锅底上垫几块猪骨，掺汤 1500 毫升，放入猪肘烧开，打去浮沫，再将红枣、冰糖汁及其余冰糖放入，用微火慢慢煨，待猪肘煨至熟烂、黏稠、汁浓即成。可单食或佐餐。

【功效】补脾益胃，滋阴养血。适用于脾胃虚弱、阴虚血虚，血小板减少者尤为适宜。健康人食用更能防病强身。

银耳参蛋汤

【配方】银耳 10 克，北沙参 15 克，红皮鸡蛋 1 个，冰糖适量。

【制法与服法】将银耳以凉开水浸泡变软，与沙参一起先用水煎煮 30 分钟，鸡蛋去壳打入碗内搅匀后，倒入锅中，加入冰糖，至蛋熟即可。饮汤，食银耳、鸡蛋。

【功效】滋阴润肺。适宜于肺阴不足之咳嗽日久不愈、咽喉干痛、干咳无痰或痰黏不易咳出、口渴喜饮等症。

龟羊汤

【配方】羊肉、龟肉各 100 克，党参、枸杞子、制附片各 10 克，当归、姜片各 6 克，冰糖、料酒、葱、味精、胡椒粉、熟猪油各适量。

【制法与服法】①将龟肉用沸水烫一下，刮去表面黑膜，剔去脚爪，洗净；羊肉刮洗干净；再将龟肉、羊肉随冷水下锅，煮开 2 分钟，去掉腥味，捞出，再用清水洗净，然后均切成方块。②党参、枸杞子、制附片、当归用水洗净。③锅置旺火上，放入熟猪油，烧至八成热时，下龟肉、羊肉煸炒，烹入料酒，继续煸炒，炒干水分，然后放入砂锅，再放冰糖、党参、制附片、当归、葱节、姜片，加清水750毫升，先用旺火烧开，再移至文火上炖到九成烂时，再放入枸杞子，继续炖10分钟左右，离火，去掉姜、葱、当归，放入味精、胡椒粉即成。佐餐食，每日2次。

【功效】滋阴补血，补肾壮阳。适用于腰膝酸软、面色无光、须发早白、畏寒、尿清长以及心烦口渴等阴阳俱虚者。健康人食用更能防病强身、精力充沛。

玫瑰枣糕

【配方】红枣150克，慈菇60克，核桃仁30克，猪板油120克，鸡蛋2只，红苕90克，网油60克，瓜片15克，玫瑰6克，白糖100克。

【制法与服法】①用铁丝网子盛红枣，置火上，边烧边簸动，烧至枣皮变黑，即放入冷水中，泡约5分钟，捞起擦去黑壳，并去核留肉，备用。②将核桃仁用沸水泡后，剥去皮，入油锅中炸黄，捞出；红苕煮熟，去皮。③将猪板油去筋，与无皮枣肉分别剁成泥；熟红苕压茸；核桃仁、瓜片、慈菇分别切丁。④将剁好的枣泥、猪板油和红苕泥装入盆内，将鸡蛋打破后，搅匀倒入，再加核桃仁、瓜片、慈菇。⑤将网油铺于碗底，油边吊在碗口外，把拌好的枣泥放入网油内，用手压平，将网油边搭转回来盖着枣泥，用湿绵纸密封，上笼蒸40分钟，出笼翻扣入另一盘中，揭去网油，撒放白糖即成。

【功效】补脾肾，平虚喘，润肠通便。适用于肾虚喘咳、脾虚食少、大便秘结等症。

天门冬烧卖

【配方】天门冬40克，猪肉400克，面粉600克，鸡蛋4只，洋葱2只，嫩笋2只，藕粉、调料各适量。

【制法与服法】①制皮：将面粉堆在面板上，顶部打入蛋清1只，然后用淡盐水揉面，揉至面团软硬适度，揪成小面团。②藕粉用纱布包好，作布面用，将面团擀成极薄片，切成9厘米见方烧卖皮。③制馅：先将天门冬用水浸泡至软，将猪肉、笋、洋葱、天门冬剁碎，搅入鸡蛋、酱、盐、麻油等。④将面皮放在左手上，取馅适量放中央，左手收拢，稍按压即成1个烧卖，包齐入笼蒸30分钟至皮透明即可食用。当主食吃。

【功效】润肺养阴，清热止咳。适用于干咳少痰、口渴咽干、咯血等症。

山药茯苓包

【配方】山药粉100克，茯苓粉100克，面粉2000克，白糖300克，熟猪油、青丝、红丝各适量。

【制法与服法】将山药粉、茯苓粉置大碗中，加冷水适量浸成糊状，上笼蒸30分钟，取出面粉和好，发酵调碱制成软面，再以白糖、猪油、青红丝（或果脯）作馅，包成包子，蒸熟，每日1餐，当早点吃。

【功效】益脾，补心，涩精。适用于食少纳呆、消渴、遗尿、遗精、早泄等症。

枣荷叶

【配方】面粉500克，大枣、山药粉各250克，酵母、碱各5克。

【制法与服法】①面粉加水和酵母发好；大枣用水发好洗净。②将发好的面加上碱，与山药粉揉匀，做成小面剂，用手挤成长圆形片，把4个枣放在长面片的一边，将另一边折叠过来，用手一按，码上两个枣，形成荷叶状；上笼蒸15分钟。作主食。

【功效】滋肾健脾，养阴补血。适用于肾脾两虚、阴血不足证。

玫瑰橘络汤圆

【配方】鲜玫瑰花1朵，江米粉500克，橘子200克，炒熟的豆沙馅100克，白糖适量。

【制法与服法】①将江米粉用水和匀揉软，分成60个小剂，每个剂内包1份豆沙馅，搓成桂圆大的汤圆，码在盘内，用湿布盖好。②橘子去皮，再去橘子瓣的薄皮，切成小丁，放在大碗内，把鲜玫瑰花洗净，取大花瓣放入橘络碗内。③清水烧沸，下汤圆，待汤圆全浮在水面上时，加进白糖，水沸后，盛入放橘络、玫瑰花的大碗。

【功效】理气解郁，生津润肺。适用于肺阴虚证。

天门冬粥

【配方】天门冬15~20克，粳米100克，冰糖适量。

【制法与服法】①将天门冬水煎，去渣取汁。②将粳米加入天门冬汁煮粥，候熟，入冰糖少许，稍煮即可。空腹食用。

【功效】养阴清热，润肺滋肾。适用于肺肾阴虚、咳嗽吐血、阴虚发热、咽喉肿痛、消渴便秘等症。

燕窝粥

【配方】燕窝5克，冰糖10克，粳米50克。

【制法与服法】将燕窝用开水泡发，择出杂质与淘洗净的粳米同煮粥，先用武火煮沸，改文火慢炖，加入冰糖，待粥汁稠黏，燕窝极烂即成。每日早晨服食。

【功效】滋阴润燥，益气补中。适用于虚损劳疾，咳嗽痰喘、咯血、噎膈反胃、久痢、久疟、大便秘结、身体虚弱等症。

石斛粥

【配方】鲜石斛 30 克（干品 5~15 克），粳米 50 克，冰糖适量。

【制法与服法】取石斛加水久煎半小时以上，去渣取汁，入粳米、冰糖再加水同煮，至米开粥稠即成。温热服食。

【功效】滋阴清热，养胃生津。适用于热病伤津，心烦口渴、病后津亏、虚热不退、胃虚隐痛而兼干呕、舌光苔少以及虚劳瘦弱、腰腿酸软、筋骨无力。

白木耳粥

【配方】白木耳 5~10 克，粳米 60~100 克，大枣 3~5 枚，冰糖适量。

【制法与服法】先将银耳浸泡半天，然后加入粳米和大枣（去核），同煮成粥，待粥将熟时，加入冰糖，稍煮即成。可供晚餐或作点心服食。

【功效】润肺生津，滋阴养胃，益气止血，补脑强心。适用于虚劳咳嗽、痰中带血、肺结核、阴虚内热，以及慢性便秘、痔疮出血等症。

延年益寿

延年益寿的机理

人体的气、血、阴、阳不足叫做虚，由此而产生的病证，叫做虚证。

引起虚证的原因很多，但总起来可分为两方面：即先天不足和后天失调，总不能离开五脏。而五脏又不外乎气、血、阴、阳。但是，人体气、血、阴、阳有着相互依存、相互转化的关系，阳虚者多兼有气虚，而气虚者多导致阳虚，气虚和阳虚主要表现为机体活动能力的衰减；阴虚者又可兼血虚，而血虚者可导致阴虚，血虚和阴虚主要表现在体内精血津液的耗损。

松子抗衰膏

【配方】松子仁 200 毫升，黑芝麻 100 克，核桃仁 100 克，蜂蜜 200 毫升，黄酒 500 毫升。

【制法与服法】将松子仁、黑芝麻、核桃仁同捣成膏状，入砂锅中，加人黄酒，文火煮沸约 10 分钟，倒入蜂蜜，搅拌均匀，继续熬煮收膏，冷却装瓶备用。每日 2 次，每次服食 1 汤匙，温开水送服。

【功效】滋润五脏，益气养血。适用于肺肾亏虚、久咳不止、腰膝酸软、头晕目眩等症。中老年人经常服用，可滋补强壮、健脑益智、延缓衰老。脑力劳动者经常服用能使思维敏捷、记忆力增强，是抗老防衰的有效食品。

松子核桃膏

【配方】松子仁、核桃仁各 30 克，蜂蜜 250 毫升。

【制法与服法】松子仁、核桃仁用水泡过去皮；然后研成末，放入蜂蜜和匀即成。每日 2 次，每次取 1 汤匙，用滚开水冲服。

【功效】益精润燥，补脑安神。核桃含有丰富的蛋白质、脂肪、维生素 A、维生素 E、维生素 B 族、烟酸及钙、磷、铁、锌、锰、铬等人体所需的营养物质，有抗衰老、健脑、强心等重要作用；松子仁是补五脏、补虚损、益智力佳品；蜂蜜也是润养补益之品，有明显的抗衰老和益智作用。适宜于腰膝酸软、健忘失眠、心神不宁、大便干燥者服食。

乌发糖

【配方】核桃仁 250 克，黑芝麻 250 克，赤砂糖 500 克。

【制法与服法】①将红糖放入铝锅内，加水适量，用武火烧开，移文火上煎熬至稠厚时，加炒香的黑芝麻、核桃仁搅拌均匀停火即成乌发糖。②将乌发糖倒入涂有熟菜油的搪瓷盘中摊平、晾凉，用刀划成小块，装糖盒内备用。早、晚各食 3 块。

【功效】健脑补肾，乌发生发。适用于头昏耳鸣、健忘、脱发、头发早白等症。久服有预防早衰作用。

蟹黄二冬

【配方】天门冬 50 克，银耳 100 克，冬瓜 400 克，红萝卜 200 克，芥蓝 900 克，淀粉、盐、糖、高汤、姜汁、味精各适量。

【制法与服法】①将天门冬煎二遍，过滤，取滤液；用滤液泡发银耳，将银耳掰成小朵。②冬瓜去皮、子，切成条，用高汤煮烂后捞出，与银耳加盐、糖、味精等高汤煮烧 15 分钟，加淀粉勾芡装盘。③红萝卜煮一下，加盐、糖、姜汁、味精压烂，制成蟹黄，淋在冬瓜、银耳上。④芥蓝选用茎部，切成寸许长，头上用刀劈几刀，入开水内焯开花做伴碟装饰。佐餐食。

【功效】天门冬久服可"轻身益气，延年不饥"，具有润燥滋阴、清肺降火作用；银耳滋阴润肺、益胃生津；冬瓜清热利水、生津除烦。几味相合可增强防老抗衰作用。尤其适用于阴虚火旺、腰膝酸痛、须发早白、健忘失眠的中老年人长期食用。对慢性支气管炎也有较好的效果。

五加蒜泥白肉

【配方】 南五加皮 20 克，猪后腿肉 500 克（其中熟肉 200 克），蒜泥 10 克，醋 15 毫升，糖 5 毫升，酱油 25 毫升，辣油 20 毫升，味精、麻油各少许。

【制法与服法】 ①将猪腿肉投入锅内加南五加皮（用布包）煮至断生，捞出，冷却后将肉横丝切成 6.5 厘米长的薄片。②锅内放清水烧开，将肉片入锅烫一下，至肉片卷起，捞出沥干，装盘，再将蒜泥、糖、味精、酱油、醋、辣油、麻油等配成调料，浇在肉上即可。佐膳食。

【功效】 五加皮有南北之分。药膳食品主要选用南五加皮，有明显的滋补强壮作用，能提高机体的免疫功能，对维持人体的正常生命活动和延缓衰老大有益处。大蒜泥具有降低血清胆固醇、甘油三酯及防治动脉粥样硬化、降血糖作用。因此，此佳肴是中老年人防病抗衰的保健膳食。

黄精炖猪肉

【配方】 黄精 50 克，猪瘦肉 200 克，葱、姜、料酒、食盐、味精各适量。

【制法与服法】 ①将黄精、猪瘦肉洗净，分别切成长 3.3 厘米、宽 1.6 厘米的小块。②将黄精和猪瘦肉放入砂锅内，加水适量，放入葱、生姜、食盐、料酒隔水炖熟。食用时，加味精少许，吃肉喝汤。

【功效】 养脾阴，益心肺。适用于阴虚体质的人平时调养，以及心脾阴血不足所致的食少、失眠等症。

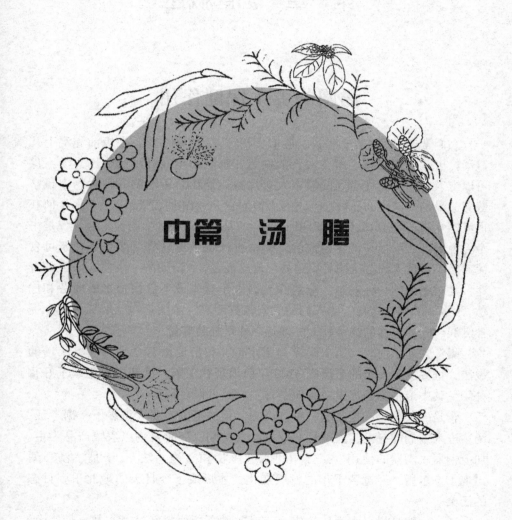

中篇 汤膳

第一章　汤膳概述

汤膳的养生保健作用

人们常说："吃饭先喝汤，胜似良药方。"的确如此，在饭前先喝上几口汤，可起到润肠胃，解干渴，消疲劳，刺激消化液分泌的作用，汤不仅可以饱人口福，而且对人的健康大有裨益，是我们所吃的各种食物中最富营养又最易于消化的品种之一。有人曾问意大利作曲家威尔蒂："你从何获得灵感？"这位艺术大师幽默地回答说："从鸡汤中来。"当然，这仅仅是一个传说而已。不过，世界各地的许多美食家都信奉这样一个信条：宁可食无肉，不可食无汤。法国名厨路易·皮旦高说："汤如同一束使人心醉的鲜花，是对生活的一种安慰，能消除人们由于紧张或不愉快带来的疲劳和忧愁。"事实的确是这样，当人们品尝到清鲜明亮、浓淡适口、解腻去腥、提神滋润、营养丰富的汤菜后，的确是一种很好的享受。

喝汤兴起于何时？历史学家尚无定论，按历史语言学家玛利奥·倍的说法，世界上最古老的烹调书4700年前出现在中国。这部书里记载了好几种汤，其中最精美的当推"银海金月"，即一种鸽蛋汤。

汤是一种菜肴，是菜的一种，当然，菜的范围就要大得多了。据考证，汤菜进入人们的餐桌，大约是在奴隶社会初期，那时食物以农牧产品为主，加上铜器、陶器的使用，烹饪用"水煮法"和"汽蒸法"，于是"汤"便出现了。尔后，经过若干年的发展变化，才形成了今日天南地北千姿百态的汤菜。

汤，一般是指以水为传播媒介，对各种烹饪原料经过煮、熬、炖、氽、蒸等加工工艺烹调而成的汁多的、有滋有味的饮品。

汤，大体可分为三大类：

从原料上分，有肉类、禽蛋类、水产类、蔬菜类、水果类、粮食类、食用菌类；以口味上分，有咸鲜口、酸辣口、甜口；以形态上分，有工艺造型和普通制作；还有用淀粉勾芡汤汁稍稠的汤和不勾芡的汤。

　　另外，还有一种是在烹饪原料中加入具有滋补效用的中药制作的食疗汤。

　　每个国家的人民都有自己最喜爱的汤，如法国人引以为骄傲的是他们的洋葱汤，这是一种掺有大量洋葱的牛肉清汤，汤面上还盖着一层烤得金黄、松脆的薄壳。而在日本烹饪中，汤的地位显赫重要，日本一日三餐离不开汤，其量虽不多，但却非常讲究质量和饮用方式。日本人把汤与生鱼片、烤菜、煮菜作为日本烹饪中的四大支柱。其次，汤在菜中还作佐餐、助兴之用，同时还用来改善多种菜之间的口味。俄罗斯人喜欢喝用红甜菜、白菜和牛肉做成的红菜汤；意大利人喜欢喝用蔬菜、大麦、通心粉面和牛肉熬成的汤；而英国人则沾沾自喜于一种味道浓烈的咖喱汤；美国人最喜爱吃鸡肉汤……我国是个多民族的国家，由于风俗不同，汤的种类也最多。常见的有小白菜汤、肉片汤、猪肝汤、鲫鱼汤、鸡蛋汤、百合木耳汤等上千种。其中广东和福建的蛇肉汤、浙江的鱼头豆腐汤和雪菜黄鱼汤、四川的麻辣汤、江西的三鲜汤、东北的酸菜白肉粉丝汤最为著名。

　　在喝汤习惯上，南北不同。南方人一般喜欢清淡，主要原料鲜美；而北方人喝汤要浓厚、色重、油重，还要放一些黑木耳、菇笋、虾等调味。在宴席上，北方人还把面汤、羊肉汤等作为主食汤；南方人则把鸡汤、鲜鱼汤等作为主食汤。一般宴会以3次上汤为宜，分为宴会前、宴中、饭后。宴前喝汤，能滋润肠胃，帮助消化，促进食欲；菜吃了一半，酒过三巡，上第二道汤，用于清前面菜之味，启后面佳肴之美；而当宾客酒足饭饱时，要喝上酸辣味浓的汤，用以醒酒、解腻、消食之功用。

　　我国中医学历来重视汤的保健养生作用，认为喝汤是保持和恢复体力的简便有效的方法。喝汤不仅有益于健康，而且还可用来防病、治病。如淋雨回来，喝上一碗姜汤水，顿觉浑身轻松，不必担心感冒发生；又如鲜鱼汤可加快术后伤口愈合；参芪母鸡汤可治体虚之症；黄花鲫鱼汤可治产后乳汁不足；猪排骨汤能治老年骨质疏松症；米汤可治婴儿腹泻、脱水；生姜葱白汤可祛风散寒；绿豆汤止渴、清热、解毒；紫菜猪肉汤清热化痰等等。用食物与中药配伍煎汤，不仅能充分发挥食物的滋补能力，而且还能更好地发挥药物作用，可治百病。

　　即使在国外，人们也很重视用喝汤法防病、治病。如日本东京全国癌症研究中心的一位研究人员花了17年时间，对265万人进行了观察研究，于1982年做出报告说，常吃用发酵的大豆面团做的酱汤，同时吃些青菜，能减少胃癌的发生。美国的一些专家对官方3次饮食普查和6万多人的饮食情况进行了逐一分析研究，结果表明，那些营养良好的人正是经常喝汤的人。美国赛克勒医学博士证实，喝鸡汤能加快鼻黏液的排除，这对治疗伤风感冒有一定的效果。乔治·伯邱博士发现，汤能理想地代替水，对那些体液缺少水的病人来说，它比水更能起到补液的作用。此外，美国宾夕法尼亚大学的研究人员经过试验后发现，午饭喝汤比吃别的营养丰富的菜摄入的热量反而要少50大卡。因此，对那些节制饮食的人来说，要是一个星期的7日中，有4次吃饭时喝汤的话，那么坚持10个星期，他们体重的超重量会减少20%。这就是说，喝汤还能减肥。

还需指出的是，老年人各组织器官均在不断地衰老退化，脾胃功能更为虚弱，消化吸收能力低下，因此，老年人可考虑多用炖汤、煨汤的方法，容易消化吸收。

汤的分类和制作要求

汤一般分为毛汤、奶汤和清汤三种，每种汤又有普通和高级之别。

一、毛汤

1. 普通毛汤此汤是日常便餐用的汤，多用猪骨、鸡骨、鸭架、碎肉等为原料，稍好些的可放鸡肉、鸭肉、猪肉作汤料。此汤的汤料与水无一定的比例，可随用汤随添水。将原料放入锅中加水烧开，撇去血沫，再用小火慢煮即可。此汤多用于烧、烩菜肴。

2. 宴会用毛汤多为单锅另煮。宴会用毛汤的汤料一般用老母鸡、鸭子、猪肘子、干贝、海米等，加水比例是水为汤料的3~4倍，上火烧开后，撇净血沫，煮5~6小时便可使用。此汤不可反复使用，否则会影响提取清汤、奶汤的质量。

二、奶汤

1. 普通奶汤普通奶汤有三种制法。一种是将普通毛汤用大火烧沸即成。另一种是在毛汤锅内煮些猪口条、猪肚，将汤煮至清白时即成奶汤。再一种是把炒菜锅烧热，用洁白猪油涮一下锅，留少许底油，放入富强粉在温油中炒散，待面粉泛起小泡时，迅速冲入毛汤，用旺火烧沸，待汤变成乳白色即可。普通奶汤多用于砂锅菜和一般烧、烩白汁菜肴。

2. 高级奶汤制作方法是：将宴会用毛汤用小火煮沸6~7小时，提取清汤之后，将所剩毛汤用大火烧沸即成。此汤色乳白似奶，汤面乳黄似金，汤质浓厚，汤味醇鲜，是烧、火靠鱼翅、熊掌等的上等汤。一般每5000克汤料（鸡、鸭、肉）可提取5000~7500克高级奶汤。

三、清汤

清汤分为一般清汤和高级清汤二种。它们的区别有二：一是一般清汤所用的汤是普通毛汤，而高级清汤所用的汤是宴会用毛汤；二是普通清汤烧汤时用料是砸成茸的猪肉或牛肉，而高级清汤烧汤时用料是鸡脯肉和鸡芽子砸成的茸。烧汤时所用肉茸或鸡茸的数量一般是每5000克毛汤用肉茸或鸡茸1000~1500克，可制清汤6500克左右。

清汤的烧制方法有沸汤清汤法和温汤清汤法二种，现分别介绍如下：

1. 沸汤清汤法取鸡脯肉和鸡里脊肉各500克，用刀背砸成鸡茸（此为高级清汤用料。如烧制普通清汤则用猪和牛的后腿瘦肉各500克鸡茸，下同），盛入容器，加入凉水750克澥开，并加入少许料酒、胡椒面、葱、姜搅匀，取毛汤（普通清汤用普通毛汤，高级清汤则用宴会用毛汤。下同）1500克盛入锅内，上旺火烧至滚沸时，先倒入澥开的鸡茸水（或肉茸水，沉在底部的鸡茸或肉茸暂不倒入），用手勺不停地搅动，使鸡（肉）茸均匀地融合于汤中。此时，鸡（肉）茸在热汤中逐渐聚成朵状，待茸朵靠近锅边而汤渐清时，停止搅动，并改用小火徐徐烧开，同时用小漏勺撇去浮沫，再把余下的鸡（肉）茸倒入汤锅中，仍用小火徐徐烧开。待汤微开后轻轻撇去汤面上的浮沫（切不可撇去鸡茸或肉茸），然后用干净的太漏勺把全部鸡（肉）茸捞出，用手勺压实使之形成整块，再慢慢放入清汤中（此时毛汤已成清汤），把汤锅放在火旁，盖好汤锅盖，使之保持一定温度（切不可再烧沸）。待用汤时再根据需要放适量的调味品即成。

2. 温汤清汤法采用温汤清汤法所用鸡（肉）茸和毛汤的数量，以及澥鸡（肉）茸的方法和用料均同沸汤清汤法。不同的是需先把毛汤晾温，再把澥开的鸡（肉）茸全部倒入毛汤中，用手勺搅动，使鸡（肉）茸和温汤均匀地溶合在一起，然后把汤放在较旺的火上加热，用手勺不停地搅动，随着汤温升高，汤色渐渐由混变清，鸡（肉）茸和汤逐渐分开而成朵状。此时应撇去汤面浮沫。待汤烧开后放在火旁，盖好汤锅盖，以保持汤温，待用时再加调味品。

四、制作汤的注意事项

1. 原料必须新鲜而无腥膻气味汤的好坏取决于汤料的好坏，所以无论制作什么汤，都要严格选择汤料，不可用有腥膻气味或有异味和不新鲜的原料（鱼、牛肉、羊肉等）。汤料下锅前必须刮洗干净，也可以出水。

2. 汤料要冷水下锅，要一次把水加足如果在水沸之后下入鸡、鸭、肉等汤料，汤料的表面会因骤然受到高温而紧缩，并使其表层的蛋白质凝固，同时还会阻碍汤料内部蛋白质溢出，从而降低汤的质量。

3. 一定要先用大火将汤烧开再用小火慢煮因为汤料中的营养成分是随着水温的不断上升自外向里渐渐分解出来的。

4. 不可将浮油撇去汤料经过一段时间的熬煮之后，汤的表面会漂浮一层淡黄色的浮油，这是从汤料中分解出来的脂肪、蛋白质和其他营养成分。汤料中的营养成分有一部分会随着水蒸气的蒸发而失去。如果在汤的表面保留一层浮油，就能够减少水蒸气的散发，对养分的散失起到一定的抑制作用。浮油本身还含有很多香质，故煮汤不可撇去浮油。

5. 切勿先加盐，投放调味品也要适量制作汤不可先加盐，因为盐渗透到汤料中会使汤料自身的水分排出，而使蛋白质凝固和不易溶解于汤中。另外过早加盐会因水分的不断蒸发而使汤味变成。无论是奶汤、清汤都不可过早加盐，投放葱、姜等调味品也要适量，过量则影响汤的鲜味。

五、汤的烹制——氽、炖、熬、煮

氽、炖、熬、煮都是用于烹制多汤多汁的汤菜的烹调方法。除氽需用大火外，其余都需用小火和较长的烹制时间，使原料的各种营养成分大都溶解在汤中。汤以咸鲜味为主。

1. 氽

（1）定义：氽既是对有些烹饪原料进行出水热处理的方法，也是一种菜肴的烹调方法。氽菜的主料多细小，成品汤多。氽分为清氽和混氽二种，其区别在于氽后汤色的清澈程度。氽后汤清可见底者为清氽，汤色乳白不见底者为混氽。

（2）操作要点：氽制时应待汤开后分散下入主料，并用筷子徐徐拨开。清氽不可使汤大开，否则汤易混；混氽则可使汤大开。在大量氽制菜肴时一定要宽汤，否则有些上浆的主料下锅后易使汤发混变稠，主料黏糊而不利落。

（3）特点主料上浆的余制菜肴有嫩、爽、滑的特点，主料不上浆的则有脆而嫩或酥而烂的特点。

2. 炖

（1）定义：炖与烧相似，不同之处是炖制菜的汤汁比烧菜的多。炖菜的主料要求软烂，一般是咸鲜味。炖有三种：即炖（多为红色，主料不挂糊）、清炖（多为白色，主料不挂糊）、侉炖（多为黄色，主料需经挂糊）。

（2）操作要点：主料一般先经炸或出水处理后再炖制。炖要求原汁原味，故加汤加料要一次加好。炖菜调味有先调后调之分，带色的多是先调味，清炖的（白色）多是后调味。

（3）特点：炖制菜肴口味浓厚，质地软烂。

3. 熬

（1）定义：熬是与炖相似的烹调方法，熬菜用葱姜炝锅后，先下入主料煸炒，再冲入汤和水。熬比炖的汤汁多，且不勾芡。

（2）操作要点：熬制以素菜为主料的菜肴时加汤或加水要适量，因主料经调味、加热要外溢一部分水，以免汤汁过多。

（3）特点：熬菜多是原汤原菜，连汤带菜，味咸香，质软烂。

4. 煮

（1）定义：煮是把主料放在宽水中，上大火烧开，再移至小火上慢煮至熟的烹调方法。煮和余相似，但煮比余的时间长。

（2）操作要点：烹制煮菜在主料煮好时，如汤汁仍多，不可大火冲沸收汁，可稍去一些；如汤汁少可稍加一些；火力要始终保持中小火为好。

（3）特点：煮制菜肴汤味鲜美，清爽利口。

以上所论是汤的制作方法，下面举例说明。

余——五丝鸽蛋汤

【原料】鸽蛋20个，香菇丝20克，火腿丝20克，冬笋丝20克，丝瓜丝20克，鸡脯丝20克，鸡油5克，味精2克，胡椒粉0.5克，清汤700毫升，绍酒10毫升，精盐1克。

【烹制方法】将鸽蛋用小火煮熟，去壳待用。净锅置中火上，下清汤烧开，加入香菇、冬笋、丝瓜、火腿、鸡脯五丝及胡椒粉、绍酒、鸽蛋余熟，加精盐、味精，淋上鸡油即成。鸽蛋细嫩，营养丰富，咸鲜适口。

【功用】补。肾益气。适用于肾虚，腰膝乏力，心悸，头晕等症。

【注意事项】适用于老人、儿童、妇女等体虚者。一年四季均可食用。

炖——虫草炖鸭

【原料】乌骨白鸭1300克，冬虫夏草20只，葱3根，生姜15克，绍酒

10 毫升, 味精 2 克, 精盐 6 克。

【烹制方法】乌骨鸭宰杀后, 用 80~C 热水烫后去毛, 剖腹, 将内脏洗净。宰去鸭嘴、脚趾、尾臊翘, 入沸水中氽一下洗净。虫草洗净, 放入鸭腹内, 入炖锅, 加适量水, 置旺火上烧开, 撇净血泡, 放姜块、葱节、绍酒, 移至中火上炖至熟透, 加精盐、味精调味即成。肉质肥烂, 味鲜香可口, 为筵席菜肴之一。

【功用】补虚损, 益肺肾。适用于体虚瘦弱、食欲缺乏、失眠、遗精、喘咳等症。

煮——桂花芡实羹

【原料】芡实 250 克, 白糖 350 克, 桂花 1 克。

【烹制方法】将芡实去净渣壳淘净, 放入锅内, 掺清水约 900 毫升, 烧开后撇净浮沫, 待芡实熟时, 加入白糖溶化, 注入汤碗内, 撒入桂花即成。芡实洁白, 甜糯浓香。

【功用】健脾止泻, 固。肾涩精。适用于脾肾气虚, 运化力弱, 泄泻、遗精、白带多等症。

【注意事项】掌握好味甜度, 不可过浓, 过浓损脾。遗精、白带病人可常食。

熬——四君花生酪

【原料】生花生米 500 克, 党参 10 克, 大米 100 克, 白术 8 克, 红枣 10 个, 茯苓 8 克, 白糖 300 克, 炙甘草 5 克。

【烹制方法】将花生仁用沸水泡胀去皮, 剁碎, 用水浸胀; 大米淘洗后, 用水浸胀; 红枣洗净, 入笼蒸烂, 去皮核, 揉成细泥。四味中药洗净, 切成片, 烘干研成细粉末; 用温热水浸透, 煎水取汁, 除去沉淀。大米、花生米磨成极细的浆汁。锅置中火上, 加水约 250 毫升, 放白糖、药汁, 水沸时慢慢倒入浆汁, 边倒边搅熬成浓汁, 加入枣泥合匀, 熟后即成。香甜可口, 四季均宜, 为宴会甜菜之一。

【功用】甘温益气, 醒脾和胃, 润肺止咳。适用于脾胃气虚, 运化力弱, 食少便溏, 面色萎黄以及肺燥咳嗽少痰, 反胃少食等症。

【注意事项】花生浆汁入锅边倒边搅时, 防止大开鼓气泡, 影响菜品质量。

汤膳原料的加工

汤膳原料的种类繁多，其中有很多是不能直接用来烹调的，而必须经过初步加工（也叫粗加工）和细加工，然后才能用以制作汤膳。

汤膳原料的初步加工，就是对原料进行最基本的加工，如活鸡要经过宰杀、掏膛、冲洗；活鱼要去鳞、开膛、洗净；大块的猪肉、羊肉、牛肉要经过选肉处理，把不同部位的肉选修下来用于不同的菜肴；蔬菜则有的要摘去黄叶老帮，有的要削根去梗，有的要去掉外皮，并把它们改成所需要的形状，漂洗干净等等。这就是汤膳原料的初步加工。

汤膳原料的细加工，就是在粗加工的基础上，根据烹调菜肴的具体要求，需剔骨的剔骨，需去皮的去皮，或者加工成片、丝、丁、条、块、末、茸等不同形状。烹饪原料只有经过细加工之后，才可用于烹调。

对汤膳原料进行粗加工和细加工时，必须注意以下事项：

第一，要尽量缩短原料存放周期。各种烹饪原料都含有人体所需要的各种营养成分，而其营养价值的高低，往往与原料是否新鲜有直接关系。因此，对于汤膳原料应该实行"先进先用，后进备用"的原则，尽量缩短存放周期，以免因存放过久而变质，降低所烹制菜肴的质量和营养价值。

第二，要合理使用原料。什么原料适于烹制什么菜肴，以及一种原料的各个部位适于烹制什么菜肴，都应该在粗加工时认真考虑，妥善安排，做到物尽其用。同时，在粗加工过程中必须注意使原料的形状保持完整，为细加工打下良好基础。对原料进行细加工时，一要计算好每个菜所需各种原料的数量，尽量避免浪费；二要按照每个汤菜的烹调需要使用不同的刀法。

第三，要使原料保持清洁。烹饪原料来自多方面，种类繁杂，有许多是带有泥污杂质和菌虫的，在粗加工中，必须把它们清洗干净。否则，不仅会降低汤菜的质量，而且会影响就餐者的健康。

制作汤膳需注意烹调中的配菜学问

一、配菜的作用和重要性

1. 配菜的作用

配菜，也叫配料，是紧接着刀工之后的一道工序，故习惯上把刀工和配菜统称之为"切配"。但"切"和"配"的概念是不同的。"切"是指刀工技术，"配"则是指配菜。"切"是为配提供材料，"配"则是直接为烹调作准备。

配菜，就是根据菜肴的质量要求，把经过刀工处理的原料，将两种或两种以上的主料和副料进行合理恰当地搭配，使之成为一个（或一桌）完整菜肴的原料。配菜的恰当与否，不仅直接关系到每一个菜的色、香、味、形和营养，也关系到成桌菜肴是否协调，以及能否合理使用原料和准确掌握成本。所以，配菜工作多由专门厨师来掌握。

2. 配菜的重要性

配菜的重要性在于：

第一，确定菜肴的质和量。菜肴的"质"，反映在菜中是指每一个菜的构成内部，即各种主料、副料的搭配比例和原料的价格等等；"量"则是指对每一个菜肴的投料数量。固然，原料的粗精和烹调技术的高低，对菜肴质量都产生影响，但配菜却是确定菜肴质量的前提。

第二，确定菜肴的色、香、味、形。菜肴的色、香、味、形虽然不能在配菜中直接体现出来，但各种原料本身所具有的基本的色、香、味的素质，只有通过配菜使之相互融和、相互补充、相互衬托，才能经过烹调处理体现出来，形成佳肴美味。整个菜肴的形态，也是靠配菜来确定的。

第三，提高菜肴的营养价值。由于烹饪原料的品种、部位不同，其所含营养素也各异。通过配菜进行合理搭配，就能使每个菜肴所含的营养素更全面更合理。例如，肉类食物中蛋白质和脂肪较多，但缺乏维生素；相反，叶类菜中却含有大量维生素而缺乏蛋白质和脂肪。把两者适当搭配，就能提高菜肴的营养价值。

二、一般菜的基本配菜方法

1. 菜肴的量的搭配

菜肴量的搭配，就是菜肴主料、配料搭配的数量。进行菜肴量的搭配时，应该注意主料与配料的比例是否恰当，菜肴的数量和器皿的大小、形态是否适合、协调。

（1）配单一料菜肴应注意的问题：菜肴由一种原料构成，无任何配料的叫单一料菜。这种菜肴，多在菜名之前冠以"清"字，如"清炒虾仁""清炒肉丝""清炒洋白菜"等。此类菜肴因无配料，故选料要求精细，蔬菜必须新鲜、细嫩；肉类原料必须选用其精华之部位，才能突出主料或肥美，或鲜香，或细嫩的特点。

（2）配有主料、配料或多种料的菜肴时应注意的问题：许多菜肴所以要搭配配料，主要是对菜肴的色、香、味、形起调剂作用。因此，配菜时必须突出主料，使配料起陪衬、烘托和补充的作用。这类菜肴的主料多用动物性原料，配料多用植物性原料。也有一些菜肴用动物性原料作配料的，如"八宝豆腐"，豆腐是主料，而火腿、鸡肉、虾仁等"八宝"为配料。一般地说，主料和配料搭配的比例，可以根据用餐形式和用餐标准的不同而有所差异。比如宴会菜肴原料的搭配是主料占四分之三，配料占四分之一。一般用餐的菜肴主料与配料的比例是各占二分之一。

（3）配主料与配料不分或多种原料的菜肴应该注意的问题：配这类菜肴应该注意使各种原料的搭配比例大体一致，如两种主料的菜，每种应各占二分之一，三种主料的菜则每种应各占三分之一；对各种原料的刀工处理也要力求一致。

2. 菜肴的质的搭配

组成菜肴的主料、配料的质地有软、脆、韧、嫩之分，其所含营养物质也各不相同。因此，配菜时应尽可能地达到既符合烹调的要求（菜的特性），又使菜肴的营养成分更全面。

（1）原料的质地搭配：为了使每个菜肴的主料、配料的质地符合烹调的基本要求，突出各菜肴各自具有的特性，配菜的一般规律是软配软（如"豆腐烧鱼""鲜蘑豆腐"）、脆配脆（如"南荠炒虾仁""油爆双脆"）、韧配韧（如"蒜薹炒鱿鱼丝""干煸牛肉丝"）、嫩配嫩（如"掐菜炒里脊丝""炒芙蓉鸡片"）。

（2）原料的营养搭配：配菜的目的之一是尽量使所烹制的菜肴的营养更丰富、更全面，使食者吸取更多更全面的营养。各种新鲜的肉类配以新鲜细嫩的蔬菜，是非常普遍采用的配菜方式。肉类原料富含脂肪、蛋白质，而蔬菜富含各种维生素，如"芹菜炒牛肉丝"，牛肉的脂肪、蛋白质是芹菜的十几倍，而芹菜的各种维生素又比牛肉的含量多，在营养成分上相互弥补。

3. 菜肴的色泽搭配

菜肴的色泽搭配，就是要把菜肴的主料与配料的色泽搭配得协调、美观、大方，通过配料衬托主料，使得整个菜肴具有一定的美感。色的搭配有顺色搭配和异色搭配。

（1）顺色搭配：顺色搭配即是主料与配料的色泽基本一致。这类菜肴品种不多，多为白色（本色）。这类菜肴色洁白，给人以清爽之感，食之利口而不腻。如"扒三白"一菜的主料鸡肉、鱼肉，配上冬笋，皆为白色。"冬笋炒肉丝""掐菜炒鸡丝"，其主配料均为白色，主料与配料难以分辨。

这类菜肴所用的调料也是白色的盐、味精和浅色的料酒、胡椒面等。如通过调味品使主料、配料色泽达到一致的，不属顺色搭配。

（2）异色搭配：异色搭配又称花色配。这种配菜方式应用普遍，其原则是：主料与配料的色泽差异要大些，以配料突出主料，切不可相似、相同，以免使主料与配料难以区分和层次不明。如"炒肉片"，多以青笋、木耳相配，青笋碧绿，木耳油黑，肉片红白，色泽协调、美观。再如"豌豆炒虾仁"，绿白相衬，突出了洁白似玉的虾仁。"西红柿鱼片"，红白相映，突出了白似雪片的鱼片。

4. 菜肴的味的搭配

菜肴的味的搭配有浓淡相配、淡淡相配和异香味相配等几种方式。

（1）浓淡相配：如"三圆扒鸭""菜心烧肘子"等，主料单烧，配料中的三圆（胡萝卜、青笋、土豆）和菜心，加精盐、味精、毛汤煮熟即可。此类浓淡相配的菜肴，主料与配料之味截然不同，主料味浓厚，配料味清淡，以配料之清淡突出主料之味浓厚。

（2）淡淡相配：如"鲜蘑烧豆腐"、"烧二冬"（即冬菇和冬笋）等。

（3）异香味相配：如"芹黄炒鱼丝""芫爆里脊""青蒜炒肉片"等，主料、配料各具不同的异香味，主料有较浓的醇香而配料又具异常的清香，二味融合，食之别有风味。

注意掌握烹制汤膳的火候与火力

一、火候

火候是烹调技术的核心，是使菜肴原料发生质变的关键，也是衡量厨师技术水平高低的主要尺度。众所周知，原料再好，刀工再细，配料再精，调料再全，烹调时掌握不好火候，仍然烹制不出色香味形俱佳的美馔。

什么是火候呢？烹调中的火候是一个包含原料质地、刀工粗细、烹制要求、火力强弱和烹制时间长短等多种因素的综合概念。人们烹制菜肴所用的原料，其质地有软硬老嫩之分；经过刀工加工之后，其形状有大小薄厚之别；人们对于所烹制的菜肴，又有鲜嫩、香脆、酥烂等不同要求。烹制菜肴时，根据每个菜的原料质地、刀工形状和烹调要求而采用最适宜的火力和加热时间，这即为掌握火候。由于中国菜的品种繁多，加工形状千差万别，烹制要求多种多样，烹制各种菜肴所应用的火力强弱、加热时间长短也就变化多端，而没有一个一成不变的一定之规。因此，要掌握中国菜的火候，除了必须熟悉各种菜肴原料的质地，刀工加工方法之外，还必须了解各种菜肴的烹制要求，了解各种火力的运用，并且要在实践中经过较长时间的摸索。

一般地说，炒、爆、熘等均属于旺火速成的烹调方法，应该采取热锅凉油的烹制方法，即先将锅烧热，再下入凉油涮锅，待油温后留适量的底油滑、炒主料。烧、焖、㸆、煨、火靠等属于慢火（小火）多汁的烹调方法，多是先用大火冲沸，待原料上色均匀后，再以小火进行较长时间的烹制；汤汁的用量以占原料的二分之一或三分之一为好。氽、熬、蒸等烹调方法所采用的火力，应依原料而定，一般质嫩、易软或液体原料宜用小火，质老而又体大的原料宜用旺火。

二、火力

烹调菜肴所用的火力一般分为三种，即武火、文火和微火。

1. 武火

武火又称旺火、猛火、大火。其火焰高而冲，光度明亮，呈黄白色，热气逼人。此火适用于炒、爆、炸、氽、涮、烹等快速烹调方法，菜肴特点多为嫩、脆、酥、松。

2. 文火

文火又称温火、中火。其火焰低而摇晃，光度较暗，呈红色，热气很重。此火适用于煎、贴、熬、烩、烧等烹调方法，菜肴的特点多为软嫩。

3. 微火

微火又称小火、弱火。其火焰细小而有起落，光度发暗，呈青绿色，热气不重。此火适用于炖、焖、煨、火靠等烹调方法，菜肴的特点多为酥烂。

调　味

一、调味的作用

调味就是通过原料和调味品的恰当配合，经过加热过程产生复杂的化学变化和物理变化，消除原料原有的不良滋味，发挥原料的鲜美滋味和增加菜肴美味的一项技术措施。如果调味不当，即使用的是珍贵的原料，也可能烹调出令人难以下咽的菜肴；反之，如果调味得当，也可用很平常的原料烹制出美味的佳肴。

我国地域辽阔，对于烹调的口味，随地区之不同而有较大的差异。如山东、河北及东北地区，人们的口味偏重，多以咸味为主；山西、陕西等地，人们的口味好酸；江浙、安徽及广东等沿海地区，人们的口味偏于清淡，喜爱甜咸；江西、湖北、湖南、四川、贵州等地区，人们的口味浓重，比较喜辣。

调味的基本作用有以下四个方面：

第一，能使淡而无味的原料获得鲜美的滋味。如鱼翅、海参、豆腐、粉皮等原料，本身不具备鲜美的滋味，必须用各种调味品加以调剂，才能成为滋味鲜美的菜肴。

第二，能改变和确定菜肴的滋味，有些原料如辣椒、萝卜等，原料具有特殊的气味，但在烹调时加入适当的调味品，就能减轻或消除异味。对于同一种原料，可以使用不同的调味品而使其具有不同的滋味。如肉丁既可烹制"酱爆肉丁"，又可烹制"辣子肉丁""宫保肉丁"等，确定肉丁这几种不同滋味的是调味品。

第三，能去腥膻，除油腻。对于鱼肉类原料的腥膻油腻，虽可通过加热解除一部分，但不彻底，必须用葱、姜、醋、糖、料酒等调味品来消除。

第四，能为菜肴增加色彩。菜肴的美色，相当一部分是运用多种调味品来实现的。

二、味的种类

中国菜的滋味丰富多彩，有时用同一种原料烹制的同一名称的菜肴，在不同地区滋味常会有所不同。但是无论菜肴的滋味多么复杂多变，它们都是由基本味变化而来的。总的说来，菜肴的滋味可分为基本味和复合味两大类。

1. 基本味

基本味就是主要的味——单一的一种调味品的味，包括咸、甜、酸、辣、香、鲜和苦七种味。

（1）咸味。咸味的调味品主要有盐和酱油等，它是最基本的一种味。除甜菜之外的任何一种菜肴，如没有咸味就不可能鲜美可口。

（2）甜味。甜味的主要调味品有糖、蜂蜜和各种果酱。这些甜味的调味品，除起甜的作用外，还有增加菜肴的鲜味和去腥解腻的作用。

（3）酸味。酸味是一种刺激性较强的味，主要调味品是醋类（红醋、白醋、醋精等）。此外还有番茄酱、番茄汁等。这些调味品除能赋予菜肴以酸味之外，还有去腥解腻、促使菜肴中钙质的分解和助消化的作用。

（4）辣味。辣味是基本味中刺激性最强的一种。它的调味品有鲜辣椒、干辣椒、辣椒酱、辣椒面、生姜和姜粉等。它们能强烈地刺激食欲，帮助人体吸收养分，有助于消化。

（5）香味。香味也是一种刺激性较强的味。香味的种类很多。各种肉类原料自身含有的醇、酯、酚等有机物质受热就能散发各种芳香气味。香味的调味品有葱、蒜、香菜、芝麻、桂皮、大料、花椒、酒糟等。这些调味品能增加食物的芳香气味，增进食欲，还有去腥解腻的作用。

（6）鲜味。鲜味是人们最喜欢的一种味，在基本味中仅次于咸味。鲜味的来源有二：一是原料自身含有的氨基酸受热散发出来的；二是来自调味品，如虾子、虾油、蟹子、蚝油、味精等。

（7）苦味。苦味也是一种带刺激性的味，它不为一般人所喜好，但在某些菜肴中略加一些带有苦味的调味品，会使菜肴有一种特殊的香鲜滋味，能刺激人们的食欲。苦味的调味品主要是一些中药香和香料，如三七、陈皮、槟榔等。夏季在菜肴中加入些苦味调味品有解热去暑的作用。

2. 复合味

在烹调各种菜肴时，很少只用一种调味品，多是几种调味品t昆合使用，其所形成的滋味为复合味（又称混合味）。常见有以下几种：

（1）酸甜味。酸甜味又称糖醋味，是由咸、甜、酸和香味（葱、蒜及油脂之香味）混合而成。酸甜味一般分为四种味型：一种是酸味大于甜味的，如广东菜的"番茄鱼片"，浙江的"西湖醋鱼"等。再一种是甜味大于酸味的，如北方的"樱桃肉"等。另一种是酸甜两味对等的，即酸甜适中，如北方菜的"糖醋里脊""糖醋鱼"等。还有一种是在酸甜味中含有辣酱油的芳香气味，如广东菜的"咕噜肉"。

（2）甜咸味。甜咸味是由咸味、甜味、鲜味和香味调和而成，甜中有咸，咸中有鲜香。如广东菜的"叉烧肉"，在甜咸鲜中有汾酒的醇香；京菜的"酱爆肉"，在甜咸味中又散发着酱味的清香。

（3）辣咸味。辣咸味是由咸味、辣味、鲜味和香味调和而成。如川菜的"辣子鱼"，辣中有咸，咸中散发着鱼的清鲜味和葱、姜、蒜小料的香味。"辣子羊肉""红油仔鸡"等均属于这一类。

（4）鲜咸味。鲜咸味是菜的最基本的复合味，是由咸味和鲜味所组成。

鲜咸味应用范围最广，几乎各种地方菜和各种菜肴中都含有这一味型。

（5）香辣味。香辣味是由咸、香、辣、酸、甜诸味调和而成。香辣味的味型也比较多，如川菜中的鱼香味，是辣椒、醋、糖和泡辣椒、葱、姜、蒜等小料的香味糅合而形成的特殊香味。再如山东菜"醋椒鱼"，鱼和香菜的清香味伴有胡椒面的辣味、醋的酸味，食之分外爽口。咖喱汁、蒜泥汁、姜汁等，都是这种刺激性的复合味。

（6）香咸味。香咸味是由香、鲜和咸味组成的。如广东的卤，北京的酱都属香咸味型。香咸味的调味品多用药材配制而成。如北京月盛斋的"酱牛肉"、白魁的"烧羊肉"，其配料中的药材达20余种。

（7）麻味。麻味是川菜中使用的一种味型，还可分为椒麻和麻辣两种不同的味型。椒麻味含有花椒的麻、酱油的咸、葱和香油的香及味精的鲜味，但以麻味较为突出。麻辣味含有花椒的麻、辣椒的辣，而又具有咸、鲜、香之味，是一种极富刺激性的复合味。

（8）三合油味。三合油味是用三种不同调料所组成的味型，即酱油的咸、醋的酸、香油的香和味精的鲜味。它为夏季常用的一种调味汁，多用于凉菜。

（9）怪味。怪味是由咸、甜、辣、麻、酸、鲜和香配合而成的，它是川菜独有的一种味型。

（10）涮羊肉的调味。涮羊肉的调味是北京特有的、无固定味型、由进餐者根据自己口味自由调制的味型。涮羊肉所用的调味品有腐乳汁、辣椒油、芝麻酱、韭菜花、酱油、料酒、卤虾油、醋、香油、葱花、雪里蕻、香菜等。

三、几种复合味调味品的制作方法

菜肴的复合味中有些要在烹制菜肴的过程中调和，有些则可在烹调菜肴之前把调料配好备用。现把可在烹调前配制的复合味调味品的制作方法简介几种。

1. 酸甜汁

又称糖醋汁，是普遍应用的一种复合味调味汁。由于各地方菜风味不同，酸甜汁所用原料也不尽相同。如广东菜的酸甜汁，有一种是用白醋500克，糖300克，番茄酱50克，辣酱油50克，精盐20克，蒜泥少许配制而成；另一种不用醋，而用酸梅、山楂片代醋，即用酸梅150克，山楂片250克，洗净去杂质，放入清水锅中上屉蒸烂即可与其他原料调和。北方菜所用的糖醋汁，若主料为 500 克，一般用醋 50 克，糖 75 克，盐 1.5 克，酱油 15 克，清汤 100~150 克以及葱、姜、蒜各少许配制而成。

2. 咖喱汁

又叫咖喱油，沪菜和粤菜中使用较多，制作方法也很多，这里只简介其中一种：先将花生油 600 克放入锅内，待油热时将洋葱末 100 克，姜（去皮）末 100 克放入锅中煸炒至深黄色，再加入蒜泥 125 克和咖喱粉 750 克，继续煸炒。当咖喱粉炒透时，加入香汁出锅即可。如需要浓度大的咖喱油，可加入适量的面粉。

3. 椒麻汁

椒麻汁的用料是花椒 50 克，葱 100~150 克。把花椒洗净去杂质，把它和葱一块斩碎成为椒麻茸，调汁时加入适量的酱油、香油、味精即可。

4. 怪味汁

配制怪味汁时，各种原料的多少可根据就餐者的习惯和口味而定，但不要以一味调料压过其他所有调料。如主料为 500 克，调制怪味汁应用麻酱 15 克，酱油 40 克，熏醋 10 克，辣椒油 15 克（用辣椒面炸制），糖 15 克，花椒面 1 克，芝麻 2.5 克，葱花 15 克和蒜泥 15 克。四川菜用的怪味汁，有加放豆豉和豆瓣酱的，其方法是把这两种调料斩成茸，再用油炒，然后与其他调料兑在一起即成。

5. 香糟汁

香糟汁分红白两种，红者用红糟，白者用白糟。其加工方法是：将香糟 500 克，料酒 2000 克，白糖 25 克，精盐 15 克，桂花少许调匀，用纱布过滤，去掉糟渣，即成为芳香清澈的香糟汁。

6. 芥末糊汁

芥末糊汁所用的芥末面味辣而苦，需经加工才能使用，其方法是：将芥末 500 克用温开水 375 克冲搅成糊状，焖一个多小时（焖时加盖，放入冰箱或阴凉处），使用时可根据口味兑放入醋、香油、白糖、精盐、味精等，澥开即可。

四、调味的方法和要求

1. 调味的主要方法

烹调菜肴所用的调味方法主要有以下三种：

（1）加热前调味

加热前调味，也叫基本调味，即在原料下锅之前先用盐、酱油、料酒、胡椒面、鸡蛋、淀粉把原料浆一浆，让调味品的味渗入原料，使原料在加热前就有一个基本味，并消除原料的腥膻味。一般烹制肉类菜肴前都作适当调味。有些配料如青笋、黄瓜等，也要在加热前调味，用盐腌去部分水，确定基本味。有些在加热过程中必须严密加盖和中途不可调味的菜品，如蒸鸡、蒸肉、烤鸡、烤肉、烤鱼、罐焖肉等，也必须在加热前一次调上味，放好汤。

（2）加热中调味

加热中调味，也叫正式调味。有些菜肴虽在加热前对原料作了基本调味，但尚未达到烹调所要求的口味，必须在加热过程中适时、适量地下入一些调味品，以确定菜肴滋味。

（3）加热后调味

加热后调味，也叫辅助性调味。有些菜肴虽然在加热前或加热中都进行了调味，但仍然不能最后定味，或者色、香、味仍未达到应有的标准，则需在加热后再次调味。如"干烧丸子""软炸大虾"等需要在加热之后撒花椒盐；"油淋鸡"，则需在烹制后另浇汁；"烩乌鱼蛋"需在出勺时往汤碗中放入醋等等。各种炝、拌的凉菜，也都需要在烹制之后再次调味。

2. 调味的注意事项

调味直接决定菜肴的色、香、味。若想通过调味使菜肴色、香、味俱佳，应注意下列事项，把调味品投放得准确、适量、适时。

（1）注意原料的性质，准确、适量地投放调味品：对于鸡、鸭、鱼、肉、虾和新鲜蔬菜等自身具有鲜美滋味的原料，投放调味品不宜过重，以尽量保持其本身鲜美滋味。对牛肉、羊肉、鱼等有腥膻气味的原料，则应投以糖、醋、酒、胡椒面、葱、姜等去腥膻的调味品。对于燕菜、海参、鱼翅等本身无确定滋味的原料，必须按照所烹调菜肴的具体要求投放调味品。

（2）根据烹调的技术要求，准确、适量地投放调味品：每一种菜肴都有其自身的口味要求，投放调料时应注意这一点，特别是对于那些多味菜，必须分清味的主次，投放调料要主、辅分明。

（3）根据进餐者口味投放调料：一般地说，宴会菜味宜偏轻，便餐菜味宜偏重。

（4）根据季节变化改变各种调味品的投放比例：一般地说，天气炎热，人们的口味偏于清淡；气候冷凉，则口味偏于浓重。因此，应注意季节对口味的影响，调整各种调味品的投放数量和比例。

（5）合理放置各种调味品：要使每个菜肴色香味俱佳，不仅应准确、适量地投放所需的调味品，还必须把调味品放得恰到"火候"，即适时。因此，需要合理地摆放各种调味品，保证使用时能够得心应手地取用。一般摆放调味品的合理顺序是：先用的放在近处，后用的放在远处；有色的放在近处，无色的放在远处；急用的放在近处，缓用的放在远处；湿的放在近处，干的放在远处等等。

第二章　治疗内科疾病的汤膳

感　冒

太子参乌梅甘草汤

【组成】太子参 15 克，乌梅 10 克，甘草 3 克，冰糖适量。

【制法】先将太子参、乌梅、甘草放入锅内，加清水适量，浸泡 30 分钟后用武火煮沸，再转用文火煎熬 60 分钟左右，去渣取汁，加冰糖调味即成。

【适应证】补肺健脾，补气生津。适用于气阴不足之口渴欲饮、自汗、肺虚咳嗽、体弱易倦、易感冒等症。

【用法】不拘时饮服。

橄榄葱姜苏叶汤

【组成】新鲜橄榄（去核）60 克，葱白 15 克，生姜、紫苏叶各 10 克，精盐适量。

【制法】将橄榄、葱白、生姜、紫苏叶洗净，一同放入锅中，加清水 1000 克煎煮至 400 克，去药渣，加少量精盐调味即成。

【适应证】解表散寒，健胃和中。适用于风寒感冒、发热头痛、鼻流清涕、咽痒、频作喷嚏、胸腹胀满、呕吐作闷等症。

【用法】不拘时饮服。

凉粉草粉葛汤

【组成】凉粉草 60 克，粉葛 120 克，白糖适量。

【制法】 将凉粉草与粉葛一同放入锅中，加清水适量，开后去渣，加白糖调味即成。

【适应证】 清热解毒，除烦止渴。适用于胃火牙痛、感冒发热、咽干咽痛、颈背肌肉疼痛等。

【用法】 不拘时食用。

香菜黄豆汤

【组成】 鲜香菜 30 克，黄豆 50 克，精盐少许。

【制法】 将香菜和黄豆洗净，一同放入锅中，加清水适量，爆汤，开后加少许精盐调味即成。

【适应证】 健胃，宽中，祛风，解毒。适用于风寒感冒、流行性感冒、发热头痛、食后脘胀作闷、小儿麻疹等。

【用法】 不拘时饮用。

葱豉黄酒汤

【组成】 豆豉 15 克，带须葱 30 克，黄酒 50 克。

【制法】 将葱须洗净，豆豉放入小锅内，加清水 400 克，用中火煎煮 10 分钟，加葱须，再煮 5 分钟，最后加黄酒，立即出锅即成。

【适应证】 解表和中。适用于风寒感冒、发热、头痛、虚烦、无汗并有呕吐、泄泻等。

【用法】 趁热 1 次食用。

支气管炎

百合荸荠梨羹

【组成】 百合 15 克，李芥 30 克，雪梨 1 个，冰糖适量。

【制法】 将荸荠洗净去皮捣烂，雪梨洗净去核切碎，百合洗净，与冰糖一同入锅，加水适量。用武火煮沸，再转用文火煮至汤稠即成。

【适应证】 润肺，清热，化痰。适用于慢性支气管炎具阴虚痰黏滞之症。

【用法】 不拘时饮用。

鲫鱼杏仁汤

【组成】 鱼即鱼 1 条，甜杏仁 9 克，红糖适量。

【制法】 先将鲫鱼去鳞、鳃及内脏，洗净后与甜杏仁、红糖一同放入砂锅内，加水适量。用武火煮沸，再转用文火炖至鱼肉熟烂即成。

【适应证】健脾益气，滋阴活络理肺。适用于慢性支气管炎气阴不足而有痰之咳嗽。

【用法】饮汤吃鱼肉。

百合汤

【组成】百合 50~100 克，白糖 30~50 克。

【制法】将百合洗净，与白糖一同入锅，加水适量。用武火煮沸，再转用文火煎煮约 1 小时，至百合熟烂即成。

【适应证】滋阴润肺，养心除烦。适用于肺阴不足所致的慢性支气管炎，以及心阴不足所致的虚烦、失眠等症。

【用法】饮汤吃百合。

蜜枣甘草汤

【组成】蜜枣 8 枚，生甘草 6 克。

【制法】将蜜枣与甘草洗净，一同入锅，加水 800 克，小火煎煮至 400 克，去渣即成。

【适应证】补中益气，解毒润肺，止咳化痰。适用于慢性支气管炎咳嗽、咽干喉痛、肺结核咳嗽等症。

【用法】吃枣喝汤，每日 2 次。

蛋花汤

【组成】鸡蛋 1 个，白糖 30 克，生姜汁 5 克。

【制法】先将鸡蛋去壳，入碗搅匀，加入白糖，用沸水冲泡，再加生姜汁即成。

【适应证】补气止咳。适用于慢性支气管炎。

【用法】早晚各服 1 次。

老年性慢性支气管炎

发菜莲子羹

【组成】发菜、白果各 25 克，莲子 50 克，冰糖 125 克，红枣数枚。

【制法】先将莲子、白果洗净去皮去心，与洗净的红枣、冰糖一同放入砂锅中，加水适量，共煮至熟烂，再加入洗净并浸发好的发菜，煮几分钟即成。

【适应证】补虚弱，益肝肾。适用于老年性慢性支气管炎、身体虚弱、营养不良、缺钙等症。

【用法】佐餐食用。

白菜干腐皮红枣汤

【组成】白菜干 100 克，腐皮 50 克，红枣 10 个。

【制法】将白菜干、腐皮、红枣洗净，一同放入锅中，加清水适量，煨汤，用油、盐调味即成。

【适应证】清肺热，润肺燥，养胃阴。适用于老年性慢性支气管炎干咳、痰少或咳少量血痰、胃肠燥热、大便干结或痔疮出血等症。

【用法】佐餐食用。

姜汁北杏猪肺汤

【组成】猪肺 250 克，北杏 10 克，姜汁 20 克。

【制法】先将猪肺切块洗干净，放在锅内，加清水煨汤，再加入北杏，汤沸后滴入姜汁，稍煮待猪肺熟烂，即可加精盐少许调味而成。

【适应证】补肺，止咳，化痰，暖胃。适用于老年性慢性支气管炎咳嗽、久咳不愈、肠燥便秘等症。

【用法】饮汤吃猪肺，北杏也可以吃。

咳　嗽

百合批把羹

【组成】鲜百合、鲜批把、鲜藕各 30 克，淀粉、白糖、桂花各少许。

【制法】先将鲜藕洗净切成片，与百合、批把一同入锅加水煮，待熟时加入适量的淀粉调匀成羹，食用时加白糖和桂花各少许。

【适应证】滋阴润肺，清热止咳。适用于燥热伤肺、肺阴不足、虚热扰胸所致的干咳不止。

【用法】不拘时食用。

银耳桔羹

【组成】银耳 100 克，罐头糖水桔 200 克，白糖适量。

【制法】将银耳用水泡发，去蒂洗净，加水适量，用文火煮透，改用大火炖烧时加入白糖和清水，待银耳质地柔软时加入罐头桔瓣，再稍煮即成。

【适应证】补气益肾，止咳化痰。适用于肺热咳嗽、肺燥干咳、痰中带血等。

【用法】当点心食用。

苹果雪梨羹

【组成】苹果、雪梨各1个，陈皮3克，白糖30克，淀粉适量。

【制法】将苹果、梨子去皮核，切成丁，陈皮洗净切碎，一同放入锅内，加水适量，煮至熟烂，加入白糖，再用湿淀粉搅匀，勾薄芡即成。

【适应证】补中益气，清热化痰。适用于咳嗽有痰。

【用法】佐餐食用。

百合参耳汤

【组成】百合、太子参各15克，银耳12克，冰糖适量。

【制法】先将银耳用清水泡发，去杂质洗净，与洗净的百合、太子参一同放入砂锅内，加水适量，用武火煮沸，再转用文火炖至银耳熟烂，加冰糖调味即成。

【适应证】滋阴益气。适用于肺胃气阴不足所致的咳嗽、少气、口干等。

【用法】日服1剂，分2次温服。

乌龟百合红枣汤

【组成】乌龟1只（重约250克），百合50克，红枣30克，冰糖适量。

【制法】先将乌龟放入盆内，加约40℃的热水，使其排尽尿，宰去头、足，剖开龟壳，除去内脏，洗净，切成块状，放入锅内，用清水煮一阵，然后放进百合、红枣，继续熬煮，直至龟肉烂熟，再加少许冰糖，炖化即成。

【适应证】滋阴润燥，养血安神。适用于阴虚血少之神经衰弱，症见心悸、烦躁、失眠等；或阴虚肺燥之久咳、痰中带血等。

【用法】饮汤，吃肉和红枣，1天吃完，每周食用2~3次。

银耳乌龙汤

【组成】银耳10克，海参150克，清汤1000克，黄酒、精盐、味精适量。

【制法】将银耳用清水泡发后洗净，与洗净的海参一同投入沸水锅中，稍煮片刻捞出，沥去水分；在锅中加入清汤250克和黄酒、精盐、味精，再投入银耳和海参，用武火煮沸，再转用文火煨约1小时，分盛小碗中；另用清汤750克酌加黄酒、精盐、味精，煮沸后撇去浮沫，倒入盛有银耳、海参的小碗中即成。

【适应证】滋阴养血，润肺补肾。适用于久病体虚乏力、肺疥久咳少痰、热病后期口干舌燥等症。

【用法】当点心食用。

西洋菜蜜枣汤

【组成】西洋菜 500 克，蜜枣 5~6 枚。

【制法】将西洋菜和蜜枣洗净，一同放入砂锅中，加清水适量，炖 2~3 小时即成。

【适应证】清热，润肺，止咳，润肠。适用于肺燥咳嗽、肠燥便秘、咽干口燥等症。

【用法】不拘时食用。

杏霜汤

【组成】粟米（炒为面）500 克，杏仁（去皮尖，数皮炒）100 克，精盐（炒）60 克。

【制法】将以上 3 味拌匀，每次用开水冲调 10~20 克。

【适应证】利肺止咳。适用于咳嗽喘息久病者。

【用法】每日晨起空腹服用。

冰糖黄精汤

【组成】黄精 30 克，冰糖 50 克。

【制法】先将黄精洗净，用冷水泡发 3~4 小时，然后将黄精捞起放入锅内，再放冰糖屑和清水适量，武火烧沸后，转用文火煨熬，直至黄精熟烂即成。

【适应证】补虚止咳，滋肺平喘。适用于肺脾阴虚所致的咳嗽痰少，或干咳无痰、咯血、食少等症。

【用法】日服 2 次，吃黄精喝汤。

燕窝汤

【组成】燕窝 3 克，冰糖 30 克。

【制法】将燕窝放入碗中，用温水浸泡至松软时除去燕毛，并用清水洗净，沥干水分，撕成条，放入干净碗中备用；取无油净锅，加清水 250 克和冰糖，文火烧沸至冰糖溶化，撇去浮沫，用纱布滤净糖液；净锅内放燕窝和冰糖液，用文火烧沸后即成。

【适应证】养阴润燥，补中益气。适用于虚损劳疾、咳嗽痰喘、咯血、吐血、久痢、噎隔、小儿胎热等症。

【用法】不拘时食用。

玉竹猪瘦肉汤

【组成】 玉竹 30 克，瘦猪肉 150 克，精盐、味精适量。

【制法】 先将玉竹洗净切片，用纱布包好，瘦猪肉洗净切块，然后一同放入砂锅内，加清水适量煎煮，熟后加精盐及味精调味即成。

【适应证】 养阴，润肺，止咳。适用于热病伤阴之咽干咳嗽、心烦口渴、秋冬肺燥干咳、肺结核干咳、冠心病、轻度心脏功能不全、阴虚盗汗等病症。

【用法】 吃肉喝汤。

猪肺敛肺汤

【组成】 猪肺 250～300 克，北沙参 10～15 克，五味子 10 克，诃子 6 克。

【制法】 先将猪肺切成块，挤尽血污，冲洗干净，与北沙参、五味子、诃子一同入锅，然后加水适量，用武火煮沸，再用文火慢炖约 1 小时即成。

【适应证】 补肺敛肺。适用于肺气阴虚所致的久咳、痰少、气短等症。

【用法】 佐餐食用。

沙参心肺汤

【组成】 沙参、玉竹各 15 克，猪心、猪肺各 1 个，葱 25 克，精盐 3 克。

【制法】 先将沙参、玉竹择净后用清水漂洗干净，放入纱布袋内；猪心、猪肺冲洗干净，挤尽血污；再将沙参、玉竹、猪心、猪肺、葱和清水适量一同入锅，武火烧沸后转用文火炖约 1 小时，至猪心、猪肺熟透时，加盐即成。

【适应证】 润肺止咳，养胃生津，养心安神。适用于老年人肺虚咳嗽、秋燥干咳，或痰中带血丝、津伤口渴、胃热炽盛、夜间心烦失眠、多梦、大便燥结等症。

【用法】 佐餐食用。

蜂蜜鸡蛋汤

【组成】 蜂蜜 35 克，鸡蛋 1 个。

【制法】 将蜂蜜加水 300 克煮开，打入鸡蛋，煮至微沸。

【适应证】 润肺止咳。适用于肺燥干咳、久咳。

【用法】 顿服，早晚空腹服用。

胡萝卜红枣汤

【组成】 胡萝卜 120 克，红枣 40 克。

【制法】 先将红枣洗净，浸泡 2 小时，再将胡萝卜洗净，与红枣一并放入砂锅内，加入清水，煮约 1 小时左右，以红枣熟烂为度。

【适应证】养阴益气，利气止咳。适用于气阴不足、肺气上逆所致的呛咳阵作、口干自汗、精神疲乏等症。

【用法】日服 1 剂，分早晚 2 次服用。

哮　喘

猪肺虫草汤

【组成】猪肺 250 克，冬虫夏草 15 克。

【制法】将猪肺洗净切成块，与冬虫草一同入锅，加水适量，用武火煮沸，再转用文火炖煮约 80 分钟，至猪肺熟烂即成。

【适应证】补肺益肾，止咳平喘。适用于防治支气管哮喘，以及肺肾阴虚所致的咳嗽少痰、腰酸膝软、潮热颧红、遗精、盗汗等症。

【用法】饮汤吃猪肺。

牛胎盘汤

【组成】牛胎盘 0.5~1 个，袖子皮 15~30 克。

【制法】将牛胎盘洗净切成小块，袖子皮洗净切块，一起放入锅中，加清水适量，煮汤。

【适应证】补肺，化痰，定喘。适用于哮喘。

【用法】饮汤吃肉。

核桃杏仁汤

【组成】核桃仁 25 克，杏仁、生姜各 10 克，蜂蜜适量。

【制法】将生姜洗净，与核桃仁、杏仁分别捣碎，一同入锅，加水 400 克，煮沸加蜂蜜，再煮沸，然后改用文火烧 10 分钟即成。

【适应证】补肾润肺，止咳定喘。适用于久患哮喘、体质虚弱、气短喘促。

【用法】日服 1 剂，分 2 次服完，连服数月。

萝卜鸡蛋汤

【组成】大萝卜数个，鸡蛋数只。

【制法】冬至前后取大萝卜切开、挖洞，每个嵌入生鸡蛋，大头朝上；将大萝卜捆扎植入花盆使之成活，数九过活，81 天后拔起萝卜洗净，将萝卜切片煮汤，鸡蛋打入汤中，不加盐食用。

【适应证】益气定喘。适用于过敏性哮喘。

【用法】吃蛋饮汤。

人参核桃汤

【组成】人参6克，核桃仁25克，生姜10克。

【制法】先将人参洗净，与核桃仁、生姜一同入锅，加水适量煎煮，去渣取汁，再在药渣中加水煎取药汁，将两次药汁合并即成。

【适应证】补肺肾，定喘逆。适用于肺肾两虚之咳嗽喘促、喘息型慢性支气管炎、慢性支气管哮喘、肺气肿属于虚寒者。

【用法】日服1剂，分早晚2次温服。

肺结核

羊髓生地羹

【组成】羊脊髓、蜂蜜各50克，生地10克，熟羊脂油15克，黄酒25克，生姜丝、精盐各少许。

【制法】先将羊脊髓、生地一同放入锅内，加水煮汤至熟透，捞去药渣，再加入熟羊脂油、精盐、生姜丝、黄酒、蜂蜜等，加热至沸即成。

【适应证】滋阴清热，止咳化痰。适用于肺结核之低热、咳嗽、咳痰等症。

【用法】一顿或分顿食用。

银耳鸽蛋羹

【组成】银耳2克，冰糖20克，鸽蛋1个。

【制法】先将银耳用清水浸泡20分钟后揉碎，加水400克，用武火煮沸后加入冰糖，文火炖烂；然后将鸽蛋打开，用文火蒸3分钟，再放入炖烂的银耳羹中，煮沸即成。

【适应证】养阴润肺，益胃生津。适用于肺结核干咳。

【用法】饮汤吃银耳和鸽蛋。

胡萝卜蜂蜜汤

【组成】胡萝卜1000克，蜂蜜100克，明矾3克。

【制法】将胡萝卜洗净切片，加水350克，煮沸20分钟，去渣取汁，加入蜂蜜、明矾，搅匀，再煮沸片刻即成。

【适应证】祛痰止咳。适用于咳嗽痰白、肺结核咯血等症。

【用法】日服3次，每次服50克。

甲鱼滋阴汤

【组成】甲鱼肉 250 克，百部、地骨皮、知母各 9 克，生地 24 克，精盐适量。

【制法】将甲鱼放入沸水锅中烫死，剁去头爪，揭去硬壳，掏出内脏，洗净后切成 1 厘米见方的块，与洗净的百部、地骨皮、知母、生地一同放入砂锅内，加水适量，用武火煮沸，再转用文火炖 2 小时，加精盐调味即成。

【适应证】滋阴清热，抗衰老。适用于阴虚及肺结核出现潮热、盗汗、手足心热等阴虚症。

【用法】佐餐食用，日服 1 剂。

鸡肝牡蛎瓦楞子汤

【组成】鸡肝 1~2 具，生牡蛎 15~24 克，瓦楞子 12~15 克。

【制法】将鸡肝洗净切开，生牡蛎、瓦楞子打碎；先煎牡蛎、瓦楞子，60 分钟后下鸡肝，待鸡肝熟后取汤饮用。

【适应证】补肝肾，消积化痰。适用于慢性咳嗽发热、疳积、肺结核、淋巴结核等。

【用法】日服 1 剂。

雪梨菠菜根汤

【组成】雪梨 1 个，菠菜根、百合各 30 克，百部 12 克。

【制法】将雪梨洗净切块，菠菜根洗净切成段，与百合、百部一同入锅，加水适量，煎汤，水沸后 40 分钟即成。

【适应证】清热，滋阴，润肺。适用于肺结核。

【用法】不拘时饮用。

肺　炎

生鱼葛菜汤

【组成】鲜生鱼 1 条（重约 150 克），塘葛菜 60 克。

【制法】将鱼去鳞鳃及内脏，洗净，塘葛菜洗净后切段，两者一同放入锅内，加水煨汤，约 1 小时后汤浓，稍加调味即成。

【适应证】益脾胃，养心阴，消水肿。适用于肺炎、咽喉炎、肾肿。

【用法】佐餐食用。

肺 痈

鱼腥草杏仁鸡蛋羹

【组成】鲜鱼腥草60克，甜杏仁、红枣各30克，薏苡仁90克，鸡蛋4个，蜂蜜适量。

【制法】将甜杏仁、薏苡仁、红枣去核洗净，一同放入砂锅内，加水适量，用武火煮沸，再转用文火炖1小时；鲜鱼腥草略洗后放入锅中，再炖约30分钟，取药汁；将鸡蛋打破取清，搅碎后放入碗中，加入蜂蜜，取出药汁冲熟，搅匀即成。

【适应证】清肺热，排脓毒，养肺阴。适用于肺痈溃脓期，症见咳嗽、吐脓血、胸部隐痛、咽干喉燥、自汗盗汗、形体消瘦等；也可用于肺结核、肺气肿、支气管扩张、慢性支气管炎、肺吸虫病等症。

【用法】日服1次，连服15天。肺痈初起，热毒炽盛，正气未伤者不宜服用。

冰糖冬瓜子汤

【组成】冰糖、冬瓜子各30克。

【制法】先将冬瓜子洗净捣成末，放在碗中，再加入冰糖，冲入开水，用文火隔火炖熟即成。

【适应证】补中益气，清热利湿。适用于湿毒型带下、肺痈等。

【用法】日服2次，连服5~7天。

南瓜田鸡汤

【组成】田鸡250克，南瓜500克，大蒜60克，葱15克。

【制法】将田鸡去皮和内脏后洗净切块，大蒜去衣洗净，南瓜洗净切块，一同放入开水锅内，用武火煮沸，再转用文火炖30分钟，加葱调味即成。

【适应证】化痰排脓，清热解毒。适用于肺痈属痰浊雍肺者，症见咳吐脓痰、量多腥臭不易咳出、胸部隐痛等；还可用于支气管扩张、肺气肿等。

【用法】佐餐食用。肺痈中、后期出现咳吐脓血，不宜服用。

鱼腥草银花猪肺汤

【组成】新鲜鱼腥草50克，金银花、杏仁各25克，猪肺200克。

【制法】先将鱼腥草、金银花、杏仁同入布袋，再将猪肺切片，用手挤去泡沫，洗净后与药袋同入锅中，加水适量，一同炖汤，调味服用。

【适应证】清热止咳，解毒消炎。适用于晚期肺癌合并感染、肺痈咳嗽吐脓血痰。

【用法】饮汤吃猪肺。

矽 肺

治矽汤

【组成】瘦猪肉 50 克，夏枯草 15～25 克，沙参 15 克，味精、精盐适量。

【制法】先将瘦猪肉洗净，切成块，与洗净的夏枯草和沙参一同入锅，加水适量，煮汤至肉熟烂，加入盐和味精调味即成。

【适应证】清热解毒，滋阴润燥。适用于火燥伤阴型矽肺。

【用法】饮汤吃肉，每天 1 次，7 天为一疗程。

肺气肿

人参核桃汤

【组成】人参 6 克，核桃仁 25 克，生姜 10 克。

【制法】先将人参洗净，与核桃仁、生姜一同入锅，加水适量，去渣取汁，再在药渣中加水煎取药汁，合并两次药汁即成。

【适应证】补肺肾，定喘逆。适用于肺肾两虚之咳嗽喘促、喘息型慢性支气管炎、慢性支气管哮喘、肺气肿属于虚寒者。

【用法】日服 1 剂，分早晚 2 次温服。

消化不良

香菇萝卜汤

【组成】香菇、豌豆苗各 25 克，白萝卜 500 克，精盐、黄酒、味精、黄豆芽汤各适量。

【制法】 先将白萝卜洗净后去皮切丝，下沸水中氽至八成熟，捞出放在大碗内；用水泡发香菇，去杂质，洗净切丝；豌豆苗择洗干净，下沸水锅氽透捞出。然后往锅中加入黄豆芽汤、黄酒、精盐、味精，烧沸后去浮沫，放入白萝卜丝略烫一下，捞出放于大汤碗中，香菇丝略烫一下亦放入碗中，汤继续烧沸，撒上豌豆苗，起锅浇在汤碗内即成。

【适应证】 益气，化痰，理气。适用于消化不良、食积、咳嗽、痰多、气喘、高血压等。

【用法】 佐餐食用。

鹌鹑党参山药扬

【组成】 鹌鹑1只，党参15克，淮山药30克，葱、生姜、精盐适量。

【制法】 先将鹌鹑宰杀去毛及内脏，洗净切块，再将党参、山药洗净切片，与鹌鹑肉、葱、姜一同入锅，加水适量，用武火煮沸，再转用文火慢炖至鹌鹑肉熟烂，加精盐调味即成。

【适应证】 健脾养胃，助消化。适用于脾胃气虚所致的食量减少、消化不良。

【用法】 饮汤吃肉。

乌鸡黄芪汤

【组成】 乌骨鸡1只，炙黄芪30克，生姜15克，葱结20克，黄酒10克，精盐8克，鲜汤50克。

【制法】 先将炙黄芪去灰烘干研末，乌骨鸡宰杀去毛及内脏，洗净，入沸水中氽1分钟，再将黄芪末抹入鸡腹内并置于蒸碗中，加入鲜汤、精盐、黄酒、生姜、葱，用湿棉纸封口，置蒸锅中用旺火沸水蒸至熟透即成。

【适应证】 补中益气，养血生血。适用于脾胃虚弱、消化不良、水肿等症。

【用法】 每周服用1~2次，半年后见效。

酸辣鸭血汤

【组成】 鸭血500克，豆腐50克，青蒜1根，精盐、香油、味精、淀粉、黄酒、醋适量。

【制法】 先在锅内放清水适量，水沸后放入切成丁的鸭血和豆腐丁，加入适量的精盐和黄酒，待水沸后稍时加入少许湿淀粉，再沸后急投入适量的醋、胡椒粉、味精，撒上青蒜花，离火起锅即成。

【适应证】 开胃消食。适用于消化不良、食欲不振。

【用法】 饭前食用。

羊肉萝卜汤

【组成】羊肉1000克，萝卜300克，豌豆100克，草果、生姜各5克，香菜、胡椒粉少许，精盐、醋适量。

【制法】先将羊肉洗净切块，萝卜洗净切块，与豌豆一同放入锅中，加生姜、草果和清水适量，然后用武火煮沸，再转用文火慢炖至肉熟烂，加入精盐、胡椒粉、醋和香菜即成。

【适应证】益气补虚，温中暖下。适用于积食不消、胃隔胃逆。

【用法】佐餐食用。

仙术汤

【组成】苍术、干枣（去核焙干）、白面（炒）各500克，茴香、炙甘草各60克，盐120克。

【制法】先将白面之外的原料分别研成细末，与白面和匀，炒熟，每日晨起用开水冲服50克。

【适应证】健脾燥湿，醒胃温中。适用于寒湿困脾而引起的脘腹胀满、不欲饮食、喜暖困倦、嗜卧嗜睡、头身沉重等症患者。

【用法】日服1次。

萝卜酸梅汤

【组成】新鲜萝卜250克，酸梅2枚，精盐少许。

【制法】将萝卜洗净切成薄片，与酸梅一同放入锅中，加清水适量，煨汤，开后加精盐少许调味即成。

【适应证】宽中行气，化积导滞，降气生津，清热化痰。适用于饮食积滞或进食过饱引起的胸闷、胃灼热、腹胀、胁痛、烦躁、气逆等症。

【用法】去渣饮汤。

呕 吐

椒面汤

【组成】川椒10克，白面100~150克，豆豉、精盐适量。

【制法】先将川椒炒后研末，白面做成面条并放入开水锅内煮，然后加入精盐、豆豉适量，将熟时再加入川椒面调匀即成。

【适应证】温胃散寒，镇痛止呕。适用于妊娠腹痛或因寒伤脾胃引起的心腹结痛、呕吐、食不能下等症。

【用法】作正餐食用。

羊肚羹

【组成】羊肚 1 具，粳米 50 克，葱白数根，川椒（炒出汁）30 粒，生姜 6 克，豆豉适量。

【制法】将生姜切成片，与葱白、粳米、豆豉、川椒等拌匀放入洗净的羊肚内，缝口，用水煮熟，调味食用。

【适应证】祛风散寒。适用于胃虚素寒、因感受寒冷而诱发之呕吐以及胃脘喜暖等症。

【用法】空腹食用。

消食鸡蛋羹

【组成】山药、莲子肉、麦芽、槟榔、茯苓各 15 克，山楂 20 克，鸡内金 30 克，精盐或白糖适量，鸡蛋 1 个。

【制法】将以上前 7 味共研细末，每次取 5 克，加入打碎去壳的鸡蛋中，加入精盐或白糖调味，搅匀蒸熟。

【适应证】消食开胃。适用于饮食失节之呕吐腹胀、嗳气吞酸。

【用法】日服 1~2 次。

鲫鱼砂仁汤

【组成】鲫鱼 1 条（重约 150 克），砂仁 13 克，生姜、葱、精盐各适量。

【制法】先将鲫鱼去鳞、鳃及肠杂，洗净，再将砂仁放入鱼腹中，然后将鱼放入砂锅，加水适量，用武火烧开后放入生姜、葱、精盐即成。

【适应证】醒脾开胃，利湿止呕。适用于恶心呕吐、不思饮食或病后食欲不振。

【用法】吃鱼饮汤。

肠 炎

骨碎补猪肾羹

【组成】猪肾 1 副，骨碎补 10 克，食盐等调料少许。

【制法】将猪肾去筋膜燥腺，切块划割细花，骨碎补洗净切片并用纱布包好，与猪腰花一同入锅，加水适量，煨汤 1 小时，熟后加入食盐等调料即成。

【适应证】益气，补肾，温阳。适用于肾阳虚衰之五更泻、慢性肠炎、慢性腹泻等。

【用法】分顿食用，连服数日。

扁豆红枣白芍汤

【组成】白扁豆 25 克，红枣 20 克，白芍、陈皮各 5 克。

【制法】将白扁豆、红枣洗净，与白芍、陈皮一同放入砂锅中，加水 1000 克煎煮至 800 克即成。

【适应证】益气健中，运脾化湿。适用于慢性肠炎、慢性胃炎、大便稀塘等。

【用法】饮汤，温服。

马齿苋绿豆汤

【组成】鲜马齿苋 120 克（干品 30 克），绿豆 30~60 克。

【制法】将以上 2 味洗净，一同放入锅中，加清水适量，先用武火烧开，再转用文火炖至豆烂即成。

【适应证】清热解毒，杀菌止痢。适用于急性细菌性痢疾、肠炎、便下脓血。

【用法】每服 1 剂，日服 2 次。

菱肉豆腐汤

【组成】鲜菱肉 100 克，豆腐 1 块，花椒 5 粒，豆油、香油、精盐、味精、葱适量。

【制法】先将豆油下锅烧热，投入花椒炸香，加清水适量，然后放入菱肉、豆腐、精盐，武火煮至豆腐浮起，再加味精、葱花，淋上香油即成。

【适应证】益气安神，利肠胃。适用于痢疾、消化道癌症等。

【用法】佐餐食用。

火炭母猪血汤

【组成】鲜火炭母 30~60 克，猪血 150~200 克，精盐少许。

【制法】将猪血洗净切成小块，与洗净的鲜火炭母同入锅，加清水适量煨汤，熟后加精盐少许调味即成。

【适应证】清热解毒，消胀满，利大肠。适用于小儿夏季燥热、肠炎、消化不良、饮食积滞等症。

【用法】饮汤食猪血。

胃　痛

鲫鱼姜桔羹

【组成】鲫鱼1条（重约250克），生姜30克，橘皮10克，胡椒3克，精盐少许。

【制法】先将鲫鱼去鳞、鳃及肠杂，洗净，然后将生姜、橘皮等洗净切碎，与胡椒一同装入布袋并填入鱼肚内，加水适量，小火煨熟，加精盐少许即成。

【适应证】温中和胃，理气止痛。适用于胃寒型胃脘疼痛、食欲不振、消化不良、虚弱无力等。

【用法】空腹吃鱼喝汤。

甲鱼羊肉汤

【组成】甲鱼1000克，羊肉500克，草果5克，生姜、胡椒粉、盐、味精各适量。

【制法】先将甲鱼放入沸水锅中烫死，剁去头爪，揭去硬壳，掏去内脏，洗净，切成1厘米见方的块，然后将甲鱼肉、羊肉、草果、姜放入锅内，加清水适量，武火烧沸后，再转用文火炖至肉烂，再加盐、胡椒粉、味精，搅匀即成。

【适应证】滋补肾阴，温养脾胃。适用于肾阴亏虚所致的头晕耳鸣、潮热盗汗、腰膝酸软和脾胃阳虚所致的脘腹冷痛、饮食减少、食后腹胀不舒等。

【用法】佐餐食用，吃肉饮汤。

辣椒叶蛋汤

【组成】鲜辣椒叶60~90克，花生油适量，鸡蛋2个。

【制法】将花生油置炒锅内，油热后将鸡蛋打入煎黄，加清水300克，与辣椒叶一同煮汤，加食盐少许调味即成。

【适应证】温中散寒，止呃，健胃，止痛。适用于感寒或脾胃虚寒、气郁等所致之呃逆，以及胃寒疼痛等。

【用法】佐餐食用。

猪肚姜桂汤

【组成】猪肚150克，生姜15克，肉桂3克，精盐适量。

【制法】将猪肚洗净，放入碗内或陶瓷器皿中，加入生姜、肉桂、精盐和清水适量，隔水炖熟。

【适应证】补益脾胃，温中散寒。适用于胃脘隐痛、吐清水等症。

【用法】佐餐食用，饮汤吃猪肚，分2次吃完。

胃　炎

鲫鱼党参汤

【组成】鲫鱼1条，党参15克，草果1.5克，陈皮、桂皮各3克，干姜6克，胡椒10粒，葱、酱、精盐各适量。

【制法】将鲫鱼去鳞、鳃及内脏，洗净，与洗净的党参、草果、陈皮、桂皮、干姜、胡椒一同入锅，加水适量，用武火煮沸，再转用文火慢炖，至鱼肉熟烂，加入葱、酱、精盐调味，稍煮即成。

【适应证】温补脾胃。适用于慢性胃炎、消化道溃疡、消化不良、慢性肠炎等症。

【用法】佐餐食用，饮汤吃鱼肉。

沙参山药汤

【组成】北沙参、淮山药各30克。

【制法】将北沙参、淮山药分别洗净切碎，一同入锅，加水适量，先浸渍2小时，再煎煮40分钟，取汁；往药渣中再加清水适量，煎煮30分钟，去渣取汁；合并两次药汁即成。

【适应证】滋阴益气，补脾养胃。适用于脾胃气阴不足所致的慢性胃炎、急性感染性发热、暑热症等。

【用法】日服1剂，分早晚2次温服。

细鱼参术汤

【组成】鲜鲫鱼1条，党参、白术各15克，淮山药30克。

【制法】先将党参、白术、淮山药洗净，一同入锅，加水适量，用武火煮沸，再转用文火煎煮30分钟，去渣取汁，备用；然后将鲜鲫鱼去鳞、鳃及内脏，洗净后与药汁一同放入砂锅，再用文火慢炖至鱼肉熟烂即成。

【适应证】补益脾胃。适用于慢性胃炎、消化道溃疡、胃下垂等症。

【用法】佐餐食用，饮汤吃鱼肉。

胃、十二指肠溃疡

姜韭牛奶羹

【组成】韭菜、牛奶各 250 克，生姜 25 克。

【制法】先将韭菜和生姜洗净，切碎，捣烂，再以干净纱布绞取汁液，放入锅中，加入牛奶，加热煮沸即成。

【适应证】健脾温胃，降气止逆。适用于胃寒型胃溃疡、慢性胃炎、胃脘因寒发痛、呕恶等症，也适用于胃癌、食道癌、贲门癌患者。

【用法】趁热顿服。

鸡肉猴头菇汤

【组成】鸡 1 只（重约 750 克），猴头菇 120 克，黄芪 30 克，生姜 3 片。

【制法】先将活鸡宰杀去毛及内脏，洗净切块；黄芪洗净，与鸡肉、生姜一同放入锅内，加清水适量，武火煮沸后，文火炖 2 小时，去黄芪；再将洗净的猴头菇切片放入鸡汤内煮熟，稍加调味即成。

【适应证】补脾益气，助消化，抗癌。适用于胃、十二指肠溃疡，以及慢性胃炎、食道癌、肠癌等。

【用法】佐餐食用。凡胃热气滞者不宜服用。

旱莲草红枣汤

【组成】鲜旱莲草 50 克，红枣 10 枚。

【制法】将旱莲草和红枣洗净，一同放入锅中，加清水适量，煨汤，熟后去渣即成。

【适应证】滋补肝肾，养血止血。适用于胃、十二指肠溃疡出血，失血性贫血等。

【用法】饮汤吃枣。

牛肉良姜汤

【组成】牛肉 750 克，高良姜、干姜各 30 克，精盐适量。

【制法】先将牛肉洗净，去筋膜，切成块，再将高良姜、干姜洗净，与牛肉一同放入砂锅内，加水适量，用武火煮沸，再转用文火炖 2 小时，加精盐调味即成。

【适应证】温中散寒，补虚健胃。适用于胃、十二指肠溃疡属胃寒者以及胃寒胃痛患者，症见胃脱冷痛、口淡流涎、恶心欲吐、饮食无味、得温痛减或泄泻腹痛、舌淡、脉迟。

【用法】佐餐食用。

胃下垂

牛肚积壳砂仁汤

【组成】牛肚 250 克，炒积壳 10~12 克，砂仁 2 克，精盐适量。

【制法】将牛肚洗净切块，与洗净的炒积壳、砂仁一同放入砂锅内，加水适量，用武火煮沸，再转用文火炖至牛肚熟烂，加精盐调味即成。

【适应证】补气健中，消除痞满。适用于脾胃虚弱、食后脘腹胀满、胃下垂等症。

【用法】饮汤吃猪肚。

鲫鱼黄芪汤

【组成】鲜鲫鱼 1 条（重约 250 克），黄芪 25 克，炒积壳 10 克，生姜、精盐各适量。

【制法】先将黄芪、积壳洗净，放入锅内，加入清水，煎煮 40 分钟，去渣取汁备用；再将去鳞、鳃及内脏，洗净后放入锅内，加入药汁，酌加生姜、精盐等调料，用武火煮沸，转用文火慢炖至鱼肉熟烂即成。

【适应证】补气升阳，健脾和中。适用于脾气下陷所致的胃下垂、脱肛、子宫脱垂等症。

【用法】饮汤吃鱼肉。

腹　痛

渴补鸡汤

【组成】公鸡 1 只，桂皮、陈皮各 5 克，干姜、胡椒各 10 克，党参 30 克，草果 3 克，葱、酱油、精盐各适量。

【制法】将公鸡去毛及内脏杂物，洗净后连同其他药物一同入锅，加水适量，炖汤，待鸡肉熟烂后过滤去渣即成。

【适应证】补益脾胃，温中散寒。适用于脾胃阳虚或气虚所致的不思饮食、胃脘及腹部隐痛症。

【用法】吃肉饮汤。

带鱼豆豉汤

【组成】带鱼 500 克，豆豉 6 克，陈皮 3 克，胡椒 1.5 克，生姜 3 片。

【制法】先将带鱼去鳞及内脏，洗净切块，然后将豆豉放入锅中，调入生姜、陈皮、胡椒，加清水适量，煮沸，再放入带鱼，煮至鱼肉熟烂即成。

【适应证】温中和胃。适用于脾胃虚寒所致的饮食减少、食而不化、腹部隐痛等。

【用法】吃鱼饮汤。凡过敏体质者慎用。

泄 泻

火腿脚爪羹

【组成】陈火腿脚爪 1 个，精盐少许。

【制法】将火腿脚爪洗净，加水适量，用小火煮炖约 1 天，直至火腿脚爪烂熟成羹汤，加精盐少许即成。

【适应证】健脾燥温。适用于脾虚久泻等症。

【用法】分顿随量食用，连服 2 天。

猪肉莲子芡实汤

【组成】猪肉 200 克，莲子肉、芡实肉各 50 克，精盐适量。

【制法】将猪肉洗净切块，与莲子及芡实一同放入锅内，加清水适量，恨汤，熟后加少量精盐调味即成。

【适应证】补肾固脾，宁心安神。适用于肾虚腰膝酸痛、心烦失眠、多梦、梦遗或滑精、夜多小便、时有心悸、大便溏泄等症。

【用法】不拘时食用。

人参莲肉汤

【组成】白人参 10 克，莲子（去皮去心）10 枚，冰糖 30 克。

【制法】将人参、莲子肉放在碗中，加清水适量，泡发后，再加冰糖，隔水蒸约 1 小时即成。

【适应证】健脾益胃，补气强身。适用于中老年人病后体虚、气弱、脾虚、食少、疲倦、自汗、泄泻等症。

【用法】顿服，饮汤吃莲肉，日服 1 次。人参可连续使用 3 次，次日可再加莲子和冰糖如上法蒸制，第 3 次可连同人参一起食用。

姜汁鸭蛋汤

【组成】姜汁 5 克，鸭蛋 1 个。

【制法】先将清水 200 克煮沸，然后将鸭蛋去壳搅匀，加入姜汁，倒入沸水中煮成蛋花汤。

【适应证】祛寒，止泄泻，养阴。适用于妇女产前产后之脾胃虚寒、大便稀溏、腹泻。

【用法】加食盐少许调味食用。

鹅肉沙参玉竹汤

【组成】鹅肉 250 克，玉竹、北沙参各 15 克，山药 30 克，精盐适量。

【制法】先将鹅肉洗净切成小块，然后与洗净的沙参、玉竹、山药一同入锅，加水适量，用武火煮沸，再转用文火慢炖至鹅肉熟烂，加精盐调味即成。

【适应证】补益脾胃，润燥止渴。适用于脾阴不足所致的口干思饮、少食不饥、便溏腹泻等症。

【用法】饮汤吃鹅肉。凡湿热内蕴者不宜服用。

羊肉山药汤

【组成】羊肉 500 克，淮山药 50 克，葱白 30 克，生姜 15 克，胡椒粉 6 克，黄酒 20 克，精盐 3 克。

【制法】将羊肉剔去筋膜洗净，略划几刀，再入沸水中余去血水；葱、姜洗净，切成段或拍破待用；淮山药用清水浸透后切成 2 厘米厚的片，与羊肉一同放入锅中；加入清水适量和葱白、生姜、胡椒粉、黄酒，用武火烧沸，撇去浮沫，转用文火炖至羊肉酥烂，捞出羊肉晾凉后切成片，装入碗内；将原汤除去葱、姜，加盐和味精，搅匀，连淮山药一起倒入羊肉碗内即成。

【适应证】补脾益肾，温中暖下。适用于虚劳骨蒸、肾阳虚弱、畏寒肢冷、脾虚泄泻等症。

【用法】佐餐食用。

刀鱼汤

【组成】鮰鱼肉 200 克，黄酒、葱、生姜、味精、精盐、香油各适量。

【制法】将鮰鱼肉洗净，放入锅中，加水适量和黄酒、葱、姜，用武火煮沸，再转用文火慢炖至鱼肉熟烂，加精盐、味精、香油调味，稍沸即成。

【适应证】补益脾胃。适用于脾胃虚所致的饮食减少、脘腹作胀、大便稀溏等症。

【用法】当菜或点心食用，饮汤吃鱼肉。

乌梅车前汤

【组成】乌梅 10 克，车前草 9 克，玫瑰花 2 克，蜂蜜 20 克，白糖适量。

【制法】先将乌梅、车前草洗净，一同放入砂锅中，然后加水 700 克煎至 500 克，再加入洗净的玫瑰花、蜂蜜、白糖，搅拌均匀即成。

【适应证】清热利湿，生津和胃。适用于暑湿泄泻、食欲不振、口干乏力等症，也可用于防暑。

【用法】日服 1 剂，分 2~3 次服用。

痢 疾

鲫鱼羹

【组成】鲫鱼 1 条（重约 1000 克），陈皮、胡椒、缩砂仁、荜茇、泡辣椒各 10 克，大蒜 2 瓣，葱、植物油、酱油、精盐各适量。

【制法】先将鲫鱼去鳞及内脏，洗净后在鱼肚内装入陈皮、胡椒、缩砂仁、荜茇、泡辣椒、大蒜、葱、酱油等，然后将锅烧热，放入植物油适量，烧至油八成热时把鱼放入锅中，再加清水炖煮，待汤浓稠呈奶白色时，加盐调味即成。

【适应证】醒脾暖胃，疏通乳脉。适用于脾胃虚弱之慢性腹泻、慢性痢疾，产妇服食亦有催乳作用。

【用法】吃鱼喝汤，空腹随量食用。凡湿热蕴毒之下痢脓血者不宜服用。

菱肉豆腐汤

【组成】鲜菱肉 100 克，豆腐 1 块，花椒 5 粒，豆油、香油、精盐、味精、葱适量。

【制法】将豆油下锅烧热，投入花椒炸香，加清水适量，放入菱肉、豆腐、精盐，武火煮至豆腐浮起，加味精、葱花，淋上香油即成。

【适应证】益气安神，利肠胃。适用于痢疾、肠炎、消化道癌症等。

【用法】佐餐食用。

野览汤

【组成】鲜野览草全草 500 克，白糖适量。

【制法】将鲜野览草全草洗净切碎，加水适量，煎取浓汁，加入白糖调味即成。

【适应证】清热解毒，止血止痢。适用于细菌性痢疾。

【用法】日服 3 次，每服 200 克。

山楂银花汤

【组成】山楂片 30 克，金银花 6 克，白糖 60 克。

【制法】将山楂片、金银花放在勺内，用文火炒热，加入白糖，改用小火炒成糖饯，用开水冲泡即成。

【适应证】降脂，降血压，的痕血，止痢疾，消食积。适用于高脂血症、高血压、痢疾、消化不良等。

【用法】日服 1 剂。

便　秘

海参猪肠木耳汤

【组成】海参 50 克，猪大肠 200 克，木耳 20 克，黄酒、味精、葱末、姜末、精盐各适量。

【制法】先将海参用水泡发，洗净；猪大肠内壁用盐擦之，以去除污浊之物，切成段；木耳用清水泡发洗净；再将海参、猪大肠、木耳一同入锅，加清水适量和精盐、葱、黄酒，用武火烧沸，再用文火慢炖至熟烂，加味精调味即成。

【适应证】滋阴清热，润肠通便。适用于阴虚肠燥之便秘。

【用法】佐餐食用。

蜂蜜香油汤

【组成】蜂蜜 50 克，香油 25 克。

【制法】先将蜂蜜放入碗中，用竹筷不停地搅拌使其起泡，搅至蜂蜜泡浓密时，边搅边将香油缓缓地渗入蜂蜜中，共同搅匀，再将约 100 克温开水徐徐加入，搅匀，搅至开水、香油、蜂蜜成混合液状即成。

【适应证】润肠通便，缓急解毒。适用于肠燥便秘、习惯性便秘。

【用法】温热顿服。

桃仁通幽汤

【组成】桃仁、当归尾各 9 克，郁李仁 6 克，小茴香 1 克，藏红花 1.5 克。

【制法】将以上5味药入锅，加水合煮，沸后去渣即成。

【适应证】润肠通便，行气化瘀，消胀。适用于血脉瘀阻、阻滞大肠而致的腹部胀满、二便不通等症。

【用法】不拘时饮用。

百合冬瓜鸡蛋汤

【组成】百合20克，冬瓜100克，油、盐各适量，鸡蛋1个。

【制法】将百合、冬瓜及鸡蛋清加油、盐煮汤食用。

【适应证】清热解毒，利水消痰，清心安神。适用于各种便秘，对大肠积热之便秘效果尤佳。

【用法】随意服用。

西洋菜蜜枣汤

【组成】西洋菜500克，蜜枣5~6枚。

【制法】将西洋菜和蜜枣洗净，一同放入砂锅中，加清水适量，炖2~3小时即成。

【适应证】清热，润肺，止咳，润肠。适用于肺燥咳嗽、肠燥便秘、咽干口燥等症。

【用法】不拘时食用。

黄精生地鸡蛋汤

【组成】黄精、生地各60克，鸡蛋4个，蜂蜜适量。

【制法】将黄精、生地洗净切片，与煮熟去壳的鸡蛋一同放入锅内，加水适量，武火煮沸后，文火煮约半小时，放凉至饮前调入蜂蜜即成。

【适应证】补脾益肾，滋润养颜。适用于脾肾阴亏、精津不足，症见肌肤失养、颜面枯槁、发枯脱落、发白面皱、大便秘结、肌肤粗糙等。

【用法】日服1次，吃蛋饮汤。凡中焦虚寒之大便溏泻、痰湿痞满者不宜服用。

女贞芝麻汤

【组成】女贞子12~15克，黑芝麻、桑椹子、草决明各10克，泽泻9克。

【制法】先将以上5味洗净，一同放入砂锅中，加水适量，用武火煮沸，再转用文火煎煮30分钟，取汁；药渣加水适量，再煎煮25分钟，去渣取汁；合并药汁即成。

【适应证】补肝肾，养头目，润肠道。适用于阴虚肠燥所致的便秘和肝肾阴虚所致的头晕目花等。

【用法】每日 1 剂，分早晚 2 次空腹服用。

山楂萝卜汤

【组成】生山楂 10 个，松萝卜 1 个，食醋少许。

【制法】将松萝卜洗净切块，与洗净的生山楂、食醋一同放入砂锅内，加水适量，煎汤。

【适应证】润肠通便。适用于便秘。

【用法】每日 1 剂，分 3 次服用，可同时吃山楂。

猪肠核桃汤

【组成】猪大肠 500 克，核桃仁 120 克，熟地黄 60 克，红枣 10 克，精盐适量。

【制法】将核桃仁用开水烫后去衣，红枣去核洗净，猪大肠洗净切成小段，与洗净的熟地黄、红枣、核桃仁一同放入砂锅内，加水适量，用武火煮沸，再转用文火炖 2 小时，加精盐调味即成。

【适应证】滋肾补肺，润肠通便。适用于老年人或病后津液不足、肠燥便秘，或素有肝肾阴虚之热结便秘，以及习惯性便秘属燥结者。

【用法】佐餐食用。凡脾虚湿盛之大便溏泻、痰热咳喘者不宜服用。

便 血

野猪肉红枣汤

【组成】野猪肉 500 克，红枣 30 克。

【制法】将野猪肉洗净切片，红枣洗净，一同入锅，加水适量，用武火煮沸，再转用文火慢炖至肉熟烂即成。

【适应证】补益气血。适用于气血不足所致的头晕眼花、心悸不宁、神疲乏力、便血等。

【用法】饮汤吃肉和红枣。

大肠槐米柏仁汤

【组成】猪大肠 1 条，槐花米 100 克，柏子仁 15 克。

【制法】将猪大肠洗净，然后将槐花米、柏子仁塞入猪大肠内，再将猪大肠放入砂锅中，加水适量，煮汤 3~4 小时即成。

【适应证】健脾收敛，止泻止血。适用于大便稀、腹泻、便血。

【用法】不拘时饮汤。

肝硬化

鲤鱼赤豆陈皮汤

【组成】鲤鱼1条（重约1000克），赤豆120克，陈皮6克。

【制法】先将鲤鱼去鳞、鳃及内脏，洗净，然后将赤豆洗净放入鱼肚中，入锅，加水适量，用武火煮沸，再转用文火慢炖至鱼熟汤浓即成。

【适应证】清热解毒，利水消肿。适用于肝硬化腹水、黄疸型肝炎、胆囊炎、胰腺炎等症。

【用法】吃鱼喝汤，每日2次。

肝 炎

猪肉蘑菇汤

【组成】瘦猪肉、蘑菇各100克，精盐适量。

【制法】将瘦猪肉洗净，切成块，蘑菇洗净切成片，一同放入砂锅内，加水适量，煮汤，加少量精盐调味即成。

【适应证】滋阴润燥，健胃补脾。适用于白细胞减少、慢性肝炎等症。

【用法】佐餐食用。

猪骨白背叶根汤

【组成】猪脊骨200克，白背叶根90克（干品45克），精盐适量。

【制法】将猪脊骨洗净剁碎，与洗净的白背叶根一同放入砂锅，加水2000克煎煮至400克，去药渣，加精盐调味即成。

【适应证】利湿舒肝，活血养阴。适用于慢性肝炎。

【用法】日服1剂，分2次服用。

酸枣汤

【组成】酸枣50克，白糖适量。

【制法】将酸枣洗净，加水500克，用文火煎约1小时，加入白糖即成。

【适应证】清热解毒，安神。适用于急、慢性肝炎及心烦不安患者。

【用法】随量饮用，每日1次。

猪肉西红柿汤

【组成】瘦猪肉 200 克，西红柿 200 克，精盐、味精、猪油、猪肉汤适量。

【制法】先将猪肉切成小薄片，西红柿洗净切成块，然后往锅中加入肉汤，放入猪肉片、精盐稍煮，再放入西红柿块，烧沸，撇去浮沫，加味精和猪油调味即成。

【适应证】清热解毒，平肝益血，健胃消食。适用于慢性肝炎、高血压、脾胃虚弱、食欲不振等症。

【用法】佐餐食用。

黄 疸

茅根猪肉羹

【组成】鲜茅根 150 克（干茅根 50 克），瘦猪肉 250 克，食盐少许。

【制法】先将鲜茅根剪段，洗净，然后将瘦猪肉切成肉丝，与茅根一同入锅，加水适量煮熟，加食盐少许调味即成。

【适应证】益气，清热，利湿，退黄。适用于身体虚弱、疲乏无力以及温热黄疸等病症。

【用法】分顿食用，吃肉喝汤。

胆囊炎、胆石症

蚬肉茵陈汤

【组成】蚬肉 100～150 克，茵陈 30 克。

【制法】先将蚬肉和茵陈洗净，然后一同放入锅内，加清水煨汤，去茵陈渣即成。

【适应证】清热解毒，利湿利胆。适用于急、慢性胆囊炎，胆石症，急性病毒性肝炎等。

【用法】饮汤吃蚬肉。

珍珠草猪肝汤

【组成】珍珠草 60 克（干品 30 克），猪肝 100 克。

【制法】将鲜珍珠草洗净，切碎；猪肝洗净切成薄片，入锅，加适量的水煮成猪肝汤；猪肝熟后再加入珍珠草，水沸后去珍珠草即成。

【适应证】平肝清热，和血解毒，养肝明目，利湿退黄。适用于急、慢性胆囊炎，胆石症、急性传染性肝炎、黄疸、小儿府积、急性眼球结膜炎、肾炎水肿、肠炎、尿路感染等症。

【用法】每日服用 1 次，连用 5~6 次。

高血压

银耳杜仲羹

【组成】银耳、炙杜仲各 20 克，灵芝 10 克，冰糖 150 克。

【制法】先将杜仲和灵芝洗净，加水先后煎煮 3 次，合并药汁，熬成约 1000 克；然后将银耳用清水泡发，去杂质洗净，加水用文火熬至微黄色，再加入药汁；继续用文火熬至银耳酥烂成胶状，加入冰糖使之溶化即成。

【适应证】养阴润肺，益胃生津。适用于脾肾两虚型高血压，症见头昏、耳鸣、失眠、腰膝酸痛。

【用法】早晚各服 1 小碗，久服见效。

海参羹

【组成】海参 100 克，冬笋片 20 克，香菇 5 克，火腿肉 3 克，猪油 3 克，黄酒、味精、葱末、姜末、精盐、胡椒粉适量。

【制法】先将海参用水泡发，切丁，冬菇和冬笋切碎；然后将猪油烧热，放入葱姜末，爆炒，倒入白汤；加入海参、香菇、冬笋、盐、黄酒、味精等，煮沸勾芡；倒入火腿末，洒上胡椒粉。

【适应证】补肾壮阳，益气滋阴，通肠润燥。适用于肾虚阳痪、体虚、高血压等。

【用法】佐餐食用。

乌骨鸡虫草汤

【组成】乌骨鸡肉 100~120 克，冬虫夏草 10 克，淮山药 30 克。

【制法】将乌骨鸡宰杀去毛和内脏，洗净切块，与洗净的冬虫夏草、淮山药一同入锅，加水适量，先用武火煮沸，再转用文火慢炖至肉熟烂即成。

【适应证】益气养阴。适用于糖尿病、高血压、骨蒸潮热、盗汗等症。

【用法】饮汤吃鸡肉。

草决明海带汤

【组成】海带 30 克，草决明 15 克。

【制法】将草决明、海带洗净,切段,一同放入锅中,加清水适量,煨汤,熟后去药渣即成。

【适应证】清肝,明目,化痰。适用于结膜炎、高血压、肝火旺引起的面赤头痛等。

【用法】饮汤吃海带。

鱿鱼冬瓜汤

【组成】鱿鱼 250 克,冬瓜 250~500 克,植物油、精盐各适量。

【制法】先将鱿鱼去鳞、鳃及内脏,洗净,下热油锅,煎至鱼尾呈金黄色,再放入洗净切好的冬瓜块,加清水适量,炖汤 3~4 小时,汤成后加少许精盐调味即成。

【适应证】平肝,祛风,利尿,清热。适用于因肝阳上亢所致的头痛眼花、高血压,以及肾炎水肿或其他原因引起的水肿。

【用法】佐餐食用。

双耳汤

【组成】白木耳 10 克,黑木耳 10 克,冰糖 30 克。

【制法】先将白木耳、黑木耳用温水泡发,并摘除蒂柄,除去杂质,洗净;再将白木耳、黑木耳、冰糖和清水适量一同放入碗中,上笼蒸约 1 小时,至木耳熟烂即成。

【适应证】滋阴润肺,和营止咳。适用于血管硬化、高血压、眼底出血、头晕目眩、耳鸣寐差、腰膝酸软、咳嗽、气喘等症。

【用法】吃木耳喝汤,日服 2 次。

香菇萝卜汤

【组成】香菇、豌豆苗各 25 克,白萝卜 500 克,精盐、黄酒、味精、黄豆芽汤各适量。

【制法】先将白萝卜洗净去皮切丝,下沸水中余至八成熟,捞出放在大碗内;将香菇用水泡发,去杂质,洗净切丝;豌豆苗择洗干净,下沸水锅永透捞出;往锅中加入黄豆芽汤、黄酒、精盐、味精,烧沸后去浮沫,下白萝卜丝略烫一下,捞出放入大汤碗中,香菇丝略烫一下放入碗中;汤继续烧沸,撒上豌豆苗,起锅浇在汤内即成。

【适应证】益气,化痰,理气。适用于消化不良、食积、咳嗽、痰多、气喘、高血压等症。

【用法】佐餐食用。

高脂血症

紫菜黄瓜汤

【组成】紫菜250克，黄瓜100克，精盐、味精、酱油、生姜末、香油各适量。

【制法】将紫菜用水泡发，去杂质，洗净切成段；黄瓜洗净切成片；往锅中加水适量，烧沸，放入精盐、酱油、生姜末、黄瓜片，烧沸，撇去浮沫；放入紫菜，再烧沸，加入味精和香油即成。

【适应证】化痰软坚，清热利水，补肾养心。适用于高脂血、高血压、冠心病、水肿、甲状腺肿大、淋巴肿大等症。

【用法】佐餐食用。

猪肉海带木耳汤

【组成】瘦猪肉60克，海带、黑木耳各15克，味精、精盐、淀粉各适量。

【制法】将海带、木耳洗净切成丝；瘦猪肉洗净切丝，用淀粉拌好，与海带丝、木耳丝一同入锅，煮沸；加入精盐和味精，搅匀即成。

【适应证】滋阴补虚，活血化瘀，软坚散结。适用于甲状腺肿瘤和消化道肿瘤患者，并可防治高血压、高脂血等症。

【用法】佐餐食用。

百合芦笋汤

【组成】百合50克，罐头芦笋250克，黄酒、味精、精盐、素汤适量。

【制法】先将百合放入温水浸泡，发好洗净；然后往锅中加入素汤，将发好的百合放入汤锅内，加热烧几分钟；加黄酒、精盐、味精调味，倒入盛有芦笋的碗中即成。

【适应证】清心润肺，除烦安神，化咳止痰，降压降脂。适用于神经衰弱（症见虚热烦扰、心肺郁热、烦闷惊悸、神志不安、夜寐不宁）以及肺痨咳嗽、干咳、高脂血症、高血压、动脉硬化等患者。

【用法】佐餐食用。

鲤鱼山楂鸡蛋汤

【组成】鲤鱼1条，山楂片25克，面粉150克，黄酒、葱段、姜片、精盐、白糖各适量，鸡蛋1个。

【制法】先将鲤鱼去鳞、鳃及内脏，洗净切块，加入黄酒、精盐腌渍巧分钟；然后往面粉中加入清水和白糖适量，打入鸡蛋搅和成糊，将鱼块放入糊中浸透，取出后粘上干面粉，放入爆过姜片的温油锅中翻炸3分钟，捞起；往山楂片中加入少量水，上火溶化，再加入调料及生面粉少量，制成芡汁水，倒入炸好的鱼块煮15分钟，撒上葱段、味精即成。

【适应证】开胃利水，降血脂。适用于食欲不振、面身浮肿、冠心病、高脂血症等患者。

【用法】佐餐食用。

香菇豆腐汤

【组成】干香菇25克，水豆腐400克，鲜竹笋60克，豆油、香油、味精、精盐、胡椒粉、葱花、淀粉各适量。

【制法】先将香菇洗净，用温水浸发，去蒂切成丝；锅置火上，下豆油烧热，投入竹笋丝略炒盛出；将浸过香菇的水和清水适量倒入锅内煮开，投入香菇丝、笋丝、豆腐丁，煮开，加精盐、胡椒粉，用湿淀粉勾芡，起锅后淋上香油即成。

【适应证】益胃健脾，补虚损。适用于高血压、高脂血症、贫血、缺钙、病后体虚等患者。

【用法】佐餐食用。

山楂银花汤

【组成】山楂片30克，金银花6克，白糖60克。

【制法】将山楂片、金银花放在勺内，用文火炒热，加入白糖，改用小火炒成糖钱，用开水冲泡即成。

【适应证】降脂，降血压，散疲血，止痢疾，消食积。适用于高脂血症、高血压、痢疾、消化不良等患者。

【用法】日服1剂。

心脏病

酸辣木耳豆腐羹

【组成】黑木耳15克，猪腿肉50克，豆腐2块，植物油25克，精盐2克，黄酒、酱油各10克，清汤400克，蒜泥、豆瓣辣酱、花椒、辣油、味精、淀粉、米醋各适量。

【制法】先将黑木耳用温水浸泡 1 小时，发胀后洗净，再用冷水浸泡，备用；猪肉洗净，切碎，加入精盐、黄酒、酱油拌匀，备用；豆腐切成小方块；将植物油下锅，中火烧热后倒入肉末、蒜泥，炒香，再下木耳、豆瓣辣酱，翻炒 3 分钟后加清汤 400 克，倒入豆腐，然后加精盐少许，再用烧 10 分钟，加淀粉芡汁、米醋、花椒粉、辣油、味精拌和成羹，小沸后即成。

【适应证】调中益气，活血散血，祛除寒湿。可用于防治血管栓塞、心肌梗塞等病症，老年人可经常食用。

【用法】佐餐食用。

冬瓜皮蚕豆汤

【组成】冬瓜皮 30~60 克，蚕豆 60 克。

【制法】将冬瓜皮洗净，与洗净的蚕豆一同入砂锅，加水 1200 克煎煮至 400 克，去渣即成。

【适应证】健脾，除湿，消肿。适用于心脏病水肿、肾脏病水肿等症。

【用法】日服 1 剂。凡对蚕豆过敏者不宜服用。

玉竹瘦猪肉汤

【组成】玉竹 30 克，瘦猪肉 150 克，精盐、味精各适量。

【制法】将玉竹洗净切片，用纱布包好，与洗净切成块的瘦猪肉一同放入砂锅内，加清水适量煎煮，熟后加精盐及味精调味即成。

【适应证】养阴，润肺，止咳。适用于热病伤阴之咽干咳嗽、心烦口渴、秋冬肺燥干咳、肺结核干咳、轻度心脏功能不全、冠心病、阴虚盗汗等病症。

【用法】吃肉喝汤。

薏苡仁海带鸡蛋汤

【组成】薏苡仁 20 克，海带 20 克，鸡蛋 2 个，食油、食盐、味精、胡椒粉各适量。

【制法】先将海带洗净切条，与洗净的薏苡仁一同放入高压锅内，加水炖至极烂；将铁锅置于旺火上，放入食油，将打匀的鸡蛋炒熟，立即将海带、薏苡仁连汤倒入，加盐、胡椒粉适量，再炖煮片刻，起锅时加味精即成。

【适应证】强心，利尿，活血，软坚。适用于冠心病、高血压、风湿性心脏病等症。

【用法】佐餐食用。

冠心病

鱼蓉白奶羹

【组成】鱼肉 100 克，西红柿 15 克，豌豆 25 克，面包 100 克，肉汤 250 克，干香菇 1.5 克，植物油 150～200 克（实耗约 25 克），黄酒、味精、精盐、干淀粉各适量。

【制法】先将香菇用开水泡发，洗净，去根，切成小方丁；西红柿洗净切丁，面包切丁，面粉用水调好；取鱼肉下开水锅，微火煮熟后捞出，碾成碎泥；肉汤烧开，倒入鱼肉泥、豌豆、香菇丁、西红柿丁、味精、黄酒、精盐等，待水再开时加入湿淀粉，略搅几下，加入猪油做成鱼蓉羹；再取植物油倒入锅中，在旺火上烧开，倒入面包丁，待炸成橙黄色时取出，放在碗中，倒上鱼蓉羹即成。

【适应证】补益脾胃。适用于脑血管疾病、高血压、冠心病、牙病咀嚼能力差、结核病、消化不良、术后恢复期、慢性肾炎等。

【用法】趁热食用。

黄芪桂枝鸡蛋汤

【组成】黄芪 30 克，桂枝 10 克，鸡蛋 2 个。

【制法】先将黄芪与桂枝加水 100 克煎煮 15 分钟，滤取药汁，再将鸡蛋打入药汁中，煮至鸡蛋熟透。

【适应证】补气升阳，益气固表，发汗解肌。适用于冠心病气血不足者。

【用法】将鸡蛋与药汁一同服下，日服 1 次，10 天为一疗程。

中风后遗症

葛粉羹

【组成】葛粉、荆芥穗各 50 克，豆豉 150 克。

【制法】先将葛粉捣碎成细末，制成面条，备用；荆芥穗和豆豉一同放入锅内，加水煮沸，去渣取汁；再将葛粉面条放入药汁中煮熟即成。

【适应证】滋肝，祛风，开窍。适用于中风后遗症、言语赛涩、手足不遂以及中老年人脑血管硬化，并可用于中风的预防。

【用法】空腹时食用。

独活乌豆汤

【组成】独活 10 克，乌豆 50 克，米酒适量。

【制法】先将独活、乌豆放在锅内，加入清水 1500 克，煎煮成约 400 克，再加入米酒少许，去渣即成。

【适应证】祛风止痛，通络温服。适用于中风后遗症、肢体强直、瘫痪、活动不灵、不能言语等。

【用法】每日温服 1 次。

鹌鹑杜仲汤

【组成】鹌鹑 3 只，杜仲 30 克，淮山药 60 克，枸杞子 15 克，生姜 8 克，红枣 10 克，精盐适量。

【制法】先将鹌鹑宰杀去毛及内脏，洗净，与洗净的杜仲、枸杞子、去核红枣、生姜一同放入砂锅内，加水适量，用武火煮沸，再转用文火炖 3 小时，加精盐调味即成。

【适应证】补益肝肾，强筋壮骨。适用于中风后遗症、小儿麻痹后遗症或肝肾不足之腰膝乏力，筋骨痿软或先天不足之发育不良、站立无力、行走脚软。

【用法】佐餐食用。凡温热内蕴或外感发热者不宜服用。

贫　血

鳖鱼归芪汤

【组成】鳖鱼肉 1000 克，当归 50 克，黄芪 25 克，精盐适量。

【制法】先将鳖鱼肉洗净切块，与洗净的当归、黄芪一同放入砂锅内，加水适量，然后用武火煮沸，再转用文火炖烂，去药渣，加精盐调味即成。

【适应证】补气养血，补五脏，抗老延年。适用于贫血、产后血虚等。

【用法】佐餐食用。

莲子桂圆汤

【组成】莲子、桂圆肉各 30 克，红枣 20 克，冰糖适量。

【制法】将莲子用水泡发，去皮去心洗净，与洗净的桂圆肉、红枣一同放入砂锅中，加水适量，煎煮至莲子酥烂，加冰糖调味即成。

【适应证】补心血,健脾胃。适用于贫血乏力、神经衰弱、心悸、怔仲、健忘、睡眠不安等。

【用法】睡前饮汤吃莲子、红枣、桂圆肉,每周服用 1~2 次,可经常服用。

鸡肝西红柿汤

【组成】鸡肝、西红柿各 200 克,用水泡发好的木耳 12 朵,熟猪油 30克,鲜汤 700 克,味精 1 克,精盐 3 克,胡椒粉 0.5 克。

【制法】先将西红柿洗净切片,鸡肝洗净切片,然后将净锅置旺火上,加入鲜汤烧开,下鸡肝、木耳、西红柿片、胡椒粉、精盐、味精、熟猪油,待鸡肝片余熟时起锅即成。

【适应证】补血强身。适用于贫血引起的头晕眼花。

【用法】佐餐食用。

红枣黑木耳汤

【组成】红枣 50 克,黑木耳 15 克,冰糖适量。

【制法】先将黑木耳与红枣以温水泡发并洗净,放入小碗中,加水和冰糖适量,然后将碗置于蒸锅中蒸约 1 小时即成。

【适应证】滋阴和营,补益气血。适用于阴液亏损、气血不足引起的贫血,症见面色白、头晕耳鸣、心悸气短、低热口干、腰腿酸软、疲乏无力等。

【用法】1 次或分次食用,喝汤吃黑木耳和红枣。

羊肝菠菜鸡蛋汤

【组成】羊肝 100 克,菠菜 250 克,鸡蛋 1 个。

【制法】将羊肝洗净,切片,入砂锅,加水适量,煮熟后捣碎羊肝;菠菜洗净入锅,再打入鸡蛋,蛋熟即成。

【适应证】补肝明目,补血养血。适用于缺铁性贫血、营养不良所致之贫血。

【用法】日服 1~2 次,连续经常服用。

山药紫荆皮汤

【组成】山药 30 克,紫荆皮 9 克,红枣 20 克。

【制法】将山药、紫荆皮、红枣洗净,加水适量,一同煎汤。

【适应证】健脾益血,补肾养阴。适用于低热的贫血患者。

【用法】日服 1 剂,分 3 次服用。

鸭肝首乌汤

【组成】鸭肝 120 克，首乌、西红柿、胡萝卜各 30 克，用水泡发好的木耳 8 朵，熟鸡油 15 克，鲜汤 500 克，味精 1 克，精盐 2 克。

【制法】先将首乌加水煎取药汁 250 克，西红柿、胡萝卜洗净切片，鸭肝洗净切片，然后将净锅置旺火上，加入鲜汤、药汁、胡萝卜、木耳，烧开后待胡萝卜熟，下鸭肝、西红柿片、精盐、味精、熟鸡油，待鸭肝片余熟时起锅即成。

【适应证】补血强身。适用于贫血引起的头晕眼花。

【用法】佐餐食用。

猪肝枸杞鸡蛋汤

【组成】猪肝 100 克，枸杞子 20 克，鸡蛋 1 个，生姜、盐适量。

【制法】先将猪肝洗净切成片，枸杞子洗净，鸡蛋打入碗内，再将锅内水烧开，放入枸杞子、少量的生姜和盐，约 10 分钟后放入猪肝片，水沸后即可倒入鸡蛋，稍煮即成。

【适应证】养肝，补血，明目。适用于肝虚所致之头晕、目花、夜盲症，也可用于贫血的调养和治疗。

【用法】饮汤吃蛋、猪肝和枸杞子。

猪肝木耳菠菜汤

【组成】猪肝、菠菜各 50 克，黑木耳 10 克，香葱、味精、酱油、猪油、精盐各适量。

【制法】将猪肝洗净，剔除筋膜，切片；黑木耳用清水泡发，洗净，与猪肝片一同入锅，加水适量，煮熟，汤沸后再加菠菜，略煮片刻，再加猪油、香葱、味精和精盐调味即成。

【适应证】养血补血。适用于贫血。

【用法】吃猪肝、黑木耳和菠菜，日服 1 剂，经常食用。

牛筋血藤骨脂汤

【组成】牛蹄筋 50 克，鸡血藤 30～50 克，补骨脂 10～12 克。

【制法】先将牛蹄筋洗净切片，与洗净的鸡血藤、补骨脂一同入锅，加水适量，然后用武火煮沸巧分钟，再用文火煎熬至牛蹄筋熟烂即成。

【适应证】补肝养血，补肾壮阳。适用于贫血、白细胞减少。

【用法】取汁饮用。

白细胞减少症

猪肉蘑菇汤

【组成】瘦猪肉、蘑菇各 100 克，精盐适量。

【制法】将猪瘦肉洗净切成块，蘑菇洗净切成片，一同放入砂锅内，加水适量，煮汤，加少量精盐调味即成。

【适应证】滋阴润燥，健胃补脾。适用于白细胞减少、慢性肝炎等症。

【用法】佐餐食用。

牛蹄筋灵芝汤

【组成】牛蹄筋 100 克，灵芝、黄精、鸡血藤各 15 克，黄芪 20 克，精盐适量。

【制法】先将牛蹄筋洗净，切片，然后将灵芝、黄精、鸡血藤、黄芪洗净入布袋，与牛蹄筋一同放入砂锅中，加水适量，用武火煮沸 15 分钟，再用文火煎熬约 1 小时，加入精盐调味即成。

【适应证】补精养髓，强筋健骨。适用于肝虚血亏所致的腰膝酸痛、神疲乏力、白细胞减少、四肢萎弱、牙齿动摇等症。

【用法】当点心食用。

黄芪银耳汤

【组成】黄芪 9 克，银耳 10 克。

【制法】先将银耳用清水泡发，去杂质，洗净，撕成小块，再与黄芪一同入锅，加水适量，煎汤。

【适应证】补气养血。适用于白细胞减少。

【用法】日服 1 剂，早晚各服 1 次。

枸杞银耳汤

【组成】枸杞子 10 克，用水泡发好的银耳 100 克，冰糖 50 克，桂花适量。

【制法】先将银耳洗净去蒂，撕成小片，与洗净的枸杞子一同放入砂锅中，加水适量，煎煮 20 分钟，加入冰糖熬化，撇去浮沫，撒入桂花即成。

【适应证】滋阴润肺，生津益血。适用于虚劳早衰、白细胞减少症等。

【用法】当点心食用。

灵芝黄芪汤

【组成】灵芝、黄芪、黄精、鸡血在各 15 克，精盐适量。

【制法】将灵芝、黄精、鸡血藤、黄芪洗净，放入砂锅中，加水适量，先浸渍 2 小时，再煎煮 50~60 分钟，取汤温服；药渣再加水适量，煎煮 40 分钟，取汤温服。

【适应证】补气养血。适用于白细胞减少症，以及气血两虚所致的纳食减少、身倦乏力、面色少华等症。

【用法】日服 1 剂，分早晚 2 次温服。

尿路结石

车前绿豆汤

【组成】车前子 30 克，绿豆 60 克。

【制法】将车前子用布包好，与洗净的绿豆一同入锅，加水适量，煮汤至豆烂，去药袋即成。

【适应证】清热解毒，利尿通淋。适用于泌尿系统感染、尿路结石。

【用法】饮汤食豆。

肾　炎

黄鱼海参羹

【组成】大黄鱼肉、泡发好的海参各 125 克，火腿末 1 克，葱 2 克，鸡蛋 1 个，肉汤 300 克，胡椒粉、熟猪油、黄酒、味精、精盐、干淀粉各适量。

【制法】先将火腿蒸熟，切成细末；葱洗净切段；再将干淀粉加一倍的水调成湿淀粉；大黄鱼肉、海参洗净，切成长 4 厘米、宽 0.5 厘米长的厚片；鸡蛋打破后用筷子搅匀，备用；油锅加热，放入葱花，加进黄酒、肉汤、海参片和黄鱼肉片，撒入胡椒粉，煮开后将葱段取出，加入味精和精盐，用湿淀粉勾芡，再将打好的鸡蛋慢慢地倾入；将锅内食料倒入碗中，淋上熟猪油，撒上火腿末即成。

【适应证】开胃，益气，补肾，填精。适用于老年体弱、肾虚、腰膝酸软、干眼病、夜盲症、肝炎、胃肠病、伤寒、消化不良、冠心病、高血压、肾炎、脑血管疾病等。

【用法】佐餐食用。

野鸭大蒜汤

【组成】野鸭 1 只，大蒜 50 克。

【制法】先将野鸭去毛及肠杂、洗净，将大蒜放入鸭腹内缝合，入锅，加水适量，然后用武火煮沸，再转用文火慢炖至鸭肉熟烂，再加调料适量即成。

【适应证】补脾利水消肿。适用于脾虚气弱所致的慢性肾炎水肿、纳差腹胀、身倦乏力等。

【用法】饮汤吃野鸭肉。

花生蚕豆汤

【组成】花生仁 125 克，生蚕豆 250 克，红糖适量。

【制法】先将蚕豆去壳，与花生仁一同洗净入砂锅，加水适量，然后用文火炖煮至蚕豆皮破裂，水呈棕色混浊时停火，加入红糖稍煮即成。

【适应证】补脾益气，利尿消肿。适用于慢性肾炎、肢体浮肿、小便量少、面色苍白等症。

【用法】当点心食用。凡对蚕豆过敏者不宜服用。

葫芦双皮汤

【组成】葫芦壳 50 克，冬瓜皮、西瓜皮各 30 克，红枣 10 克。

【制法】将以上 4 味洗净，一同放入锅中，加清水 400 克，煎至 150 克，去渣即成。

【适应证】健脾利湿，消肿。适用于慢性肾炎。

【用法】每日 1 剂，至浮肿消退为度。

鲤鱼汤

【组成】鲤鱼 100 克，辣椒 15 克，葱、生姜、香菜、黄酒、荜茇、味精、醋各适量。

【制法】先将鲤鱼去鳃及内脏，洗净后切成 3 厘米见方的块；葱、姜洗净拍破；将鲤鱼、葱、姜、荜茇放入锅内，加清水适量，用武火烧沸，再转用文火炖约 40 分钟，然后加入香菜、黄酒、味精、醋即成。

【适应证】利尿消肿，下气平喘，通乳。适用于各种原因引起的水肿胀满、脚气、黄疸、咳嗽气逆喘、产妇乳汁分泌不足、妊娠水肿、慢性肾小球肾炎伴有水肿等。

【用法】佐餐食用。

玉米须黄芪汤

【组成】玉米须、糯稻根各 30 克，黄芪 25 克，炒糯米 20 克。

【制法】将玉米须、糯稻根、黄芪分别洗净，与炒糯米一同入锅，加水适量，煎煮，去渣取汁即成。

【适应证】补气，利尿。适用于肾炎蛋白尿。

【用法】日服 1 剂，连服 3~5 个月。

丝瓜向日葵鸡蛋汤

【组成】老丝瓜 1 只，向日葵盘 1 个，鸡蛋 1 只。

【制法】以上前 2 味加入清水 1000 克，用文火煎成 400 克，打入鸡蛋煮成汤。

【适应证】利水消肿。适用于慢性肾炎水肿。

【用法】吃蛋饮汤。

膀胱炎

猪肉地胆头汤

【组成】猪瘦肉 150~200 克，地胆头 30 克（鲜品 90 克），精盐适量。

【制法】将猪瘦肉洗净切成块，与洗净的地胆头一同入锅，加水 1600 克煎煮至 800 克，去药渣，加精盐调味即成。

【适应证】清热，解毒，利尿。适用于膀胱炎、尿道炎等症。

【用法】饮汤吃肉，日服 1 剂，分 2~3 次服完。

葱白灯心丝瓜汤

【组成】葱白 3 根，鲜灯心草 50 克，鲜丝瓜 150 克。

【制法】将丝瓜洗净去皮切成小块，与葱白、灯心草一同放入锅中，加清水适量，煎汤，去渣取汁即成。

【适应证】清热解毒，利尿消肿。适用于膀胱炎、尿道炎、急慢性肾炎水肿等症。

【用法】日服 1 剂，分 2~3 次服完。

小便失禁

覆盆白果汤

【组成】白果 5 枚，覆盆子 10 克，猪膀胱 100~150 克，精盐适量。

【制法】先将白果炒熟后去壳，然后用盐将猪膀胱内外壁洗净，切成块，与白果、覆盆子一同放入大砂锅中，加水浸没，用旺火烧开后改用小火煮约 2 小时，至猪膀胱熟烂即成。

【适应证】补肾缩尿。适用于小便失禁、老年人多尿症等。

【用法】饮汤吃肉，日服 2~3 次。

小便不利

羊肉葵菜羹

【组成】羊肉、葵菜、白面各 500 克，羊肚、羊肺各 1 具，草果 5 个，良姜 6 克，蘑菇 250 克，胡椒 15 克，葱、精盐、醋各适量。

【制法】先将羊肉洗净，与草果、良姜一同熬成汤，再将另炖熟的羊肚、羊肺、蘑菇切细放入汤中，加胡椒粉及葵菜、葱、盐、醋。另将白面做成面条煮熟，蘸此羹食用。

【适应证】益气利尿。适用于产后尿闭或者足肿，以及水湿阻遏、三焦气化失调而引起的小腹胀满、小便不利等症。

【用法】不拘时食用。

青鸭羹

【组成】青头鸭 1 只，草果 5 个，赤小豆 50 克，葱白、精盐各适量。

【制法】将青头鸭去毛及肠杂，洗净后往鸭腹内放入赤小豆、草果，缝合煮熟，再加葱白、精盐，稍煮即成。

【适应证】健脾开胃，利水消肿。适用于妊娠水肿、水湿内蓄、久而蕴热而引起的水肿、小便不利等症。

【用法】空腹饮汤吃鸭肉。

鲤鱼黑豆汤

【组成】鲤鱼 1 条，黑豆 50 克。

【制法】先将鲤鱼去鳞、鳃及内脏，洗净后将黑豆放入肚中缝合，加水适量，用武火煮沸，再转用文火炖熬至鱼烂豆熟，使成浓汁即成。

【适应证】利尿消肿。适用于妊娠水肿，以及阳气不充、水液储留而引起的头面、四肢及脘腹肿胀、小便不利、畏寒喜暖等症。

【用法】不拘时食用。

车前子发菜汤

【组成】车前子、发菜各 10 克，冰糖适量。

【制法】将车前子用纱布包好，与发菜同置锅内，加水适量，煎煮 30 分钟，出锅前捞去纱布包，加冰糖适量即成。

【适应证】利尿消肿。适用于小便不利、浮肿等症。

【用法】吃发菜喝汤。

肾囊肿

辣椒头猪瘦肉汤

【组成】辣椒头 60 克，猪瘦肉 100 克。

【制法】先将辣椒头洗净切片，用纱布袋包好；再将猪瘦肉洗净切成小块，与辣椒头同放锅内，加水煨汤，熟后取出辣椒头即成。

【适应证】温中散寒。适用于肾囊肿胀。

【用法】饮汤吃肉。

乳糜尿

玉米须荠菜汤

【组成】玉米须、鲜荠菜各 50 克。

【制法】将玉米须和鲜荠菜分别洗净，一同放入锅中，加水适量，煮汤，去渣取汁即成。

【适应证】清热利尿。适用于乳糜尿。

【用法】饮汤，日服 1~2 剂。

早 泄

鲤鱼子苁蓉汤

【组成】鲤鱼子 500 克，肉苁蓉、巴戟天各 30 克，淮山药 60 克，生姜 8 克，精盐适量。

【制法】将鲤鱼剖开取鱼卵洗净，与洗净的肉苁蓉、巴戟天、淮山药、生姜一同放入砂锅内，加水适量，先用武火煮沸，再转用文火炖 2 小时，加精盐调味即成。

【适应证】补肾益精。适用于肾阳不足所致的早泄、阳痿、精冷稀少，或腰膝酸软、神疲乏力、大便秘结、小便频数。

【用法】佐餐食用。凡阴亏火旺者不宜服用。

泥鳅虾汤

【组成】泥鳅 250 克，虾 50 克，生姜、精盐各适量。

【制法】泥鳅去头和肠杂，洗净；虾去须、足、尾，洗净；两者一同放入锅内，加清水至高出鱼身，酌加少量生姜和精盐；先用武火煮沸，再转用文火慢炖至熟。

【适应证】温补肾阳，补虚壮阳。适用于肾气虚弱所致的早泄、阳区 1 腰膝酸软等症。

【用法】当点心食用，饮汤吃泥鳅和虾肉。

双鞭壮阳汤

【组成】牛鞭、羊肉各 100 克，狗肾、菟丝子、枸杞各 10 克，肉苁蓉 6 克，鸡肉 50 克，黄酒、花椒、老姜、味精、猪油、精盐各适量。

【制法】先将牛鞭用水涨发后去净表皮，顺尿道对剖成两块，用清水洗净并水漂 30 分钟，再测洗干净；狗肾用油炒，以温水浸泡 30 分钟，测洗干净；羊肉洗净后再放入沸水锅内，永去血水，捞出放入凉水内漂洗干净。菟丝子、肉苁蓉、枸杞装入纱布袋内。牛鞭、狗肾、羊肉与清水适量一同入锅，武火烧沸后撇去浮沫，放花椒、生姜、黄酒、鸡肉、纱布袋，再烧沸，转用文火煨炖，至六成熟时用洁净纱布滤去汤中花椒、姜，继续用文火煨至双鞭酥烂；取出牛鞭、狗肾、羊肉、鸡肉，切成条、段、块，纱布袋取出不用，肉、汤盛入碗中，加味精、盐和猪油，搅匀即成。

【适应证】温肾壮阳，益精补髓。适用于虚损劳伤、肾气虚衰、早泄、遗精、阳痿、宫冷不孕、血气亏虚、月经衰少、白带清稀等症。

【用法】佐餐食用。

乌龟狗肉汤

【组成】乌龟肉、狗肉各 250 克，精盐、生姜、葱、黄酒、胡椒粉、味精各适量。

【制法】将乌龟杀后去肠杂，洗净切块；狗肉洗净切块，与龟肉一同入锅，酌加生姜、葱、黄酒、精盐和清水适量；先用武火煮沸，再转用文火煨炖 2 小时，至肉熟烂，加味精、胡椒粉调味即成。

【适应证】滋肾固精，益气温阳。适用于小儿遗尿、阳区、早泄、夜多小便等症。

【用法】当点心食用。

复元汤

【组成】淮山药 50 克，肉苁蓉 20 克，菟丝子 10 克，葱白 3 根，核桃 2 只，粳米 100 克，精羊肉 500 克，羊脊骨 1 具，黄酒、葱、生姜、花椒、胡椒粉、大茴香、精盐各适量。

【制法】先将羊脊骨剁成数节，用清水洗净；羊肉洗净后放入沸水锅内氽透，捞出洗净血沫，切成条块；葱、姜洗净拍破；菟丝子、肉苁蓉、淮山药装入布袋内。羊肉、羊脊骨放入砂锅内，加清水，用武火烧沸后撇去浮沫，放入花椒、大茴香、黄酒、葱、姜，再转用文火煨至肉酥烂，最后加入胡椒粉、盐，搅匀即成。

【适应证】温肾补阳。适用于肾阳不足、肾精亏损之耳鸣眼花、早泄、阳痿、腰膝无力等症。

【用法】佐餐食用。

猪肉巴戟海马汤

【组成】猪瘦肉 500 克，巴戟天 60 克，海马 20 克，精盐适量。

【制法】将猪瘦肉洗净切成块，与洗净的巴戟天、海马一同放入砂锅内，加水适量，先用武火煮沸，再转用文火炖 3 小时，加精盐调味即成。

【适应证】补肾壮阳。适用于肾虚阳痿、早泄、遗精、性欲减退、腰膝酸软等。

【用法】佐餐食用。凡孕妇和阴虚火旺者不宜服用。

遗　精

甲鱼二子汤

【组成】甲鱼1只，女贞子15~20克，枸杞子30克，精盐适量。

【制法】将甲鱼杀后去肠杂，清洗干净，入锅，加水适量，煮沸5分钟后剥去外壳，与洗净的枸杞子、女贞子一同入锅，小火炖至甲鱼肉烂后加精盐少许即成。

【适应证】滋补肝肾，填精益髓。适用于肝肾阴虚所致的腰痛、遗精、头晕、目花等症。

【用法】佐餐食用，饮汤吃肉，分2~3次吃完。

莲实雪耳汤

【组成】去芯莲子25克，芡实、淮山药各15克，银耳10克，鸡蛋1个，白糖适量。

【制法】将莲子、银耳用清水泡发洗净，与洗净的芡实、淮山药一并放入砂锅内，加水适量，先用武火煮沸，再转用文火慢炖约1小时，至莲子、银耳熟烂，汤将成时将鸡蛋打匀并倒入锅内，酌加白糖调味，稍沸即成。

【适应证】益气滋阴，固肾止遗。适用于肾气虚弱所致的遗精、妇女白带增多、尿频等症。

【用法】饮汤，日服1次。

猪肾核桃山萸肉汤

【组成】猪肾1副，核桃仁、山萸肉各10克，精盐、葱各适量。

【制法】将猪肾洗净去操腺脂膜，切碎放入砂锅内；山萸肉用纱布包好，与核桃仁、葱一同入锅；加清水适量，用武火烧沸后转用文火炖至猪肾熟透，加入精盐，煮熟即成。

【适应证】补肾固精。适用于肾虚所致的腰酸痛、遗精等症。

【用法】饮汤食肉。

补髓汤

【组成】猪骨髓200克，甲鱼1只，葱、生姜、胡椒粉、味精、精盐各适量。

【制法】将甲鱼用沸水烫死，揭去甲壳，除去内脏、头、爪；猪脊髓洗净，放入碗中；甲鱼肉、葱、生姜一同入锅，武火煮沸，转用文火将甲鱼煮至将熟；加入猪骨髓一同煮熟，再加入胡椒粉、味精、精盐即成。

【适应证】滋阴补肾，填精益髓。适用于中老年人肾阴虚、头昏目眩、腰膝疼痛、多梦遗精等症。

【用法】佐餐食用。

牛肾山药枸杞汤

【组成】牛肾 2 副，淮山药 60 克，枸杞子 15 克，芡实 30 克，生姜 6 克，精盐适量。

【制法】先将牛肾从中间剖开，剔去筋膜躁腺，用清水反复冲洗，再下沸水锅中余一下，然后与洗净的淮山药、枸杞子、芡实、生姜一同放入砂锅内，加水适量，用武火煮沸，再转用文火炖 2 小时，加精盐调味即成。

【适应证】壮腰健肾，涩精止遗。适用于遗精、早泄、腰膝酸软、精神不振，或妇女带下、清稀量多、神疲乏力等。

【用法】佐餐食用。凡外感发热、湿热腰痛者不宜服用。

鱼鳔五子汤

【组成】鱼鳔、女贞子、枸杞子各 15 克，沙苑子 10 克，菟丝子 12 克，五味子 9 克。

【制法】将以上 6 味分别洗净，一同入锅，加水适量，先用武火煮沸，再用文火煎熬约 1 小时，去渣取汁即成。

【适应证】滋肾益肝，填精益气。适用于肝肾亏虚、腰痛膝软、遗精、早泄、盗汗、头晕、耳鸣、健忘等症。

【用法】日服 1 剂，分 2 次温热食用。凡食欲不振和痰湿内盛、舌苔厚腻者不宜服用。

不育症

猪肾羹

【组成】猪腰子 1 副，骨碎补 10 克，精盐适量。

【制法】将猪腰子洗净，剔去筋膜躁腺，切块并割成细花，与骨碎补一同入锅，加水适量，煎煮约 1 小时，稍加精盐调味即成。

【适应证】益肾壮阳。适用于精子异常引起的不育症。

【用法】分顿食用，连吃数日。

羊肾巴戟锁阳汤

【组成】羊肾 6 只，巴戟天、锁阳各 30 克，淫羊霍 15 克，生姜 6 克，精盐、黄酒各适量。

【制法】将羊肾切开洗净，剔去筋膜臊腺；巴戟天、锁阳、淫羊藿、生姜洗净，与羊肾一同放入砂锅内，加水适量；先用武火煮沸，再转用文火炖2小时，加精盐和黄酒调味即成。

【适应证】温补肾阳，益精壮阳。适用于肾阳不足所致的腰酸腿软、阳事不兴、举而不坚、精神萎靡，或精液稀少、活力不足、不育不孕等。

【用法】佐餐食用。凡阴亏火旺者不宜服用。

壮阳狗肉

【组成】狗肉250克，菟丝子5克，附片3克，精盐、味精、黄酒、葱、生姜、清汤各适量。

【制法】先将整块狗肉洗净，放入沸水锅内余透，捞出后放入凉水洗净血沫，再切成3厘米见方的块；葱、姜洗净切碎；菟丝子、附片装入布袋内。锅烧热，将狗肉、葱、姜下锅煸炒，烹黄酒适量，然后将狗肉倒入砂锅内，加入药袋、盐、清汤，用武火烧沸，再转用文火煨，至狗肉熟烂，去药袋即成。

【适应证】温肾壮阳，益精填髓。适用于肾阳亏虚、遗精阳痿、腰膝冷痛、精神不振、男子不育、女子宫冷不孕及阴冷等。

【用法】佐餐食用。

狗脊狗肉汤

【组成】狗脊、金樱子、枸杞子各15克，瘦狗肉200克。

【制法】先将整块狗肉洗净，放入沸水锅内余透，捞出后用凉水洗净血沫，再切成3厘米见方的块，与金樱子、枸杞子一同放入砂锅，加水适量，用武火烧沸，再转用文火煨，至狗肉熟烂即成。

【适应证】补肾壮阳。适用于男性不育症。

【用法】食肉饮汤，经常食用。

羊肾巴戟天汤

【组成】羊肾1副，巴戟天8克，肉苁蓉12克，枸杞子、熟地各10克。

【制法】将羊肾去臊腺筋膜，洗净切丁，与肉苁蓉、枸杞子、巴戟天一同入锅，加水适量，同炖1小时即成。

【适应证】补肾壮阳。适用于男性不育症。

【用法】食肉饮汤，日服1次。

增精汤

【组成】猪骨髓200克，牛鞭100克，枸杞子15克，鹿角胶30克，鱼缥胶 30 克，黑豆 20 克，味精、精盐各适量。

【制法】先将牛鞭发胀，去净表皮后切段；骨髓剁成段；黑豆用温水泡开；以上 3 味一同入锅，加水适量，用大火炖煮，小火煨烂；再将枸杞子、鹿角胶、鱼缥胶、精盐放入，煮 10 分钟后，起锅放味精即成。

【适应证】补肾填精。适用于精子总数少而引起的不育症。

【用法】饮汤食肉吃黑豆。

健精汤

【组成】麻雀脑 5 个，母鸡 1 只，人参、水发香菇各 15 克，黄芪、山药各 20 克，精盐、黄酒、葱、生姜、味精各适量。

【制法】将母鸡宰杀洗净，麻雀脑去毛，同放锅内水煮，待七成熟时加入黄芪、山药、香菇、葱、姜、盐、黄酒，用文火艰烂为止。人参开水泡开，上笼蒸约 30 分钟即成。

【适应证】益精补肾。适用于精子活动力差所引起的不育症。

【用法】食肉饮汤，口嚼人参。

生精汤

【组成】狗鞭 20 克，羊肉 100 克，巴戟天、菟丝子各 15 克，肉苁蓉、肉桂各 10 克，花椒、生姜、黄酒、味精、猪油、精盐各适量。

【制法】先将狗鞭用清水胀发，洗净，用油砂炒酥，再用温水浸泡 30 分钟，捞出后与洗净的羊肉一同放入沸水锅中共煮；然后相继放入花椒、生姜、黄酒、肉桂，等锅内水开后改用小火煨至狗鞭、羊肉七成熟；将肉苁蓉、菟丝子、巴戟天入布袋，放入锅内，继续炖，待狗鞭、羊肉酥烂后捞出，加味精、盐、猪油调味即成。

【适应证】补肾壮阳。适用于精子成活率低引起的不育症。

【用法】食肉饮汤。

液化汤

【组成】甲鱼 1 只，知母、黄柏、天冬、女贞子各 10 克，银耳 15 克，生姜、葱、味精各适量。

【制法】将甲鱼用开水烫死，去鳖甲、内脏、头、爪，放入锅内，加水、生姜片、葱段，用武火煮沸，再改用文火，煨至肉将熟时加入发好的银耳和装有知母、黄柏、天冬、女贞子的药袋，待鳖肉酥烂时出锅，加入味精即成。

【适应证】滋阴清热，泻火。适用于精液不液化引起的不育症。

【用法】吃鳖肉饮汤。

前列腺炎

葵菜羹

【组成】 葵菜叶、淀粉、精盐、味精各适量。

【制法】 先将葵菜叶洗净入锅，加水适量，煮沸后加入淀粉适量作羹，另加精盐、味精调味即成。

【适应证】 消炎解毒，清热利尿。适用于慢性前列腺炎。

【用法】 日服 2 次，空腹食用。

白兰花猪瘦肉汤

【组成】 鲜白兰花 30 克（干品 10 克），猪瘦肉 200 克，精盐少许。

【制法】 将猪瘦肉洗净切块，入锅，加清水适量煨汤，水稍滚时加入白兰花，继续煮片刻至肉熟，加精盐少许调味即成。

【适应证】 滋阴，润燥，行气，化浊，止咳。适用于前列腺炎、妇女白带过多、支气管炎、咳嗽等症。

【用法】 饮汤食肉。

前列腺肥大

银耳鸡汤

【组成】 银耳 12 克，鸡清汤 1500 克，精盐、味精、胡椒、黄酒各适量。

【制法】 先将银耳泡发洗净，入锅，加水用文火烧 30 分钟；再将鸡汤倒入无油腻的锅内，加精盐，黄酒、胡椒烧开，兑入银耳汤中，加味精调味，炖沸即成。

【适应证】 补虚益气，缩尿。适用于前列腺肥大、虚损体弱、失眠多梦、健忘心悸等症。

【用法】 每日早晚服用 2 次，可经常食用。

狗肉补阳汤

【组成】 狗肉 500 克，红辣椒、生姜、橘皮、花椒、精盐各适量。

【制法】 将狗肉洗净切块，放入锅内，加水适量和精盐、生姜、花椒、橘皮、红辣椒，先用武火烧开，再转用文火炖熟即成。

【适应证】温肾补阳。适用于肾阳虚型前列腺肥大。

【用法】每日 1 次，连服 7 天为一疗程。

头 痛

清脑羹

【组成】银耳、蜜炙杜仲各 10 克，冰糖 50 克，熟猪油适量。

【制法】先将银耳用温水浸泡 30 分钟，然后去杂质洗净，撕成片状；冰糖置锅中，加少许水用文火熬至糖呈微黄色，去渣留汁待用；杜仲置锅中，加清水烧 20 分钟，取药汁约 300 克，反复 3 次，共取药汁 1000 克；将药汁与银耳和清水适量一同用武火烧沸再转用小火烧熬 3~4 小时，待银耳烂时加入冰糖液，起锅前加入少许熟猪油即成。

【适应证】滋补肝肾，清脑宁神，壮腰膝。适用于肝肾阴虚引起的头晕头痛、耳鸣失眠、腰酸膝软、神疲乏力等症。

【用法】佐餐食用。

猪脑天麻汤

【组成】猪脑、鲜汤各 100 克，天麻、枸杞子各 9 克，黄酒 8 克，生姜片、葱结各 5 克，精盐 3 克，味精 1 克，胡椒粉 0.2 克。

【制法】先将天麻洗净切成极薄片，烘干研末；枸杞子用温水洗一下，猪脑去净血筋洗净，与天麻末同放碗中，加入葱、姜、精盐、味精、胡椒粉、黄酒、鲜汤，入蒸笼蒸熟透后取出，去葱姜即成。

【适应证】补脑祛风，止晕止痛。适用于中青年用脑过度所致的头痛、头晕。

【用法】日服 1 剂，连用 7 天。

眩 晕

猪脑毛豆羹

【组成】猪脑 50 克，毛豆角 400 克，明天麻 12 克，黄酒 10 克，精盐 3 克，味精 1 克，水淀粉 6 克。

【制法】将毛豆角去夹，取出青豆洗净，磨成汁；猪脑去净血筋洗净，用刀划成四瓣；明天麻洗净剁细，再用热水发胀。净锅置火上，加入清水和天麻末，煮沸片刻，再加入毛豆浆汁、猪脑，烧开后加进黄酒、精盐和味精，用水淀粉勾薄芡即成。

【适应证】益气血，补脑髓。适用于气血不足之眩晕、失眠、多梦、神经衰弱等症。

【用法】佐餐食用，日服 1 剂，连用 4 天为一个疗程。

猪脑麦枣汤

【组成】猪脑 1 具，小麦 30 克，红枣 20 克，白糖适量。

【制法】将红枣用温水浸泡片刻，洗净；猪脑挑去血筋，洗净；小麦洗净沥干水分，倒入锅内，加水适量，先用武火煮沸后改用文火煎煮 30 分钟，然后加入猪脑、红枣，沸后加白糖调味，再用文火煎煮 30~60 分钟即成。

【适应证】补脑和血，养心除烦。适用于心血不足所致的头晕目眩、烦躁不安、失眠多汗等症。

【用法】分 2 次食用。

鸭肉海参汤

【组成】鸭肉 200 克，海参 50 克，精盐、味精各适量。

【制法】将活鸭宰杀去毛及内脏，洗净切成片；海参用水泡发胀透，洗净切片，与鸭肉片一同放入砂锅内，加水适量，用武火煮沸后转用文火炖煮 2 小时，至鸭肉熟烂，加精盐和味精调味即成。

【适应证】补益肝肾，滋阴养血。适用于肝肾阴虚所致的头晕目眩、耳鸣、健忘、腰膝酸软、五心烦热、盗汗、遗精、小便赤热等症。

【用法】佐餐食用。

失 眠

银耳百合羹

【组成】银耳 25 克，百合、去芯莲子、冰糖各 50 克。

【制法】先将百合和莲子肉加水煮沸，再加水泡发洗净的银耳，文火煨至汤汁稍粘，加入冰糖，冷后即可服食。

【适应证】安神健脑。适用于失眠多梦、焦虑健忘等症。

【用法】每晚睡前食用。

小麦百合生地汤

【组成】小麦 30 克，百合、生龙齿各 15 克，生地 20 克。

【制法】将小麦洗净入布袋，红枣水泡去核，与生地、生龙齿一同入锅，加水适量，先用武火煮沸，再转用文火煎煮 40 分钟左右，取汁；药渣再加水适量，煎煮 35 分钟左右，去渣取汁；合并 2 次药汁即成。

【适应证】养阴清热，除烦安神。适用于心阴亏虚所致的心悸、失眠多梦等症。

【用法】日服 1 剂，分 2 次温服。

猪肉莲子芡实汤

【组成】猪肉 200 克，莲子肉、芡实肉各 50 克，精盐适量。

【制法】将猪肉洗净切块，与莲子及芡实一同放入锅内，加清水适量，烙汤，熟后加少量精盐调味即成。

【适应证】补肾固脾，安心安神。适用于肾虚、腰膝酸痛、心烦失眠、多梦、梦遗或滑精、夜多小便、时有心悸、大便溏泄等症。

【用法】不拘时食用。

麦冬莲子汤

【组成】麦门冬 20 克，莲子肉 15 克，茯神 10 克。

【制法】先将麦门冬、莲子肉、茯神洗净，一同放入砂锅中，加水适量，煎煮 40 分钟左右，取汁；然后在药渣中再加水，煎煮 35 分钟左右，去渣取汁；合并 2 次药汁即成。

【适应证】滋阴清热，宁心安神。适用于心阴亏虚所致的心悸、烦躁、失眠、多梦等症。

【用法】日服 1 剂，分早晚 2 次温服。

猪心桂圆汤

【组成】猪心 1 个（重约 300 克），桂圆肉、党参各 30 克，红枣 10 克。

【制法】将猪心切去肥油洗净，红枣洗净去核，与洗净的桂圆肉一同入锅，加清水适量，武火煮沸后用文火炖 2 小时，调味食用。

【适应证】补益气血，养心安神。适用于虚烦失眠、心悸多梦、神疲乏力、神经衰弱等。

【用法】佐餐食用。

神经衰弱

蚝肉猪瘦肉汤

【组成】新鲜生蚝肉、猪瘦肉各 150 克，精盐少许。

【制法】将猪瘦肉洗净切块，与生蚝肉一同放在锅内，加水适量，炖汤，肉熟后加精盐调味即成。

【适应证】养血宁心。适用于阴虚烦躁、夜睡不宁、血虚心悸、怔忡等症。

【用法】不拘时食用。

干贝猪瘦肉汤

【组成】干贝 30~50 克，猪瘦肉 200 克，精盐适量。

【制法】将猪瘦肉洗净切块，干贝洗净用水浸泡一会，同入锅内，加清水共煮，熟后加入精盐调味即成。

【适应证】滋阴补肾。适用于肾阴虚之心烦口渴、神经衰弱、失眠、多梦、夜多小便等症。

【用法】佐餐食用。

葱白红枣汤

【组成】葱白 7 根，红枣 20 枚。

【制法】先将红枣洗净后用水泡发，葱白洗净备用；然后将红枣放入锅内，加清水适量，用武火烧沸约 20 分钟后，再加葱白继续煎熬 10 分钟即成。

【适应证】安心神，益心智。适用于神经衰弱、失眠多梦、记忆力减退等症。

【用法】不拘时服用。

小麦甘草红枣汤

【组成】小麦 60 克，甘草 6 克，红枣 30 克。

【制法】将小麦去壳，红枣水泡去核，与甘草一同入锅，加水适量，用武火煮沸后转用文火煎煮 60 分钟左右，取汁；药渣再加水适量，煎煮 50 分钟左右，去渣取汁；合并 2 次药汁即成。

【适应证】滋养心肝，安神定志。适用于心、肝阴虚所致的精神恍惚、悲伤欲哭、心悸、夜寐不宁等症。

【用法】日服1剂，分2次温服。

百合芦笋汤

【组成】百合50克，罐头芦笋250克，黄酒、味精、精盐、素汤各适量。

【制法】将百合放入温水中浸泡，发好洗净；锅中加入素汤，将发好的百合放入汤锅内，加热烧几分钟，加黄酒、精盐、味精调味，倒入盛有芦笋的碗中即成。

【适应证】清心润肺，除烦安神，化咳止痰、降压降脂。适用于神经衰弱（症见虚热烦扰、心肺郁热、烦闷惊悸、神志不安、夜寐不宁）以及肺房咳嗽、干咳、高脂血症、高血压、动脉硬化等。

【用法】佐餐食用。

关节疼痛

鲫鱼鸡肉汤

【组成】鳝鱼丝50克，鸡肉丝15克，鸡蛋1只，面筋10克，黄酒、葱、生姜、醋、酱油、胡椒粉、鸡汤、鳝鱼汤、香油、精盐、味精、湿淀粉各适量。

【制法】先在锅中放入鸡汤和鳝鱼汤各一碗，烧开后放入鳝鱼丝、鸡丝、面筋，再加入酱油、醋、葱、姜、精盐，烧好后倒入鸡蛋成花，用湿淀粉勾芡，再沸后盛入碗中，加上胡椒粉、味精、香油等即成。

【适应证】补气，通血脉，利筋骨。适用于关节疼痛、风湿性关节炎、气血虚弱、心悸、乏力、头昏等症。

【用法】佐餐食用。凡发热、阴虚内热、疟疾、胸腹胀满者不宜服用。

腰腿疼痛

羊脊骨羹

【组成】羊脊骨1具，肉苁蓉30克，草果3个，荜茇6克。

【制法】将羊脊骨捶碎，肉苁蓉、草果、荜茇等3味洗净切片并装入布袋，一同放入锅内；加水适量，熬煮成汤汁，去掉药袋；以此汤汁煮面就，加葱、姜等五味调料即成。

【适应证】补肾强腰。适用于不孕症或下元久虚、腰肾受损、腰痛乏力、不能久立等症。

【用法】佐餐食用。凡阴虚有火者不宜服用。

羊骨核桃汤

【组成】羊骨300克，核桃仁50克。

【制法】将羊骨洗净，放入砂锅中，加水适量，先用武火煮沸，再转用文火煎煮2小时，投入洗净的核桃仁，继续用文火炖煮1小时左右即成。

【适应证】壮腰补肾，强筋健骨。适用于肾精亏虚、腰腿酸痛、下肢萎弱等症。

【用法】饮汤吃核桃肉。

猪肾狗脊续断汤

【组成】猪肾1个，狗脊20克，续断10克。

【制法】将狗脊加工洗净，切片；续断切片；猪肾切成两片，去躁腺筋膜，洗净后与狗脊、续断一同入锅，加水适量；用武火煮沸，再转用文火煎熬30分钟左右即成。

【适应证】补肝肾，强腰膝。适用于肝肾不足所致的腰腿疼痛等。

【用法】日服1次，饮汤吃猪腰子。

补气活血汤

【组成】赤小豆250克，红枣200克，红糖150克。

【制法】将赤小豆洗净，放入砂锅中，加水煮至快熟时加入洗净的红枣，同煮至熟，再加红糖，煮沸即成。

【适应证】补气，活血，安神。适用于年老体弱、腰腿酸痛等症。

【用法】不拘时食用。

乌龟杜仲汤

【组成】乌龟肉100克，杜仲10~15克，精盐少许。

【制法】将杜仲洗净，水煎取汁备用；乌龟杀后去肠杂，清洗干净，入锅，加水适量，煮沸5分钟剥去外壳，与杜仲汁一同用小火炖至肉烂，加精盐少许即成。

【适应证】滋补肝肾，强腰膝。适用于肝肾两虚之腰膝酸痛。

【用法】佐餐食用，饮汤吃肉。

糖尿病

猪脊骨红枣莲子羹

【组成】猪脊骨 1 具，红枣 150 克，莲子（去心）100 克，木香 3 克，甘草 10 克。

【制法】将猪脊骨洗净剁碎，木香与甘草入布袋，红枣、莲子洗净，一同入锅，加水适量，用武火煮沸后转用文火炖煮 4 小时，去药袋即成。

【适应证】补脾益肾，生津止渴。适用于糖尿病之消渴、善饥、尿多等症。

【用法】分顿食用，以喝汤为主，并可吃肉、红枣、莲子。

猪肚羹

【组成】肥猪肚 1 具，豆豉、葱白各适量。

【制法】先将猪肚洗净，放入开水锅中煮至猪肚将熟，再加入葱白、豆豉、盐调味，捞出猪肚切片即成。

【适应证】补脾益气。适用于糖尿病消渴。

【用法】空腹食用，渴则饮羹。

鲤鱼赤豆汤

【组成】鲤鱼 1 条（重约 1000 克），赤豆 50 克，陈皮、辣椒、草果各 6 克，葱、生姜、胡椒、精盐、鸡汤各适量。

【制法】鲤鱼去鳞、鳃及内脏，洗净；将赤豆、陈皮、辣椒、草果洗净放入鱼肚内，再放入盆中，加生姜、葱、胡椒、盐，灌入鸡汤，上笼蒸约 1.5 小时即成。另将葱丝或绿叶蔬菜用汤略烫，投入鱼汤中即可食用。

【适应证】健脾，解毒，利水消肿。适用于消渴、水肿、黄疸、脚气、小便频数等症。

【用法】吃鱼喝汤，每日 1~2 次。

猪胰玉米须汤

【组成】猪胰 1 个，玉米须 30 克，食盐适量。

【制法】将猪胰洗净切成条块，玉米须洗净，一同放入锅中，加水适量和精盐少许，先用武火煮沸，再转用文火炖煮 60 分钟，至猪胰熟烂即成。

【适应证】滋阴清热，润燥止渴。适用于肺胃阴虚所引起的糖尿病。

【用法】饮汤吃猪胰。

猪胰黄芪汤

【组成】猪胰 1 个，黄芪 60 克，薏苡仁 30 克，淮山药 120 克。

【制法】先将猪胰洗净，切块；黄芪洗净切成小片，装入布袋内；薏苡仁用水浸泡一夜；山药切成片或丝；再将猪胰、薏苡仁、黄芪、淮山药一同放入锅中，加入煮汤，汤沸后再煮片刻，去黄芪不用，稍加调味即成。

【适应证】益气健脾，润燥止渴。适用于因气化不利、津液不能上蒸之消渴病。

【用法】饮量不拘，日食 3 次。

猪脊骨土茯苓汤

【组成】猪脊骨 500 克，土茯苓 50~100 克。

【制法】先将猪脊骨洗净剁碎，放入锅中，加水适量，小火炖煮，熬汤至 1200 克，去猪脊骨及浮油，加入土茯苓，再熬汤至 800 克即成。

【适应证】健脾利湿，补阴益髓。适用于糖尿病。

【用法】日服 1 剂，分 2 次服完。

羊肚汤

【组成】羊肚 1 具，葱白、精盐、味精适量。

【制法】先将羊肚洗净切块。入锅，加水适量，然后用武火煮沸后转用文火慢炖至羊肚将熟，加入葱白、精盐、味精调味，继续煮至羊肚熟烂即成。

【适应证】补益脾胃。适用于脾胃虚弱所致的多饮、多食、多尿、消瘦等症。

【用法】空腹食用羊肚，饮汤。

兔肉汤

【组成】兔 1 只，精盐、味精适量。

【制法】将兔子宰杀去皮和内脏，洗净切成肉块，放入砂锅中，加水适量，先用武火煮沸，再用文火煨炖 2~3 小时，待兔肉熟烂时加入精盐和味精调味即成。

【适应证】滋阴润燥，清热凉血。适用于阴虚燥热所引起的糖尿病，以及阴虚血热所致的吐血、便血等症。

【用法】饮汤吃兔肉。

鸽肉银耳汤

【组成】白鸽 1 只，银耳 30 克。

【制法】将白鸽去毛及内脏，切块，与水发洗净的银耳一同放入砂锅中，加水适量，先用武火烧开，再转用文火慢炖至白鸽肉熟烂即成。

【适应证】滋阴润燥。适用于糖尿病、口渴饮多等症。

【用法】饮汤吃鸽肉和银耳，分2次食用。

水 肿

羊肺羹

【组成】羊肺1具，羊脂、赤小豆各100克，陈皮、葱、胡椒、精盐、酱油、酵母面各适量。

【制法】先将羊肺、羊脂、赤小豆洗净，放入锅中，再将陈皮、葱、胡椒装入纱布袋内，一同入锅，加清水适量，用武火煮沸后转用文火慢炖至肉熟豆烂，加入精盐、酱油、酵母粉、味精，如常法作羹即成。

【适应证】补益肺脾，通调水道。适用于肺脾气虚所致的面浮肢肿、小便不利、腹胀等症。

【用法】吃羊肺喝羹汤。

鲫鱼赤小豆汤

【组成】鲜鲫鱼1条（重250克），赤小豆15克，商陆9克。

【制法】先将鲫鱼去鳞、鳃及内脏并洗净，再将洗净切碎的商陆及赤小豆置于鱼腹中，开口处用线缚住；鱼放入锅内，先用武火煮沸，再转用文火煎煮，待鱼肉熟烂即成。

【适应证】补虚，利水，肖肿。适用于脾虚、慢性肾炎水肿、营养不良性浮肿等症。

【用法】饮汤，隔日1剂，服3~4剂为一疗程。

薏苡仁冬瓜汤

【组成】冬瓜500克，水发薏苡仁100克，生姜、熟鸡油各10克，大葱3克，香葱末7克，黄酒5克，精盐2克，味精1克。

【制法】先将冬瓜刮去皮，洗净切成块；生姜洗净拍碎，与洗净的大葱打成葱结。净锅置中火上，加清水烧开，放入冬瓜、薏苡仁、大葱、黄酒，煮熟去姜葱，下熟鸡油、精盐、味精、香葱花即成。

【适应证】清热利水，健脾减肥。适用于身体肥胖、水肿、小便不利等症。

【用法】饮汤吃冬瓜。

豌豆苗汤

【组成】豌豆苗 100 克，植物油、精盐、味精各适量。

【制法】将豌豆苗洗净，沥干；将植物油放入锅内烧热，加入盐、味精，滚沸时将汤倒入盛有豌豆苗的大碗内。

【适应证】利尿，解酒毒。适用于水肿。

【用法】日服 2 次。

黄鱼汤

【组成】黄鱼 3 条，绿豆 100 克，大蒜 3 瓣，黄酒、葱、生姜、胡椒粉、味精各适量。

【制法】将黄鱼剖杀洗净，放入锅内，再加入洗净的绿豆、大蒜和清水适量，入黄酒、葱段、生姜片，用武火煮沸，再转用文火慢炖至鱼肉和绿豆熟烂，加味精调味即成。

【适应证】补益脾胃，利水消肿。适用于脾虚水泛所致的肢体水肿、腹水、湿痹等症。

【用法】饮汤吃鱼肉和绿豆。

野鸭花生冬瓜皮汤

【组成】野鸭肉 250~300 克，花生仁 50 克，冬瓜皮 100 克。

【制法】先将野鸭去毛及肠杂，洗净切块，与洗净的花生仁、冬瓜皮一同入锅，加水适量，然后用武火煮沸，再转用文火慢炖至鸭肉熟烂即成。

【适应证】补气养阴，利尿消肿。适用于营养不良性水肿。

【用法】饮汤吃野鸭肉和花生仁。

鲫鱼冬瓜皮汤

【组成】鲜鲫鱼 1 条（重约 250 克），冬瓜皮 60 克，薏苡仁 30 克，生姜、精盐各适量。

【制法】将鱼去鳞、鳃及内脏，洗净后放入锅内，冬瓜皮、薏苡仁洗净后也一同入锅，酌加生姜、精盐等调料，用武火煮沸，再转用文火煎煮 30~40 分钟，待薏苡仁熟烂即成。

【适应证】补脾益气，利水消肿。适用于脾虚所致的水肿、尿少等症。

【用法】饮汤吃鱼肉。

鲤鱼黄芪汤

【组成】鲜鲤鱼 1 条（重约 500 克），黄芪 30 克，生姜、葱、蒜、精盐各适量。

【制法】将鲤鱼去鳞、鳃及内脏，洗净后与黄芪一同放入锅内，酌加生姜、精盐，用武火煮沸，再转用文火慢炖，待鱼肉熟烂时加入葱、姜，稍沸即成。

【适应证】补益脾胃，利水消肿。适用于脾虚水泛所致的肢体浮肿、腹胀、关节肿痛等症。

【用法】饮汤吃鱼肉。

中 暑

海带冬瓜豆瓣汤

【组成】浸发海带、去皮蚕豆瓣各 50 克，冬瓜 250 克，香油、精盐各适量。

【制法】先将海带洗净，切成块，与蚕豆瓣一同下锅，用香油炒一下，然后加水 200 克，加盖烧煮，待蚕豆瓣将熟时，再把切成长方块的冬瓜和盐一并放入，继续烧至冬瓜九成熟，即可停火出锅。

【适应证】清暑利尿。适用于中暑头晕、头痛、燥渴。

【用法】佐餐食用。凡对蚕豆过敏者不宜服用。

灯心花苦瓜汤

【组成】灯心花 4~6 扎，鲜苦瓜 150~200 克。

【制法】将灯心花洗净后放入锅中，苦瓜切开去瓤和籽后放入锅中，加清水适量，煎汤即成。

【适应证】清暑除热，清心降火，利尿通淋。适用于中暑身热、暑天烦渴、小便短赤、风热赤眼等。

【用法】不拘时饮用。

百合绿豆汤

【组成】百合、绿豆各 30 克，冰糖适量。

【制法】先将百合、绿豆分别洗净，一同放入砂锅中，再加水 1000 克，煎汤，加入冰糖调味即成。

【适应证】清暑解热，润肺滋阴。适用于暑热烦渴、疮疖肿毒等症，也可用于预防中暑。

【用法】经常饮用。

盗 汗

羊肚黑豆黄芪汤

【组成】羊肚1具,黑豆50克,黄芪30克,精盐少许。

【制法】将羊肚洗净切片,与洗净的黄芪、黑豆一同入锅,加水适量,用武火煮沸,再转用文火慢炖至肉烂熟,加精盐少许调味即成。

【适应证】益气补虚,止汗。适用于阴亏虚所致的盗汗、自汗等症。

【用法】喝汤吃羊肚和黑豆。

豆麦汤

【组成】黑豆、浮小麦各30克,莲子7克,黑枣7个,冰糖适量。

【制法】先将黑豆、浮小麦加水煮,去渣取汁;然后用此汁煮莲子、黑枣至熟,加冰糖调味即成。

【适应证】补益心肾,固涩敛汗。适用于因心肾不安而引起的心烦、失眠、盗汗、神疲乏力、记忆力减退、健忘等症。

【用法】不拘时食用。

菠菜豆腐汤

【组成】菠菜100克,豆腐2块,葱、生姜、植物油、清汤、精盐各适量。

【制法】先将菠菜洗净,豆腐切块,分别用开水烫2~3分钟,捞出沥水,然后将炒锅加热,放入植物油少许,下葱丝、姜丝炸香,将豆腐块入锅,略炒一下,加清汤半碗,煮沸后加菠菜,用精盐调味即成。

【适应证】宽中益气,止渴润燥,和脾胃,补血。适用于小儿贫血、盗汗、舌燥咽干、大便秘结。

【用法】趁热饮汤吃菠菜和豆腐,日服2次,经常食用。

牡蛎海带汤

【组成】鲜牡蛎25克,海带50克,猪脂、精盐各适量。

【制法】将牡蛎洗净切成片,备用;海带胀发洗净切成丝,放入砂锅中,加水适量,先用武火煮沸,待海带丝熟软后放入牡蛎肉,再用武火煮沸,加精盐、猪脂调味,稍煮即成。

【适应证】滋养补虚,软坚散结。适用于阴虚所致的潮热盗汗、心烦失眠等症。

【用法】佐餐食用，饮汤吃肉。

蛤肉麦冬汤

【组成】蛤蜊肉 100 克，麦门冬 15 克，地骨皮 12 克，小麦 30 克。

【制法】将蛤蜊肉洗净切成片，与洗净的麦门冬、地骨皮、小麦一同入锅，加水适量，先用武火煮沸，再转用文火慢炖至肉熟烂即成。

【适应证】滋肺肾，退虚热。适用于肺肾阴虚所致的盗汗、骨蒸潮热、咽干口渴等症。

【用法】佐餐食用，饮汤吃肉。凡阳虚体质和脾胃阳虚所致的腹痛腹泻者不宜服用。

银耳冰糖汤

【组成】银耳 10 克，冰糖 30 克。

【制法】将银耳用清水泡发后与冰糖一同入锅，加水适量，用武火煮沸，再转用文火煎熬约 1 小时，至银耳熟烂即成。

【适应证】滋阴润肺，清热和营。适用于肺阴亏虚所致的干咳、咯血、潮热、盗汗和阴虚内热所致的头晕耳鸣、颧红口干、大便秘结等症。

【用法】当点心食用。

燕窝洋参汤

【组成】燕窝 8 克，西洋参 5 克，冰糖 30 克。

【制法】将燕窝放入碗中，用温水浸泡至松软时除去燕毛，并用清水洗净，沥干水分，撕成条，放入干净碗中备用；西洋参润软切片，与燕窝、冰糖一同入锅，加水适量，烧开后用文火炖 30 分钟左右，至燕窝烂即成。

【适应证】滋阴益气，润肺止咳。适用于肺气阴虚所致的干咳痰少、咯血、潮热盗汗、自汗、气短等症。

【用法】当点心食用。

木耳红枣汤

【组成】黑木耳、红枣各 20 克，黄芪、芍药各 10 克，冰糖适量。

【制法】先将黄芪、芍药捣成粗末，入布袋；黑木耳用清水泡发洗净，红枣洗净，与药袋一同入锅；加水 800 克煎煮至 500 克，去药袋，加入冰糖调味，再煎煮 10 分钟即成。

【适应证】益气养阴。适用于盗汗、自汗。

【用法】日服 1 剂，分 3 次服用，连服数日。

自 汗

牡蛎黄芪小麦汤

【组成】 鲜牡蛎 18 克，黄芪 15~24 克，小麦 30 克。

【制法】 先将牡蛎洗净切成片，放入砂锅中，加水适量，用武火煮沸，待 30 分钟后下黄芪、小麦，一同煎煮约 1 小时即成。

【适应证】 益气，固表，止汗。适用于气虚自汗。

【用法】 饮汤，日服 1 剂。

牛肉北芪浮小麦汤

【组成】 鲜牛肉 250 克，北黄芪、浮小麦各 30 克，淮山药 15 克，生姜 6 克，红枣 25 克，精盐、葱、黄酒各适量。

【制法】 将牛肉洗净切块，与洗净的北芪、浮小麦、淮山药、红枣、生姜、葱、黄酒一同放入砂锅内，加水适量，用武火煮沸后转用文火炖 2 小时，加精盐调味即成。

【适应证】 益气固表，止汗。适用于气虚所致的自汗症。

【用法】 佐餐食用。

小麦红枣桂圆汤

【组成】 小麦 50 克，红枣 30 克，桂圆肉 15 克。

【制法】 将小麦去壳，红枣水泡去核，桂圆剥壳取肉，一同入锅，加水适量，先用武火煮沸，再转用文火煎煮 60 分钟左右即成。

【适应证】 益气养血，补虚止汗。适用于气虚所致的自汗、精神紧张时出汗尤多等症。

【用法】 饮汤吃红枣和桂圆肉。

太子参乌梅甘草汤

【组成】 太子参 15 克，乌梅 10 克，甘草 3 克，冰糖适量。

【制法】 将太子参、乌梅、甘草放入锅内，加清水适量，浸泡 30 分钟后用武火煮沸，再转用文火沸熬 60 分钟左右，去渣取汁，加冰糖调味即成。

【适应证】 补肺健脾，补气生津。适用于气阴不足之口渴欲饮、自汗、肺虚咳嗽、体弱易倦、易感冒等症。

【用法】 不拘时饮用。

人参莲肉汤

【组成】白人参 10 克，莲子（去皮去心）10 枚，冰糖 30 克。

【制法】将人参、莲子肉放在碗中，加清水适量，泡发后，再加冰糖，隔水蒸约 1 小时即成。

【适应证】健脾益胃，补气强身。适用于中老年人病后体虚、气弱、脾虚、食少、疲倦、自汗、泄泻等症。

【用法】顿服，饮汤吃莲肉，日服 1 次。人参可连续使用 3 次，次日可再加莲子和冰糖如上法蒸制，第 3 次可连同人参一起食用。

甲状腺肿大

海带排骨汤

【组成】海带 50 克，排骨 200 克，黄酒、精盐、味精、白糖、葱段、姜片各适量。

【制法】先将海带用水泡发好，洗净切丝；排骨洗净斩块；然后将锅烧热，下排骨煸炒一段时间，加入黄酒、精盐、白糖、葱段、姜片和清水适量，烧至排骨熟透，加入海带丝烧至入味，加味精调味即成。

【适应证】软坚化痰，清热利水。适用于皮肤瘙痒、甲状腺肿大、颈淋巴结核等症。

【用法】佐餐食用。

猪胰淡菜汤

【组成】猪胰 1 个，淡菜 60 克。

【制法】先将猪胰洗净切成条块；淡菜洗净后用清水浸泡约 20 分钟，放入锅中，加水煨汤，等煮开后 10 分钟再加入猪胰；再煨煮，稍加调味即成。

【适应证】益肺补脾，润燥止渴。适用于糖尿病、甲状腺肿大、毛发枯少、产后虚弱消瘦等症。

【用法】不拘时食用。

紫菜萝卜汤

【组成】紫菜 15 克，白萝卜 250 克，陈皮 2 片。

【制法】将白萝卜洗净切丝，紫菜、陈皮剪碎，一同放入锅内，加水适量，煎煮 30 分钟，出锅前可酌加精盐等调味即成。

【适应证】软坚散结，消瘦。适用于甲状腺肿大、淋巴结结核等。

【用法】吃萝卜喝汤，日服2次。

蚝豉海带发菜汤

【组成】蚝豉100克，海带25克，发菜15克。

【制法】将蚝豉、海带、发菜分别洗净，一同入锅，加水适量，煮汤。

【适应证】滋阴，养血，清热，化痰，软坚。适用于缺碘性青春期甲状腺肿大。

【用法】佐餐食用，日服1~2次。

海带肉丝汤

【组成】水发海带、猪瘦肉各250克，胡萝卜150克，精盐、味精、酱油、花椒水、葱丝、姜丝、蒜片、猪肉汤各适量。

【制法】先将猪肉、胡萝卜洗净切成细丝，再将锅烧热，放入肉丝煸炒至白色时加入酱油、花椒水、葱、姜、蒜，继续煸炒至肉丝熟透，加入肉汤、精盐、海带丝、胡萝卜丝，撇去浮沫，加入味精即成。

【适应证】软坚化痰，清热利水。适用于甲状腺肿大、颈淋巴结核等。

【用法】佐餐食用。

甲状腺功能亢进症

蚝豉甲鱼汤

【组成】蚝豉100克，甲鱼肉50克，柏子仁、昆布、白芍、红枣各25克，酸枣仁5克。

【制法】将甲鱼放沸水锅中烫死，剁去头爪，揭去硬壳，掏出内脏洗净，将肉切成1厘米见方的块，与洗净的蚝豉、柏子仁、酸子仁、昆布、白芍、红枣一同放入砂锅内，加水适量，用武火煮沸后转用文火，炖至甲鱼肉熟烂即成。

【适应证】滋阴补血，清热化痰，消肿散结，养心除烦。适用于甲状腺功能亢进症引起的心悸失眠、手颤。

【用法】温热食用，日服2次。

萝卜海带牡蛎汤

【组成】萝卜250克，海带50克，生牡蛎30克，海蛤壳、陈皮各10克，鸡油、味精、精盐各适量。

【制法】将海带、陈皮、生牡蛎、海蛤壳洗净，一同入锅，加水适量，同煮 40 分钟后将药液滤出；捡出海带切丝，把萝卜切块，一同放入煎好的药液中，加少量的鸡汤或肉汤、盐、味精，上火煮至萝卜熟而进味即成。

【适应证】软坚散结，理气化痰。适用于气郁痰凝型甲状腺功能亢进症。

【用法】吃菜喝汤。

癫 痫

驴肉汤

【组成】驴肉 300 克，豆豉 20 克，黄酒、生姜、葱、五香粉、味精、精盐、香油各适量。

【制法】将驴肉洗净切成小块，豆豉洗净去杂质，一同入锅，加精盐、葱段、生姜片和清水适量，先用武火煮沸，再转用文火煎熬 1 小时左右，至驴肉熟烂汤将成时，加味精、五香粉、香油调味即成。

【适应证】补益心气，安神定志。适用于癫疯狂躁、神志不安（症见忧闷不乐，喜悲欲哭）以及妇女更年期综合征。

【用法】空腹饮汤吃驴肉。

第三章 治疗儿童疾病的汤膳

小儿感冒

萝卜姜枣汤

【组成】白萝卜 1 个，生姜 1 块，红枣 3 枚，蜂蜜 30 克。

【制法】将白萝卜、生姜分别洗净，晾干，切成薄片备用；取白萝卜 5 片、生姜 3 片、红枣 3 枚，一同入锅，加水 400 克，煮沸 20 分钟，去渣，加入蜂蜜，再稍煮即成。

【适应证】辛温解表，止咳化痰。适用于小儿风寒感冒、咳嗽、鼻流清涕。

【用法】频频饮用。

人乳葱白香菇汤

【组成】葱白1根，香菇1枚，母乳30~50克。

【制法】以上3味隔水炖熟，去渣后放进奶瓶中喂婴儿。

【适应证】发表，解毒，清肺，益胃。适用于新生儿出现鼻塞、气粗、流涕等症状之风寒型感冒。

【用法】日服1剂，连服2~3剂。

生姜秋梨汤

【组成】生姜5片，秋梨1个，红糖适量。

【制法】将生姜、秋梨洗净，切成薄片，放水锅内，加水800克，先用大火煮沸，再改用文火煎15分钟，加入红糖即成。

【适应证】发汗驱寒，止咳化痰。适用于小儿受凉感冒咳嗽、鼻塞不通。

【用法】趁热喝汤吃梨，每日1剂，分1~2次服用，连服3天，月及汤后盖被取微汗，避风。

小儿夏季热

莲子羹

【组成】去心干莲子30~50克，冰糖适量。

【制法】将莲子用温水洗净，浸泡发好，放入锅中，加水适量，煮至熟透，再加冰糖调味即成。

【适应证】清心益脾，养心安神。适用于小儿夏季热、汗出过多乃至心气受损、心悸不宁等。

【用法】当点心食用。

冬瓜百合汤

【组成】鲜冬瓜150克，百合10克，白糖适量。

【制法】将冬瓜切片，与百合一同入锅，加水适量，大火煮沸后改用小火煮至冬瓜烂，加入白糖即成。

【适应证】清热养心，养胃生津。适用于小儿暑季饮食下降、体重减轻、口渴少尿。

【用法】饮汤吃瓜和百合，日服1剂，分多次服完，连服3~5天。

小儿咳嗽

银耳冰糖鸭蛋羹
【组成】水发银耳 100 克，鸭蛋 1 个，冰糖适量。
【制法】先将水发银耳洗净切碎，入锅，加水适量，炖至汁稠；然后将鸭蛋去黄留清，入锅搅匀，加入冰糖溶化调味即成。
【适应证】补阴润肺，止咳化痰，益气和胃，清热生津。适用于小儿阴虚久咳。
【用法】日服 3 次，温服。

苏陈皮萝卜汤
【组成】紫苏、陈皮各 3 克，白萝卜片 5 克，红糖 20 克。
【制法】将紫苏、陈皮、白萝卜片、红糖一同放入锅中，加水 400 克，煮沸后改用文火煎至 200 克，去渣取汤即成。
【适应证】散寒，止咳，解表，理气。适用于小儿咳嗽怕冷、舌苔薄白、鼻塞不通。
【用法】趁热服用，日服 1 剂，连服 3 天。

百日咳

川贝冰糖米汤
【组成】川贝母 9 克，冰糖 15 克，米汤 150~200 克。
【制法】煮饭时等饭滚后取米汤，放入川贝母及冰糖，隔水炖熟。
【适应证】润肺，化痰，止咳。适用于小儿百日咳、咳嗽、支气管炎等症。
【用法】每日早晚各服 1 次，5 岁以下小儿用量减半。

罗汉果柿饼汤
【组成】罗汉果半个，柿饼 2~3 个，冰糖适量。
【制法】将罗汉果、柿饼分别洗净，一同入锅，加水 1000 克煎至 600 克，去渣，加冰糖调味即成。
【适应证】清肺热，祛痰止咳。适用于小儿百日咳。

【用法】日服1剂，分3次服完。

麻　疹

香菜胡萝卜汤

【组成】鲜香菜150克，胡萝卜200克，鲜荸荠100克。

【制法】将香菜、胡萝卜、鲜荸荠分别洗净，切碎，一同入锅，加清水1200克，煎煮至800克，去渣留汁即成。

【适应证】祛风透疹，清热生津，止咳消胀。适用于小儿麻疹透发不畅，咽干咳嗽，消化不良。

【用法】日服1剂，分2~3次服完，连用3天。

樱桃三豆羹

【组成】樱桃、绿豆、赤小豆、黑豆各30克。

【制法】将樱桃洗净，入锅，加水先煎约1小时，去核后加入洗净的绿豆、赤小豆、黑豆同煮至豆烂即成。

【适应证】解毒透疹，发汗解表。可用于预防麻疹和小儿麻疹初期的治疗。

【用法】日服1剂，分早晚2次温服。

鲫鱼豆腐汤

【组成】鲫鱼2条，豆腐250克，精盐适量。

【制法】先将鲫鱼去鳞、鳃及肠杂，洗净，入锅，加水适量，用旺火烧开后改用小火炖熟，再加入切成小块的豆腐，继续炖30分钟，至汤成乳白色，加精盐少许调味即成。

【适应证】清热散血，和胃消胀，止咳喘。适用于麻疹出齐后出现的咳嗽咽痛、饮食不多、大便干。

【用法】趁热饮汤，吃豆腐和鱼，连服3天。

风　疹

鲫鱼竹笋汤

【组成】鲫鱼、鲜竹笋各250克，精盐、味精各适量。

【制法】将鲤鱼去鳞、鳃及肠杂并洗净，竹笋去皮、根并洗净切碎，一同入锅，加水适量，煮汤至鱼肉熟烂，加入精盐、味精调味即成。

【适应证】益气，清热。适用于小儿麻疹、风疹、水痘初起。

【用法】日服 3 次，随量食用。

水 痘

绿豆海带汤

【组成】绿豆 50 克，海带 100 克，红糖适量。

【制法】将绿豆洗净，海带洗净切碎，一同放入锅中，加清水。

【适应证】清热解毒，祛痘消疹。适用于小儿水痘。

【用法】日服 1 剂，分早晚 2 次服。

香菜板栗荸荠汤

【组成】鲜香菜、干板栗、鲜荸荠各 150 克，胡萝卜 200 克。

【制法】先将香菜、胡萝卜、干板栗、鲜荸荠洗净，然后切碎，一同放入锅中，加清水适量，煎沸后取汤 800 克，去渣即成。

【适应证】透发痘疹。适用于小儿水痘。

【用法】日服 1 剂，分 2 次温服，连用 3~5 天。

流行性腮腺炎

冰糖鸭蛋羹

【组成】冰糖 30 克，鸭蛋 1 个。

【制法】先将冰糖砸碎，放入碗中，并加热水适量，使冰糖溶化，然后打入鸭蛋，搅和均匀，放入锅中，隔水蒸熟即成。

【适应证】清热解毒，润肺止咳。适用于流行性腮腺炎、百日咳伴咳痰黏稠、小便黄。

【用法】日服 2 次，早晚餐食用，连服 7 天。

黄花菜汤

【组成】鲜黄花菜 50 克（干品 20 克），精盐适量。

【制法】将黄花菜洗净，放入锅中，加水适量煎煮，最后加精盐调味即成。

【适应证】清热，消肿，利尿，养血平肝。适用于流行性腮腺炎。

【用法】吃菜喝汤，每日 1 次。

流行性脑脊髓膜炎

生石膏荸荠汤

【组成】荸荠 250 克，生石膏 30 克。

【制法】将荸荠洗净，去皮，与生石膏共放在锅内，加水适量，煎煮 30 分钟，加少许冰糖调味即成。

【适应证】清热解毒，生津止渴。适用于预防流行性脑脊髓膜炎及治疗热性病、烦渴等。

【用法】吃芋算喝汤，不拘时，日服 1 剂。

小儿淋巴结核

紫菜鸡蛋汤

【组成】紫菜 10 克，鸡蛋 1 个。

【制法】先将紫菜用温水浸泡 30 分钟，使其发开，再用清水漂洗干净，入锅。加水 200 克，置旺火上烧沸，打入鸡蛋，搅拌均匀即成。

【适应证】软坚散结。适用于小儿淋巴结核。

【用法】日服 1 剂，分 1~2 次吃完，也可当菜下饭吃。连吃 1~2 个月。

小儿肾结核

荠菜鸡蛋汤

【组成】鲜荠菜 150 克（或风干荠菜 50 克），鸡蛋 1 个。

【制法】将荠菜择洗干净，入锅，加清水 400 克，煮沸 20 分钟左右，打入鸡蛋搅拌均匀，继续煮约 5 分钟，用少许食盐调味。

【适应证】凉血止血。适用于小儿肾结核、血尿。

【用法】吃蛋喝汤，日服 1 剂，分 2 次服完。服前加热，连服 3 个月。一般连服 10 天即可止血。

小儿肾炎

鲫鱼冬瓜汤
【组成】鲫鱼 250 克，冬瓜 500 克。
【制法】将鲫鱼去鳞、鳃及肠杂，洗净；冬瓜去皮洗净切成块，与鲫鱼一同入锅，加水适量，煎汤。
【适应证】清肺利尿，消肿。适用于小儿肾炎急性期。
【用法】吃鱼饮汤，日服 2 次。

茅根汤
【组成】干白茅根 250 克，白糖 25 克。
【制法】先将干品白茅根洗净切碎，放入砂锅内，加水适量，煎汤去渣，然后加入白糖即成。
【适应证】清热利尿。适用于小儿急性肾炎。
【用法】日服 1 剂，分 2~3 次温服，连服 1~2 周，直至肾炎痊愈。

瓜皮赤豆汤
【组成】冬瓜皮、西瓜皮、白茅根各 20 克，玉米须 15 克，赤小豆 200 克。
【制法】先将赤小豆洗净放入砂锅中，加入温水适量，浸泡 1~2 小时，再把冬瓜皮、西瓜皮、白茅根、玉米须一同放入砂锅中，加冷水适量，用武火烧开后转用文火炖约 3 分钟即成。
【适应证】利尿消肿。适用于小儿急性肾炎所致的小便不利、全身水肿。
【用法】日服 1 剂，分 3 次温服，直至水肿消退。

鲤鱼冬瓜赤豆汤
【组成】鲤鱼 250 克，冬瓜 500 克，赤小豆 30 克。
【制法】将鲤鱼去鳞、鳃及肠杂，洗净；冬瓜去皮洗净并切成块，与鲤鱼、赤小豆一同入锅，加水适量，煎汤。
【适应证】清热，利尿，消肿。适用于小儿肾炎急性期。
【用法】吃鱼饮汤，日服 2 次。

小儿自汗、盗汗

泥鳅汤

【组成】泥鳅 150 克，精盐少许。

【制法】先将泥鳅养在盆中，隔一宿，然后放入热水盆内，洗去黏液污物，剖腹去肠杂，再放入热油锅内，油煎至呈金黄色，加入清水 400 克，煮汤至 200 克，熟后加精盐少许，调好味即成。

【适应证】补中益气，祛风利湿。适用于小儿盗汗、虚汗、水肿、急慢性肝炎、湿热黄疸、皮肤瘙痒等病症。

【用法】日服 1 次，吃鱼饮汤。

羊肉黄芪桂圆汤

【组成】羊肉 90 克，黄芪、山药各 15 克，桂圆肉 10 克，精盐、香油各适量。

【制法】将羊肉洗净，切成丝；山药去皮洗净捣碎，与羊肉丝、桂圆肉、黄芪一同放入砂锅中，加水 800 克，加热煮沸后改用文火炖至羊肉熟烂汤浓，拣去黄芪，加入精盐、香油调味即成。

【适应证】补脾益肾，补气升阳，固表止汗，宁心安神。适用于小儿病后体弱盗汗、自汗、饮食量少。

【用法】饮汤吃羊肉和桂圆肉，7~8 岁小儿可 1 次吃完，7 岁以下小儿可分 2~3 次吃完，日服 1 剂，连服 15 天为一疗程。

小儿贫血

桂圆薏苡仁莲子羹

【组成】桂圆肉 30 克，薏苡仁 50~100 克，莲子 100 克，冰糖适量。

【制法】将莲子用水泡发，去皮去心，与洗净的桂圆肉、薏苡仁一同放入砂锅中，加水适量，煎煮至莲子酥烂，加冰糖调味即成。

【适应证】补心血，健脾胃。适用于小儿营养不良以及小儿贫血、肌肉消瘦、毛发不荣等。

【用法】睡前服用，每周 1 次，可经常服用。

小儿泄泻

胡萝卜汤

【组成】新鲜胡萝卜适量。

【制法】先将新鲜胡萝卜洗净，从上至下切开，剔去中心白茎，再切成丝或小块，置锅内用水煮烂后用纱布挤压过滤，然后再用挤压后的萝卜泥状物加2倍的水或米汤煮汤，加糖适量即成。

【适应证】健脾和胃，补中益气。适用于小儿慢性腹泻。

【用法】轻度腹泻者在两餐之间饮服，每日3~4次，每次100~500克；中度腹泻者胡萝卜汤可与牛奶交叉食用，隔顿饮胡萝卜汤和牛奶同量；重度腹泻者全部停用其他食物，只饮胡萝卜汤。以上3种病情好转后可逐渐减少饮量。

小儿厌食

麦芽奶粉汤

【组成】大麦芽50克，奶粉、蜂蜜各15克，鸡内金10克。

【制法】将大麦芽、鸡内金微炒，加水煎汤，去渣取汁，冲煮奶粉，调入蜂蜜即成。

【适应证】调脾胃，消食滞。适用于哺乳期幼儿厌食。

【用法】日服1剂，连续服用。

泥鳅山药汤

【组成】泥鳅250克，山药50克，红枣10枚，生姜、精盐、味精、花生油各适量。

【制法】先将泥鳅养在清水盆中，滴几滴植物油，每天换水1次，令泥鳅吐尽肠内脏物，一周后取出泥鳅；锅内放花生油适量，烧至热，加几片生姜，然后将泥鳅于锅中煎至金黄；加水1200克，放入山药、红枣，用武火煮沸后转用文火煎熬30分钟左右，加精盐、味精调味即成。

【适应证】健脾和胃，补气养血。适用于小儿营养不良、厌食等症。

【用法】经常食用。

小儿疳积

猪肝独脚金汤

【组成】猪肝 100 克，独脚金 15 克，精盐适量。

【制法】将猪肝洗净切片，与洗净的独脚金一同放入砂锅，加水 800 克煎煮至 400 克，去药渣，加精盐调味即成。

【适应证】健脾，消食，明目，除疳积。适用于夜盲症、小儿疳积等症。

【用法】饮汤吃猪肝。

鲫鱼消积汤

【组成】鲫鱼 1 条（重约 150 克），独脚金、鸡内金各 15 克，精盐适量。

【制法】先将独脚金、鸡内金洗净入布袋，然后将鲫鱼去鳞、鳃及内脏，洗净，与药袋一同放入砂锅中，加水适量，煮汤至鱼肉熟烂，去药袋，加入精盐调味即成。

【适应证】健脾益胃，消积化食。适用于小儿疳积。

【用法】每日早晚各服 1 次，趁热服用。

小儿肝炎

泥鳅木耳汤

【组成】泥鳅 250 克，水发黑木耳 150 克，水发黄花菜 30 克，精盐适量。

【制法】先将泥鳅养在盆中，隔一宿，然后放入热水盆内，洗去黏液污物，剖腹去肠杂，洗净切片；黄花菜洗净切碎，黑木耳洗净，与泥鳅一同放入砂锅，加水适量，炖汤至鱼肉熟烂，加精盐调味即成。

【适应证】暖中益气，清热解毒，利水消肿。适用于小儿急慢性肝炎、湿热黄疸、水肿等症。

【用法】日服 1 剂，分早晚 2 次温服，饮汤，吃鱼肉、黑木耳和黄花菜。

黄瓜秧鸡蛋汤

【组成】鲜黄瓜秧 1 根，鸡蛋 1 个。

【制法】将黄瓜秧洗净，剪断，加清水 500 克，煎煮 20 分钟，捞出黄瓜秧，打入鸡蛋，搅拌均匀即成。

【适应证】滋阴润燥，清热利尿，镇痛。适用于小儿黄疸型肝炎伴腹胀腹痛、食欲不振、小便色黄。

【用法】日服 2 次，连服 7 天为一疗程。

小儿佝偻病

清炖二骨汤

【组成】猪骨头、乌鱼骨各 250 克，精盐适量。

【制法】将猪骨头、乌鱼骨洗净，砸碎，加清水适量，炖至汤呈白色黏稠时，加精盐少许调味，弃渣饮汤。

【适应证】补虚益肾，补充钙质。适用于小儿软骨病、出齿不齐、发育缓慢、头颅畸形。

【用法】每日喝汤 1~2 次，经常食用。

猪骨醋汤

【组成】猪骨头适量，醋少许。

【制法】先将猪骨头洗净砸碎，加醋少许，加水适量，以浸没骨头为度，然后加少许葱、姜、味精、精盐，熬煮 3 小时，至汤浓即成。

【用法】每次饮汤 1 碗，日服 2~3 次。

小儿惊风

参胶蛋黄汤

【组成】西洋参 5 克，阿胶 6 克，冰糖适量，鸡蛋黄 1 个。

【制法】先将西洋参切片或切碎，入锅，加水适量，煎煮 30 分钟。另将阿胶焊化后加入蛋黄调匀，再加入西洋参汁和冰糖，调匀即成。

【适应证】滋阴息风，补正平肝。适用于小儿慢惊风、阴虚风动。

【用法】日服 1 剂，分早晚 2 次温服。

小儿弱视

鸡肝草决明鸡蛋汤

【组成】 草决明 9 克，鸡肝 1 个，鸡蛋 1 个。

【制法】 先将鸡肝洗净切片；草决明入锅煮沸 30 分钟，捞弃药渣，加入鸡肝片，打入鸡蛋，熟后即成。

【适应证】 清热，补肝，明目。适用于小儿夜盲症。

【用法】 吃肝喝汤，日服 1 剂，可代替中餐或晚餐食用。

猪肝苍术汤

【组成】 猪肝 50 克，炒苍术 3 克，精盐适量。

【制法】 先将苍术入锅，加水适量，煎煮 30 分钟，去渣取汁；再将猪肝洗净，切成片，倒入煮沸的药汁中，同煮至猪肝熟，加精盐调味即成。

【适应证】 养肝明目。适用于小儿夜盲症。

【用法】 吃肝喝汤，日服 1 剂。

兔肝枸杞女贞汤

【组成】 兔肝 1 个，枸杞子、女贞子各 10 克。

【制法】 将兔肝洗净切片，与洗净的枸杞子、女贞子一同放入砂锅内，加水适量，先用武火煮沸，再转用文火恨 30 分钟，煮至兔月干熟透即成。

【适应证】 补养肝肾，明目。适用于小儿夜盲症、身体虚弱等。

【用法】 吃肝喝汤，每日 1 次，分 3 次吃完。连服 6 天为一疗程。

小儿遗尿

乌龟狗肉汤

【组成】 乌龟肉、狗肉各 250 克，精盐、生姜、葱、黄酒、胡椒粉、味精各适量。

【制法】 将乌龟杀后去肠杂，洗净切块；狗肉洗净切块，与龟肉一同入锅，酌加生姜、葱、黄酒、精盐和清水适量；用武火煮沸，再转用文火煨炖 2 小时，至肉熟烂，加味精、胡椒粉调味即成。

【适应证】 滋肾固精，益气温阳。适用于小儿遗尿、阳区、早泄、夜多小便等症。

【用法】当点心食用。

小儿癫痫

猪蹄猪心汤

【组成】猪蹄2只，猪心1个，鲜地榆30克，调料适量。

【制法】将猪蹄、猪心、鲜地榆洗净，一同入锅，加水适量，加热煮沸巧分钟，改小火炖至肉烂汤浓，去地榆，加调料调味即成。

【适应证】凉血止血，镇静补心。适用于小儿癫疯。

【用法】吃肉饮汤，日服1次，1剂分3次服用，连吃3~5剂。注意汤的保存，防止变质。

鳖肉汤

【组成】甲鱼1只，精盐少许。

【制法】将甲鱼杀后去肠杂，清洗干净，入锅，加水适量，煮沸5分钟后剥去外壳；小火炖鳖肉，至肉烂后加精盐少许即成。

【适应证】滋阴除热，散结消痞。适用于小儿癫疯伴口干舌红、小便短赤。

【用法】吃肉饮汤，日服1次，连服7天为一疗程。以发病前服用为佳。

第四章　治疗妇科疾病的汤膳

痛　经

墨鱼当归汤

【组成】乌贼鱼250克，羊肉500克，当归、生姜各30克，淮山药60克，红枣10克，精盐适量。

【制法】 先将乌贼鱼放盆中，倒入清水适量，浸泡 3~4 小时，去乌贼骨、内脏，洗净；然后将羊肉洗净切成块，与乌贼鱼和洗净的当归、淮山药、红枣、生姜一同放入锅内，加清水适量，用武火烧沸，再用文火熬至烂熟，加精盐适量调味即成。

【适应证】 补血养肝，和血调经。适用于血虚瘀滞所致的妇女经血不调、痛经、带下等症。

【用法】 佐餐食用。凡阴虚火旺，湿热带下者不宜服用。

牛肉红花汤

【组成】 牛肉 750 克，红花、陈皮、葱、精盐各 5 克，白萝卜、胡萝卜各 150 克，黄酒 10 克，胡椒 0.5 克，味精 1 克，生姜 8 克。

【制法】 先将红花洗净，白萝卜、胡萝卜、牛肉洗净切块，姜、葱、陈皮洗净。净锅置旺火上，加入清水，下牛肉烧开，撇去浮沫，加入姜、葱、红花、陈皮，煮 1 小时后改用文火，去葱、姜和陈皮，加入胡椒粉，炖至七成熟时下胡萝卜和白萝卜，再炖至熟烂，加精盐、味精调味即成。

【适应证】 补脾胃，益气养血。适用于痛经、腰膝酸软、虚弱消瘦、纳差、气怯等症。

【用法】 分 5 次食用，日服 1 次。孕妇及月经过多者不宜服用。

乌鸡汤

【组成】 乌雄鸡 1 只，陈皮、良姜各 3 克，胡椒 6 克，草果 2 只，豆豉、葱、豆酱各适量。

【制法】 先将陈皮、良姜、胡椒、草果洗净，入布袋；再将乌雄鸡去毛及内脏，洗净后切成小块，与药袋同放砂锅内炖熟；加入葱、豆豉、豆酱，熬成汤即可。

【适应证】 温中健脾，补益气血。适用于血气暴亏而引起的身体虚弱、食欲减退、喜暖嗜卧、动则气促，以及妇女痛经、崩漏不止、产后血虚等。

【用法】 分数次食用。

调经汤

【组成】 肥瘦猪肉、调经草各 60 克，熟豆油 10 克，葱、生姜、大茴香各 5 克，清汤 1000 克，黄酒、白糖、精盐各适量。

【制法】 先将猪肉和调经草分别洗净，猪肉切成 2 厘米的方块，调经草、大茴香则装入布袋；炒锅内加熟豆油，待热后投入猪肉块，翻炒至水气散出时加清汤、盐、糖、黄酒和药袋，汤开后用文火再烧 90 分钟即成。

【适应证】 补气行气，调经止痛。适用于气滞血郁型痛经。

【用法】佐餐食用。

山楂葵花子仁汤

【组成】山楂、葵花子仁各 50 克，红糖 100 克。

【制法】将山楂、葵花子仁分别洗净，一同入锅，加水适量，炖汤，最后加入红糖调味即成。

【适应证】健脾胃，补中益气。适用于气血虚弱型痛经。

【用法】行经前 2~3 天饮用，日服 1 剂，分 2 次服用。

香花菜蛋花汤

【组成】鲜香花菜 30~60 克，鸡蛋 1 个，精盐适量。

【制法】将鲜香花菜洗净入锅，加清水 800 克煎至 400 克，去渣；鸡蛋去壳后打散，加入汤中煮熟，加精盐调味即成。

【适应证】疏内健胃，理气止痛。适用于虚寒性胃痛、痛经、神经性头痛等症。

【用法】日服 1 剂。

闭 经

猪骨当归汤

【组成】猪胫骨 500 克，当归 15 克，植物油、葱、生姜、黄酒、精盐各适量。

【制法】先将猪胫骨洗净，与洗净的当归一同入锅，加水适量，然后用武火煮沸，再转用文火煎煮约 60 分钟，酌加植物油、精盐、黄酒、生姜片和葱末即成。

【适应证】滋补肝肾，强健筋骨。适用于肝肾亏虚所致的筋骨酸痛、肢体麻木、齿牙不固、血虚所致的面色无华、月经量少色淡、闭经等症。

【用法】温热食用。

桃仁牛血汤

【组成】桃仁 10 克，牛血 200 克，精盐适量。

【制法】将已凝固的新鲜牛血切成小块，与桃仁一起入锅，加清水适量，煨汤，水沸后加入食盐调味即成。

【适应证】破口，行血，通经，利大小便。适用于妇人血癖经闭、血燥便秘等。

【用法】佐餐食用。

月季花汤

【组成】月季花 3~5 朵，黄酒 10 克，冰糖适量。

【制法】将月季花洗净，加水 150 克，文火煎至 100 克，去渣，再加冰糖和黄酒适量即成。

【适应证】行气活血。适用于气滞血瘀之闭经、痛经诸症。

【用法】温服，每日 1 次。凡血热、血虚者忌用。

黑豆红花汤

【组成】黑豆 50 克，红花 5 克，红糖适量。

【制法】将黑豆、红花一同放入锅中，加水适量，炖汤至黑豆熟透，加入红糖溶化即成。

【适应证】滋补脾肾，活血行经。适用于血虚气滞型闭经。

【用法】吃豆饮汤，每日 2 次。

月经过多

仙鹤草荠菜汤

【组成】仙鹤草 60 克，荠菜 50 克。

【制法】将仙鹤草、荠菜分别洗净，一同放入砂锅内，加水适量，煎汤，去渣取汁即成。

【适应证】止血，健胃。适用于月经过多、崩漏等症。

【用法】日服 1 剂。

月经不调

猪肉芪枣归杞汤

【组成】猪瘦肉 250 克，黄芪 50 克，红枣 25 克，当归、枸杞子各 15 克，精盐适量。

【制法】将猪瘦肉洗净切成块，与洗净的黄芪、红枣、当归、枸杞子一同放入砂锅内，加水适量，用武火煮沸后再转用文火炖 2 小时，加精盐调味即成。

【适应证】补气养血，调经，明目，抗老延年。适用于病后、手术后及产后气血两亏、身体虚弱、月经不调。健康人服用可延年益寿。

乌骨鸡补血汤

【组成】乌骨鸡 1 只，当归、熟地、白芍、知母、地骨皮各 10 克，归、熟地、白芍、知母、地骨皮塞入鸡腹内，用线缝口，放入砂锅中，加水适量，用武火煮沸，再转用文火慢炖至鸡肉熟烂，去药渣即成。

【适应证】补益气血。适用于气血两虚所致的月经不调、潮热、盗汗等症。

【用法】饮汤吃鸡肉。

豆腐红糖汤

【组成】豆腐 500 克，红糖 30 克。

【制法】将豆腐切成小块，加水煮后加入红糖即成。

【适应证】和血调经。适用于妇女月经经行不畅、小腹胀痛等症。

【用法】日食 2 次，不拘时食用。

桂圆鸡蛋汤

【组成】桂圆肉 50 克，鸡蛋 1 个。

【制法】将桂圆肉洗净，用清水蒸，15 分钟后打入鸡蛋，煮至蛋熟即成。

【适应证】补益脾胃，补血安神。

【用法】可经常食用。

芹菜益母草鸡蛋汤

【组成】芹菜 250 克，益母草 50 克，鸡蛋 2 个，精盐、香油各适量。

【制法】将鸡蛋煮熟去壳连同洗净的芹菜、益母草一起放入砂锅中，加水适量，同煮成汤，去药渣后再加油、盐调味即成。

【适应证】补血调经。适用于月经不调。

【用法】每日分 2 次服，饮汤吃蛋。

黑豆苏木汤

【组成】黑豆 100 克，苏木 10 克，红糖适量。

【制法】将黑豆、苏木一同放入锅中，加水适量，炖汤至黑豆熟透，加入红糖溶化即成。

【适应证】补肾活血。适用于月经后期、经血量少。

【用法】吃豆饮汤，每日分 2 次服完。

黑豆党参汤

【组成】黑豆、红糖各 30 克，党参 9 克。

【制法】将黑豆、党参一同放入锅中，加水适量，炖汤至黑豆熟透，加入红糖溶化即成。

【适应证】补气养血。适用于月经先期。

【用法】吃豆饮汤，每日 1 剂，连服 6~7 天。

七叶莲鸡蛋汤

【组成】鲜蔷薇根 60 克（干品 30 克），七叶莲 9 克，鸡蛋 2 个，米酒适量。

【制法】先将蔷薇根、七叶莲洗净，一同入锅，加清水 1200 克煎至 400 克，去渣；鸡蛋煮熟去壳，放入药汤中同煮即成。

【适应证】活血止痛。适用于月经不调、痛经等症。

【用法】加少量米酒服食，饮汤吃蛋，月经来潮前 1~2 天开始服用，日服 1 剂，连服 2~4 天。

崩 漏

桂圆黄芪汤

【组成】桂圆肉、红枣各 7 枚，黄芪、赤小豆各 30 克。

【制法】将桂圆肉、黄芪、红枣与赤小豆分别洗净，一同入锅，加水适量，炖汤。

【适应证】益气补中，健脾止血。适用于功能性子宫出血。

【用法】用清水蒸每日早晚各服 1 次。

辣椒根鸡爪汤

【组成】辣椒根 15 克（鲜品 30 克），鸡爪 2~4 只，精盐适量。

【制法】将辣椒根与鸡爪洗净，一同入锅，加水煨汤，熟后稍加精盐调味，取出辣椒根即成。

【适应证】止血。适用于功能性子宫出血。

【用法】1 剂分 2 次吃完。

带 下

羊肉附片汤

【组成】羊肉 2000 克，附片 30 克，葱、生姜各 50 克，胡椒粉 6 克，精盐 10 克。

【制法】先将附片入布袋；羊肉洗净放入沸水锅内，加葱、姜，烧至羊肉三成熟，捞出，剔去骨，将肉切成 2 厘米见方的块，放入清水中漂去血水，骨头拍破；葱捆成团待用。砂锅内放清水、葱、姜、胡椒粉、羊肉和药袋，武火煮沸 30 分钟后，转用文火煮 2~3 小时，至羊肉酥烂，附片捞出，分盛碗中，再加汤和羊肉。

【适应证】温肾壮阳，补中益气。适用于气血两亏、四肢厥冷、体弱面黄、肾虚阳痿、遗精、女子宫冷不孕、白带清稀、小腹冷痛等症。

【用法】佐餐食用。

冰糖冬瓜子汤

【组成】冰糖、冬瓜子各 30 克。

【制法】将冬瓜子洗净捣成末，放在碗中，加入冰糖，冲入开水，用文火隔水炖熟即成。

【适应证】补中益气，清热利湿。适用于湿毒型带下、肺痈等。

【用法】日服 2 次，连服 5~7 天。

甲鱼山药汤

【组成】甲鱼 1 只（重 250~500 克），山药 50 克，米醋适量。

【制法】先用米醋炒甲鱼，再与山药同放锅内煮汤，熟后吃肉饮汤。

【适应证】温肾益脾，固涩。适用于肾气不足型带下症，症见带下清稀、色白如涕，或赤白相兼、带量甚多、连绵不断、但臭气不明显，或小便频数、腰痛如折、腿软无力、自觉腹冷、面色苍白、大便溏泻、舌淡、舌苔白滑、脉沉细。

肉桂附子鸡蛋汤

【组成】肉桂 3 克，熟附子 9 克，乌骨鸡的鸡蛋 1 个。

【制法】先将肉桂和熟附子入锅煎汤，去渣取汁，再打入鸡蛋，同煮至蛋熟。

【适应证】健脾补肾，止带。适用于虚寒型白带异常，症见带下清稀如水或色白如涕、量多无臭、腰部酸痛、四肢不温、神疲乏力或下肢浮肿、纳差便溏、面色无华、舌淡苔白、脉弱。

【用法】吃蛋喝汤。

胎动不安

苏梗砂仁莲子汤

【组成】苏梗 9 克，砂仁 5 克，莲子 60 克。

【制法】将莲子去皮、心，放在陶瓷罐中，加水 500 克，用文火隔水烧至九成熟后倒在砂锅里，加入苏梗、砂仁，再加水 250 克，用文火煮沸至莲子熟透即成。

【适应证】行气，滋肾，补肝，安胎。适用于胎动不安等。

【用法】吃莲子饮汤，日服 1~2 次。凡阴虚有热者不宜服用。

阿胶鸡蛋汤

【组成】阿胶 10 克，食盐适量，鸡蛋 1 个。

【制法】先将阿胶用水 200 克烊化，再将鸡蛋调匀后加入阿胶水中煮成蛋花，加入食盐少许调味即成。

【适应证】补血，滋阴，安胎。适用于阴血不足所致的胎动不安、烦躁等。

【用法】饭前空腹食用，日服 1~2 次。

二莲蛋黄汤

【组成】莲子肉、百合各 30 克，莲须 12 克，红枣 4 枚，鸡蛋 2 个。

【制法】先将以上前 4 味洗净，红枣去核，莲子去心，入锅，加水适量，武火煮沸后改用文火煮约 1 小时，然后把鸡蛋打破，取蛋黄放入汤中，至蛋黄刚熟即成。

【适应证】养心除烦，安神固胎。适用于妊娠后阴血不足，症见虚烦不眠、心中烦闷、心悸心慌、多梦易醒、舌红苔少、脉细数。

【用法】吃蛋喝汤，可加少量糖调服。凡脾胃虚寒者不宜服用。

流　产

苏梗陈皮莲子汤

【组成】苏梗 10 克，陈皮 6 克，莲子 60 克。

【制法】将莲子去皮、心，放在陶瓷罐中，加水 500 克，用文火隔水煮至九成熟后倒在砂锅里，加入苏梗、陈皮，再加水 250 克，用文火煮沸至莲子熟透即成。

【适应证】益气固中。适用于习惯性流产。

【用法】吃莲子饮汤，日服 1~2 次。

产后腹痛

当归生姜羊肉汤

【组成】羊瘦肉 500 克，当归 75 克，生姜 750 克，大茴香、桂皮各适量，精盐少许。

【制法】先将当归、生姜入布袋，用线扎好，与洗净切成块的羊肉一同入锅，然后加大茴香、桂皮和清水适量，文火煮至羊肉烂熟，去大茴香、桂皮和药袋即成。

【适应证】散寒补血，温脾健胃，调经散风，抗老延年。适用于血虚畏寒、产后血虚腹痛、痛经、月经不调、经期头痛、乳胀、经血衰少、子宫发育不良、胎动不安、习惯性流产、面色苍白、血枯经闭以及肾阳虚所致的腰膝冷痛、阳痿等症。健康人经常服用，可强身健体，益寿延年。

【用法】吃肉喝汤，分次食用。

产后恶露排出不畅

桃仁莲藕汤

【组成】桃仁 10 克，莲藕 250 克，精盐适量。

【制法】先将莲藕洗净切成块，然后与洗净的桃仁一同放入砂锅中，加清水适量，煮汤，加精盐调味即成。

【适应证】活血，破瘀。适用于产后恶露排出不畅、经闭等症。

【用法】饮汤吃莲藕。

产后血虚

归芪红枣鸡蛋汤

【组成】当归 6 克，黄芪 30 克，红枣 12 个，鸡蛋 4 个。

【制法】将鸡蛋煮熟，去壳；当归、黄芪、红枣（去核）洗净。全部用料放入锅中，加水适量，武火煮沸后改用文火煮约 30 分钟，调味即成。

【适应证】益气养血，润泽肌肤。适用于气虚血弱型痛经，症见面色萎黄、肌肤无华；或妇女行经、产后血虚头晕，血虚劳热等。

【用法】日服1剂。凡感冒发热、肠胃积滞者不宜服用。

章鱼木瓜汤

【组成】章鱼60克，番木瓜500克，猪尾1条（重约750克，连尾骨），花生仁100克，红枣10克，精盐适量。

【制法】将猪尾刮去毛，割去肥肉，洗净，斩碎；取半生半熟的番木瓜刨去皮，去掉内核，切厚片；章鱼浸发，撕开；红枣去核，花生仁洗净，与猪尾、番木瓜、章鱼一同放入砂锅内，加水适量，用武火煮沸后再转用文火炖3小时，加精盐调味即成。

【适应证】补血通乳，强壮腰膝。适用于产后血虚，症见腰膝酸软、头晕眼花、面色无华、乳汁稀少。

【用法】佐餐食用。

猪蹄芪归汤

【组成】猪蹄2只，当归30克，精盐适量。

【制法】先将猪蹄刮毛洗净，当归装入纱布袋中，一同入锅，然后加适量的清水，小火清炖至肉烂，加精盐调味即成。

【适应证】养血通乳。适用于产后血虚、乳腺虚滞而致乳汁不下者。

【用法】吃肉喝汤。

产后缺乳

鲢鱼丝瓜汤

【组成】鲢鱼1条，丝瓜30克，精盐、生姜适量。

【制法】将丝瓜去皮洗净切成段，鲢鱼去鳞、鳃及内脏，洗净，一同放入锅内，加入生姜、精盐和清水适量，然后用武火煮沸，再转用文火慢炖至鱼肉熟烂即成。

【适应证】温补气血，生乳通乳。适用于妇女产后气血亏虚所致的乳汁分泌不足者。

【用法】饮汤吃鱼肉。

猪蹄茂归汤

【组成】猪蹄2只，党参、当归、黄芪、虾米各30克，通草9克。

【制法】 先将党参、当归、黄芪、通草装入纱布袋中，然后将猪蹄刮毛洗净，与药袋、虾米一同入锅，加适量的清水，小火清炖至肉烂，再加少许精盐调味即成。

【适应证】 补气益血，通经下乳。适用于产后气血亏虚，乳汁不下。

【用法】 吃肉喝汤。

鲫鱼黄豆芽汤

【组成】 鲜鲫鱼1条，黄豆芽30克，通草3克。

【制法】 先将鱼去鳞、鳃及内脏，然后以水炖煮，加入黄豆芽和通草，待鱼熟汤成后去通草即成。

【适应证】 温中下气，利水通乳。适用于胃气不足、不能生化乳汁、乳脉不通、乳汁分泌不足，以及脾胃功能减弱所致水湿潴留而水肿者。

【用法】 不拘时食用。

黄酒鲜虾汤

【组成】 新鲜大虾100克，黄酒20克。

【制法】 将大虾剪去须足，洗净，加清水煮汤，再加入黄酒即成。

【适应证】 通乳。适用于产后体虚、乳汁不下。

【用法】 吃虾饮汤。

猪蹄瓜菇汤

【组成】 丝瓜250克，香菇30克，猪蹄1只，豆腐100克，姜丝、精盐、味精各适量。

【制法】 先将香菇用水泡后洗净，丝瓜洗净后切成片，猪蹄洗净后剁开。然后将猪蹄放入锅中，加水适量煮约10分钟，再加入香菇、姜丝、精盐，慢炖20分钟，再下丝瓜，炖至肉烂熟离火，加入味精即成。

【适应证】 养血，通络，下乳。适用于产后体质虚弱、乳汁不足者。

【用法】 佐餐食用。

山甲当归母鸡汤

【组成】 穿山甲15克，当归10克，老母鸡1只。

【制法】 将老母鸡宰杀，去毛及内脏，洗净；穿山甲、当归用纱布包好，与母鸡一同放入砂锅中，炖至鸡肉烂熟；去药袋，稍加调味即成。

【适应证】 补血通乳。适用于产后缺乳。

【用法】 吃肉喝汤。

猪蹄花生汤

【组成】 猪前蹄1只，花生仁50克，香菇20克，精盐适量。

【制法】先将猪蹄去甲去毛，洗净后剁开，与洗净的花生仁、香菇一同放入锅中，加入精盐和清水适量，然后用武火煮沸，再转用文火煎熬 2 小时以上，至猪蹄熟烂即成。

【适应证】补气养血，滋阴增乳。适用于产后气血不足所引起的乳汁不下。

【用法】饮汤吃猪蹄、花生、香菇，可分次食用，1 日内吃完。

鹿肉红枣汤

【组成】鹿肉 150 克，红枣 20 克，生姜适量。

【制法】先将鹿肉洗净，骨头拍破，与洗净的红枣一同放入砂锅，加入清水适量和生姜，然后用武火煮沸，撇去浮沫，再转用文火炖 2~3 小时，至鹿肉熟烂即成。

【适应证】益气养血，补虚增乳。适用于气血不足、心悸气短、神疲乏力、妇女产后乳汁不下等。

【用法】佐餐食用。凡阳热亢盛和阴虚内热者不宜服用。

回乳断奶

花椒红糖汤

【组成】花椒 12 克，红糖 30 克。

【制法】先将花椒洗净，加水 400 克，煎至 250 克，再加入红糖调匀即成。

【适应证】散寒下气。适用于回乳断奶。

【用法】日服 1 剂，连服 3 天。

大麦芽汤

【组成】大麦芽 50 克。

【制法】将大麦芽洗净，加水 400 克，煎至 250 克即成。

【适应证】益气调中，宽中下气。适用于回乳断奶。

【用法】日服 1~2 次，以回乳为度。

乳　痈

金针猪蹄汤

【组成】鲜金针菜根 24 克（或干金针菜 15 克），猪蹄 1 只。

【制法】将鲜金针菜根、猪蹄洗净，一同入锅，加水同煮至烂即成。

【适应证】清热消肿，通经下乳。适用于乳腺炎、乳汁不下。

【用法】吃肉喝汤，连吃3~4次。

豆腐大飞扬草汤

【组成】豆腐250克，大飞扬草15~30克（鲜品30~60克），精盐适最。

【制法】将大飞扬草洗净，与豆腐一同放入砂锅中，加水1000克煎至400克，加精盐调味即成。

【适应证】清热，解毒，通乳。适用于产后排乳不畅、早期急性化脓性乳腺炎等症，并可用于防治乳腺癌。

【用法】饮汤吃豆腐。

不孕症

羊肉虫草汤

【组成】羊肉750克，冬虫夏草20克，淮山药、蜜枣各30克，枸杞子15克，生姜6克，精盐适量。

【制法】先将羊肉洗净切块，入沸水锅中余一下，然后与洗净的冬虫夏草、淮山药、枸杞子、生姜、蜜枣一同放入砂锅内，加水适量，用武火煮沸后再转用文火炖3小时，加精盐调味即成。

【适应证】温补肝肾，益精壮阳。适用于肝肾两虚之妇女带下、阴冷不孕、子宫发育不良，以及男子精少不育、阳区早泄、腰酸脚软、夜尿频多等症。

【用法】佐餐食用。凡外感发热、湿热内盛者不宜服用。

雀肉仙茅汤

【组成】麻雀、红枣各10只，仙茅15克，芡实60克，精盐适量。

【制法】将麻雀去皮、内脏和脚爪，洗净；红枣洗净去核，与洗净的仙茅、芡实和麻雀一同放入砂锅内，加水适量；用武火煮沸，再转用文火炖2小时，加精盐调味即成。

【适应证】温肾壮阳。适用于妇女带下、阴冷不孕、子宫发育不良以及男子肾阳不足、阳痿早泄、小便频数、性欲淡漠等症。

【用法】佐餐食用。凡阳虚火旺者不宜服用。

鹿肾阿胶汤

【组成】鹿肾、阿胶各适量。

【制法】先将鹿肾熬胶，再与阿胶合服。

【适应证】补肾壮阳，益精。适用于妇女不孕以及妇女血虚、腰膝酸痛等症。

【用法】日服 2 次，每次服 5 克。

子宫脱垂

鳝鱼汤
【组成】鳝鱼 2 条，黄酒、葱、生姜、精盐、味精各适量。

【制法】先将鳝鱼剖开去骨、内脏、尾、头，切丝，放入锅内，再加黄酒、葱、生姜、精盐和清水适量，用武火烧沸，撇去浮沫，再转用文火炖煮约 30 分钟，加入味精即成。

【适应证】补气固脱，升提举陷。适用于中气下陷、脱肛、内痔出血、子宫脱垂等症。

【用法】佐餐食用。凡发热、阴虚内热、疟疾、胸腹胀满者不宜服用。

盆腔炎

香椿根皮汤
【组成】香椿根白皮 33 克（鲜品 66 克），白糖 50 克。

【制法】将香椿根白皮洗净，放入锅内，加水煎成浓汤，去渣后加入白糖即成。

【适应证】清热解毒。适用于实热型慢性盆腔炎。

【用法】重症者日服 2 次，轻症者日服 1 次，连服 7 天为一疗程。

第五章　治疗外科疾病的汤膳

疖

苦瓜猪瘦肉汤
【组成】鲜苦瓜 200 克，猪瘦肉 100 克，精盐适量。

【制法】将苦瓜洗净去核切成块，猪瘦肉洗净切成片，一同放入锅内，加清水适量，煨汤，肉熟后加精盐适量调味即成。

【适应证】清暑除热，明目解毒。适用于暑疖、痱子过多、感冒烦渴、结膜炎等病症。

【用法】饮汤吃肉和苦瓜。

三豆甘草汤

【组成】绿豆、赤小豆、黑豆各 100 克，甘草 24 克，白糖适量。

【制法】先将绿豆、赤小豆、黑豆、甘草分别洗净，一同放入砂锅，加水 1000 克，然后小火煎煮至豆烂，加入白糖调味即成。

【适应证】健脾祛湿，活血解毒。适用于夏季皮炎、痱子、疮疖等症。

【用法】日服 1 剂，分早晚 2 次温服。

痈

黄芪归枣汤

【组成】黄芪 30 克，当归、红枣各 10 克。

【制法】先将黄芪、当归、红枣洗净，加水适量，煎煮 40 分钟，取汁温服；然后在药渣中再加水适量，煎煮 30 分钟，取汁温服。

【适应证】补养气血。适用于气血不足所致的面色萎黄、头昏目眩、疮疡久不收口、关节疼痛等症。

【用法】早晚各服 1 次，日服 1 剂。

月季花冰糖汤

【组成】月季花（开败的）3~5 朵，冰糖 30 克。

【制法】将月季花洗净，放在锅中，加水 800 克，小火煎至 400 克，加入冰糖，候温即成。

【适应证】活血祛瘀，消肿止痛。适用于疮肿疔痈热毒、创伤性肿痛、血瘀性闭经、痛经等。

【用法】顿服。

丹 毒

乌梢蛇黄瓜汤

【组成】乌梢蛇 250 克，黄瓜 500 克，土茯苓 100 克，赤小豆 60 克，生姜 30 克，红枣 20 克，精盐适量。

【制法】 将乌梢蛇剥皮去内脏，洗净后放入沸水锅中煮熟，去骨取肉；黄瓜洗净切成块，与洗净的去核红枣、赤小豆、土茯苓、生姜、蛇肉一同放入砂锅内，加水适量；用武火煮沸，再转用文火炖 3 小时，加精盐调味即成。

【适应证】 清热，除湿，解毒。适用于湿热疮毒、阴痒、淋浊、丹毒、疥癣、梅毒、淋病、肠癌等。

【用法】 佐餐食用。

丝瓜豆腐汤

【组成】 豆腐 250 克，鲜丝瓜根 120 克。

【制法】 将鲜丝瓜根洗净切碎，与豆腐一同入锅，加水适量，煮汤。

【适应证】 清热解毒。适用于丹毒。

【用法】 早晚各服 1 次，连服数天。

颈淋巴结核

紫菜猪瘦肉汤

【组成】 紫菜（干品）15 克，猪瘦肉 100 克，香油、精盐、味精各适量。

【制法】 先将紫菜放入碗内，用水泡发，去除泥沙；猪瘦肉洗净切成小片，与紫菜一同放入锅内，加水适量煨汤，熟后加入油、盐、味精等调料即成。

【适应证】 清热、化痰、软坚。适用于颈淋巴结核、甲状腺肿大、地方性甲状腺肿、脚气病、水肿、慢性气管炎咳嗽等。

【用法】 佐餐食用。

大蒜鸭蛋汤

【组成】 大蒜头 90 克，鸭蛋 2 个。

【制法】 先将大蒜头去皮，再和鸭蛋一同入锅加适量水同煮，待鸭蛋熟后去壳，再煮片刻即成。

【适应证】 滋阴润肺，杀菌解毒。适用于颈淋巴结核初起者。

【用法】 饮汤吃鸭蛋，大蒜头可吃可不吃。

蚌肉发菜佛手汤

【组成】 蚌肉、琼枝各 250 克，发菜 30 克，佛手、陈皮各 6 克，香油、精盐、味精各适量。

【制法】将蚌肉、发菜、琼枝用清水浸泡后洗净；佛手、陈皮洗净，与前 3 味一同放入砂锅内，加水适量；用武火煮沸，再转用文火炖 2 小时，加入香油、精盐、味精调味即成。

【适应证】清热消痰，软坚散结，行气解郁。适用于颈淋巴结核、单纯性淋巴结炎、单纯性甲状腺肿大、小儿佝偻病等症。

【用法】佐餐食用。

皮 炎

山楂荷叶甘草汤

【组成】山楂 60~120 克，荷叶 1 张，生甘草适量。

【制法】将山楂、荷叶、生甘草分别洗净，一同入锅，加水适量，煎汤。

【适应证】清热，解毒，利湿。适用于湿热外溢型脂溢性皮炎。

【用法】日服 1 剂，连服 3~4 周。

湿 疹

绿豆海草汤

【组成】绿豆 30 克，海带 20 克，鱼腥草 15 克，白糖适量。

【制法】将绿豆、海带洗净，与鱼腥草一同放入锅内，加水煮汤即成。

【适应证】清热解毒。适用于湿疹。

【用法】饮汤吃海带和绿豆，日服 1 次，连服 7 天为一疗程。

粉 刺

海带绿豆汤

【组成】海带、绿豆各 15 克，甜杏仁 9 克，玫瑰花 6 克，红糖适量。

【制法】将玫瑰花用布包好，与洗净的海带、绿豆、甜杏仁一同入锅，加水适量，煮汤至料熟，去玫瑰花，加入红糖调味即成。

【适应证】活血化瘀，软坚消痰。适用于粉刺久治不愈、反复发作者。

【用法】日服 1 次，连服 20~30 天为一疗程。

痱　子

绿豆荷叶汤

【组成】绿豆 50 克，鲜荷叶 1 张，冰糖适量。

【制法】先将鲜荷叶洗净切碎，加水适量，煎煮 15 分钟，去渣取汁，再加入洗净的绿豆，一同炖烂，加入冰糖调味即成。

【适应证】清热解暑，除烦止痒。适用于夏季口渴烦躁、痱子过多、浑身发痒。

【用法】日服 1 次，连服 7 天。

痔　疮

丝瓜猪瘦肉汤

【组成】丝瓜 250 克，猪瘦肉 200 克。

【制法】先将丝瓜洗净切成片，猪瘦肉也洗净切成片，一同放入锅内，然后加清水适量，肉熟后加精盐调味即成。

【适应证】清热利肠，解暑除烦，止咳化痰。适用于夏季暑热烦渴、初期内痔便血、慢性支气管炎等病症。

【用法】饮汤吃瓜和猪瘦肉。

菠菜猪血汤

【组成】鲜菠菜 500 克，猪血约 250 克。

【制法】先将鲜菠菜洗净切成段，用开水略烫一下；然后将猪血切成小方块，入锅加水煮开，再加入菠菜，一起煮汤，熟后稍加调味即成。

【适应证】润肠，通便，补血，止血。适用于痔疮、习惯性便秘、老年人肠燥便秘等。

【用法】每日 1 次，或隔日 1 次，连用 2~3 次。

脱 肛

猪肉海参汤

【组成】猪瘦肉 250 克，海参 30 克。

【制法】将海参按常法涨发，猪瘦肉洗净切成块，一同放入锅中，加水适量，煮汤，稍加调味即成。

【适应证】滋阴，润燥，通肠。适用于脱肛。

【用法】日服 1 次，连服 3~5 天为一疗程。

痛 气

茴香汤

【组成】茴香（炒）500 克，川楝子、陈皮、盐（炒）各 250 克，甘草 120 克。

【制法】将以上 5 味共研为细末，每日晨起用滚开水冲调 3~6 克。

【适应证】温肾散寒，理气止痛。适用于寒气凝滞、小腹胀痛。

【用法】日服 1 次。

四和汤

【组成】白面（炒）、芝麻（炒）各 500 克，茴香（炒研末）60 克，精盐（炒研末）30~50 克。

【制法】将以上 4 味调匀，每日晨起用滚开水冲调 30 克。

【适应证】温阳，散寒，止痛。适用于肝肾虚寒或寒滞肝脉而引起的小腹拘急作痛、病气坠痛等症。

【用法】日服 1 次。

外 伤

牛肉红枣汤

【组成】牛肉 250 克，红枣 20 克，精盐、味精各适量。

【制法】先将牛肉洗净切成小块，与洗净的红枣一同入锅，然后加水适量，炖汤至熟，加入盐和味精即成。

【适应证】补中益气，助肌生长。适用于促进伤口愈合。

【用法】佐餐食用。

脉管炎

木耳紫菜鸡蛋汤

【组成】黑木耳 15 克，紫菜 10 克，鸡蛋 1 个。

【制法】将黑木耳、紫菜分别泡发洗净，加水煮汤，打入鸡蛋，用精盐、味精调味即成。

【适应证】养血活血。适用于血栓闭塞性脉管炎。

【用法】经常服用。

骨 折

消肿汤

【组成】新鲜猪长干骨 1000 克，黄豆 250 克，紫丹参 50 克。

【制法】先将紫丹参用清水漂洗，除去杂质，加水适量，煮沸 1 小时，然后将其汁与洗净的猪骨、黄豆同煮，待烂熟，加入少量的桂皮和精盐，再稍煮即成。

【适应证】补骨生髓，活血止痛。适用于骨折。

【用法】日服 2~3 次。

三七乌鸡汤

【组成】雄乌鸡 1 只（重约 500 克），三七 5 克，黄酒、精盐各适量。

【制法】先将乌雄鸡宰杀去毛及内脏，洗净；三七洗净切片，纳入鸡肚中，入锅，加水适量和加入黄酒、精盐炖汤。

【适应证】补虚强筋，接骨。适用于骨折。

【用法】佐餐食用。

第六章　治疗五官科疾病的汤膳

结膜炎

羊肝谷精草菊花汤

【组成】羊肝 50~100 克，谷精草 10~15 克，杭菊花 10 克。

【制法】将羊肝洗净切成片，与谷精草、杭菊花一同放入锅中，加清水适量，煎汤即成。

【适应证】养肝，清热，明目。适用于结膜炎、夜盲症等。

【用法】饮汤吃羊肝。

桑叶猪肝汤

【组成】桑叶 15 克，猪肝 100 克，精盐少许。

【制法】将桑叶洗净，猪肝洗净切片；锅内加清水煮沸，再加入猪肝和桑叶，待猪肝熟后加精盐少许调味即成。

【适应证】疏风清热，养肝明目。适用于结膜炎、夜盲症等。

【用法】饮汤吃猪肝，日服 2 次。

马齿苋黄花汤

【组成】马齿苋、黄花菜各 30 克。

【制法】将马齿苋、黄花菜分别洗净，一同入锅，加水适量，煎汤。

【适应证】清热解毒。适用于急性结膜炎。

【用法】每日饮服 2 次，连服 4~5 天。

白内障

羊肝菊花汤

【组成】羊肝 60 克，谷精草、白菊花各 10 克。

【制法】将羊肝洗净切成薄片；谷精草与白菊花洗净后用纱布袋包好，

与羊肝一同入锅，加水同煮熬，熟后去药袋即成。

【适应证】清肝，祛风，明目。适用于肝热风动的头目疾患，虚风内动引起的晕眩、目赤，或癫痫、抽搐等症，以及肝虚目暗昏花、白内障、青光眼、夜盲症、疮眼等。

【用法】饮汤吃肝，分 3 次食用。

羊肝熟地白芍汤

【组成】羊肝 200 克，熟地、枸杞子、酸枣仁各 9 克，白芍 12 克，当归 8 克，川芎 4 克，旱莲草、黄花菜各 15 克，水发木耳、湿淀粉各 20 克，鸡汤 500 克，熟猪油 10 克，精盐 6 克，胡椒粉 1 克，味精、酱油各 2 克，黄酒 3 克。

【制法】将熟地、白芍、当归、川芎、枸杞子、酸枣仁、旱莲草洗净入砂锅，加水煎取药汁；羊肝洗净切片，用精盐 2 克、酱油、黄酒、湿淀粉调匀。砂锅置旺火上，加入药汁、鸡汤、木耳、黄花菜煮开，捞入汤碗内，再将羊肝片撒入汤中，待开后撇去浮沫，稍煮后加精盐、味精、胡椒粉、熟猪油即成。

【适应证】养肝明目。适用于青光眼、夜盲症等。

【用法】佐餐食用。

绿豆决明子汤

【组成】绿豆 120 克，决明子 30 克。

【制法】将绿豆洗净，与决明子一同放入砂锅内，加水适量，煎煮成汤即成。

【适应证】清肝明目。适用于青光眼、双目红赤肿痛等。

【用法】日服 1 剂，可经常服用。

夜盲症

猪肝胡萝卜汤

【组成】胡萝卜 200～250 克，猪肝 100～200 克，生姜、猪油、精盐、湿淀粉各适量。

【制法】先将胡萝卜洗净切片，入锅，加水煮熟；猪肝洗净切成片，用少许湿淀粉搅拌，加入已煮沸的胡萝卜水中，待羊肝熟时加生姜、精盐、猪油调味即成。

【适应证】补中益气，养血益肝，明目。适用于皮肤癌、口腔癌以及放疗后血细胞下降者；还可用于维生素 A 缺乏所致的夜盲症及两眼昏花等症。

【用法】佐餐食用。

枸杞猪肝汤

【组成】猪肝 100 克，枸杞子 50 克，黄酒、精盐、葱段、姜片、胡椒粉、猪油各适量。

【制法】将枸杞子去杂洗净，猪肝洗净切成片；锅烧热，放猪油，煸炒猪肝片，加入黄酒、葱、姜、精盐，继续煸炒，加入清水适量，放入枸杞子共煮，煮至猪肝熟透，再加胡椒粉调味即成。

【适应证】滋肾，润肺，养血，补肝，明目。适用于肝虚所致之头晕、目花、夜盲症及贫血的调养和治疗。

【用法】饮汤吃猪肝和枸杞子。

兔肝鸡蛋汤

【组成】兔肝 2 个，鸡蛋 1 个，调料少许。

【制法】将兔肝洗净切片；锅中加水 200 克，煮沸后倒入兔肝，加调料调味，打入鸡蛋，煮至兔肝熟透即成。

【适应证】清热，补肝，明目。适用于因维生素 A 缺乏所引起的夜盲症、干眼病等。

【用法】吃肝喝汤，分 3~4 次吃完，每日 2 次，两天 1 剂，8 天为一疗程。

近 视

葱白猪肝鸡蛋汤

【组成】猪肝 200 克，葱白 4~5 根，鸡蛋 2 个。

【制法】先将猪肝洗净切开，加水煮汤，熟后再将鸡蛋去壳搅拌，与葱白一起放入猪肝汤内再煮片刻，加食盐调味。

【适应证】补血，养肝，明目。适用于近视、夜盲症、小儿角膜软化症等。

【用法】随意食用。

视力衰退

猪肝菠菜汤

【组成】猪肝 100 克，菠菜 150 克，生姜、精盐、味精、植物油各适量。

【制法】 先将猪肝洗净，切成薄片；菠菜洗净切成段；然后在锅内放入清水，酌加生姜末、植物油、精盐，用武火煮沸，投入猪肝和菠菜，待羊肝熟后停火，酌加味精调味即成。

【适应证】 补肝养血，滋阴润燥。适用于肝阴血虚所致的面色少华、视物昏花、头晕耳鸣、肢体麻木等症。

【用法】 佐餐食用。

枸杞叶猪肝汤

【组成】 枸杞叶100克，猪肝200克。

【制法】 先将猪肝洗净切片，放入热水锅内煨汤，待猪肝熟后再加入洗净的枸杞叶，再煮沸调味即成。

【适应证】 清热解毒，养血明目。适用于风热目赤、双眼涩痛流泪、视力减退、夜盲症等。

【用法】 佐餐食用。

鼻　炎

猪鼻柏叶汤

【组成】 猪鼻肉、蜂蜜各60克，生柏叶、30度米酒各30克，金钗解6克，柴胡10克。

【制法】 将猪鼻肉刮洗干净，与生柏叶、金钗解、柴胡一同放入砂锅中，加清水1600克，煎至剩汁400克，去渣取汤汁，加入蜂蜜、米酒，和匀即成。

【适应证】 消炎通窍，养阳扶正。适用于鼻炎、鼻流臭涕。

【用法】 日服2次，连服2~4剂为一疗程，可连服3~4个疗程。

鱼头黄花汤

【组成】 鱼头100克，黄花30克，红枣、白术各15克，苍耳子、白芷各10克，生姜3片。

【制法】 将鱼头洗净，下热油锅，两面稍煎，放入砂锅；红枣去核洗净，与黄花、白术、苍耳子、白芷、生姜共放砂锅内，与鱼头一起炖汤。

【适应证】 扶正祛邪，补中通窍。适用于萎缩性鼻炎。

【用法】 吃鱼肉饮汤，佐餐食用。

咽喉炎

生地螃蟹汤

【组成】生地 30~60 克，大螃蟹 1 只。

【制法】将生地切片，洗净，入布袋，与洗净的鲜螃蟹一同入锅，加入清水适量，煨汤，汤熟后去生地即成。

【适应证】清热凉血，解结散热。适用于急性咽喉炎、咽喉肿痛、饮食不下等症。

【用法】饮汤吃蟹、日服 1 剂，连服 3 天。

猪皮汤

【组成】鲜猪皮 500 克，白米粉 15 克，蜂蜜 30 克。

【制法】先将鲜猪皮内侧肥肉刮去，令如纸薄，用水煮，至水减半时去渣，加入白米粉及蜂蜜，熬香即成。

【适应证】养阴润燥，和中扶脾。适用于因阴虚火浮、脾不健运所致咽痛者。

【用法】不拘时食用。

雪梨罗汉果汤

【组成】雪梨 1 个，罗汉果半个。

【制法】将雪梨洗净切碎块，与洗净的罗汉果一同入锅，加水适量，煎沸 30 分钟即成。

【适应证】滋阴，润喉，清热。适用于急慢性咽干、咽痛以及急慢性咽炎具阴虚有热者。

【用法】不拘时饮用。

扁桃体炎

橄榄酸梅汤

【组成】鲜橄榄（去核）60 克，酸梅 10 克，白糖适量。

【制法】将橄榄与酸梅稍加捣烂，一同放入锅中，加清水适量，煨汤，开后去渣，再加白糖适量调味即成。

【适应证】清热解毒，生津止渴。适用于急性扁桃体炎、急性咽炎、咳嗽痰多、酒毒烦渴等症。

【用法】日服2次。

银花萝卜汤

【组成】白萝卜250克,青果5克,金银花20克,味精、精盐各适量。

【制法】将白萝卜洗净切成薄片;青果打碎与金银花一同装入布袋;白萝卜片和药袋同放铁锅中,加清水、精盐和味精适量,炖汤即成。

【适应证】散风清热,止痛消肿。适用于扁桃体炎。

【用法】日服2次,可佐餐食用。

声音嘶哑

黄瓜鸡蛋汤

【组成】鲜黄瓜400克,生姜、独蒜、黄花菜、黄酒各15克,葱、精盐、酱油10克,醋6克,白糖40克,味精1克,菜油250克,水豆粉30克,鸡蛋2个。

【制法】先将生姜洗净切成薄片;葱洗净切葱花;蒜剥皮切成片;黄花菜用水发胀,洗净,摘去蒂头;黄瓜洗净切去两端,再剖成刀花,用盐5克将其腌10分钟,沥干水分;鸡蛋打散;酱油、醋、白糖、黄酒、味精调成汁待用。锅置火上,加菜油烧至七成热时将黄瓜沾满蛋液后下油锅炸至表面呈黄色时捞出,放入碗中;再将锅置火上,注入菜油少许,待油热时下姜片、蒜片,炸出香味,放入黄花菜和兑好的汁,烧开后下黄瓜,待煮入味时用水豆粉勾芡,起锅装盘即成。

【适应证】养阴清热,补血,利咽,明目。适用于咽痛音哑、目赤、目涩。

【用法】佐餐食用。

半夏米醋蛋汤

【组成】制半夏5克,鸡蛋2个,米醋20克。

【制法】先将鸡蛋去壳去蛋黄,半夏研成细粉;再将蛋清、米醋拌匀,煮沸含服。

【适应证】滋阴,养血,润燥,化痰。适用于教师、演员等易患的职业性慢性咽喉痛、声音沙哑等症。

【用法】日服2次。

牙 痛

猪骨无患子根汤

【组成】猪脊骨 200 克，无患子根 30 克，精盐适量。

【制法】先将猪骨洗净拍破，无患子根洗净，一同入锅，然后加水 1200 克，煎煮至 400 克，加精盐调味即成。

【适应证】清热，泻火，解毒。适用于风火牙痛、胃热牙肿痛等症。

【用法】日服 1 剂。

猪肉蚝豉汤

【组成】猪瘦肉 100 克，蚝豉 50 克，精盐少许。

【制法】先将蚝豉用水浸洗，瘦猪肉洗净切成块，一同入锅；然后加水适量，炖汤至熟，加精盐调味即成。

【适应证】滋阴，养血，润燥。适用于虚烦失眠、虚火牙痛、口舌黏膜糜烂等。

【用法】饮汤吃肉及蚝豉。

荷叶冬瓜汤

【组成】鲜荷叶 1 块，鲜冬瓜 500 克，精盐少许。

【制法】将荷叶洗净剪成小块，一同放入锅中，加清水适量，煎汤，加精盐少许调味，去荷叶渣即成。

【适应证】清热解暑，利尿除湿，生津止渴。适用于口疮、暑天口渴心烦、肺热咳嗽、痰黄稠、小便短赤等。

【用法】饮汤吃冬瓜。

第七章　汤膳与美容、养生

养颜嫩肤

猪肉木耳汤

【组成】猪瘦肉、水发黑木耳各 150 克，绿叶菜 25 克，清汤 1250 克，熟笋片 50 克，味精 1 克，胡椒粉 0.5 克，酱油、精盐、淀粉各适量。

【制法】先将水发黑木耳洗净沥干，猪瘦肉洗净切片并用精盐 0.5 克和干淀粉拌好。然后将汤锅置旺火上，倒入清汤，放入黑木耳、熟笋片，烧沸，加精盐 1 克，再下绿叶菜、肉片汆熟，汤沸时撇去浮沫，加入酱油、味精，出锅时撒上胡椒粉即成。

【适应证】滋阴润燥，强壮身体。适用于阴虚津枯、消渴羸瘦、燥咳痰少、肌肤干枯、肠燥便秘、痔疮下血等。

【用法】佐餐食用。

银耳蜜柑汤

【组成】银耳 20 克，蜜柑 200 克，白糖 150 克，水淀粉适量。

【制法】先将银耳用清水泡发后放入碗内，上笼蒸约 1 小时取出；蜜柑去皮去筋，备用。然后将汤锅置火上，加水适量，放入蒸好的银耳、蜜柑和白糖，煮沸后用水淀粉勾芡即成。

【适应证】养阴润肺，美容嫩肤。适用于肺燥干咳、咳嗽痰少、痰中带血、面容憔悴、皮肤粗糙等症。

【用法】当点心食用。

猪心红枣汤

【组成】猪心 1 个，红枣 25 克。

【制法】将猪心洗净切片，红枣洗净，一同放入砂锅中，加水适量，用武火煮沸后再用文火煎煮至猪心和红枣熟烂即成。

【适应证】补气血，养心。适用于心血不足所致的面色无华、心悸、乏力等症。

【用法】当点心食用。

荔枝红枣汤

【组成】干荔枝肉、红枣各 15 克。

【制法】将干荔枝肉和红枣洗净，一同入锅，加水适量，用武火煮沸后转用文火煎煮约 60 分钟，至荔枝肉和红枣熟烂即成。

【适应证】补养气血，健脾止泻。适用于脾胃虚弱、大便溏薄、食欲不振、面色萎黄、神疲乏力等症。

【用法】当点心食用。

十全大补汤

【组成】猪肉 500 克，猪肚、墨鱼各 50 克，党参、炙黄芪、炒白术、酒白芍各 10 克，肉桂、熟地各 3 克，炒川芎、炙甘草各 6 克，当归 15 克，姜 30 克，猪杂骨、葱、花椒各适量。

【制法】先将党参、炙黄芪、肉桂、熟地、炒白术、炒川芎、当归、酒白芍、茯苓、炙甘草装入纱布袋；猪肉、猪肚、墨鱼分别洗净；姜、猪杂骨洗净，拍破；再将猪肉、猪肚、墨鱼、姜、猪杂骨、葱、药袋、花椒放入锅内，加清水和黄酒、盐，用武火煮沸后转用文火煨烂，待墨鱼、猪肉熟烂时捞出，切成条，再放入汤内煮沸，去药袋不用即成。

【适应证】补气、补血。适用于气血俱虚或久病体虚、面色萎黄、精神倦怠、腰膝乏力等症。

【用法】每日早晚各吃 1 碗，全部吃完后隔 5 日再服。凡风寒感冒者不宜食用。

红枣桂圆党参汤

【组成】红枣 50 克，佳圆肉 30 克，党参 15 克。

【制法】将红枣用清水浸泡 1 小时，党参用布包好，与桂圆肉一同入锅，加水适量，煮汤即成。

【适应证】补气养血，润肤悦色。适用于气血两虚所致的面色苍白、唇无血色、肌肤粗糙。

【用法】吃枣饮汤，日服 1 剂，分 2 次服用，连服 4~6 剂为一疗程。

阿胶芪枣汤

【组成】阿胶 10 克，黄芪、红枣各 20 克。

【制法】将黄芪、红枣洗净，一同入锅，加水适量，浸渍 2 小时后煎煮约 1 小时，去渣取汁，加入阿胶，稍沸烊化即成。

【适应证】补气生血，滋阴养血。适用于气血亏虚所致的面色无华、少气乏力、面容憔悴、舌质淡等。

田鸡莲子黄芪汤

【组成】田鸡 600 克，黄芪 30 克，莲子肉 60 克，生姜 4 片，黄酒、精盐、植物油各适量。

【制法】先将田鸡去皮、内脏及头，洗净，下热油锅加生姜煸炒，烹少许黄酒；再将莲子、黄芪洗净，与田鸡肉一同放入砂锅内，加水适量，武火煮沸后转用文火炖 1~2 小时，加精盐调味即成。

【适应证】补气健脾。适用于脾胃虚弱，症见面色萎黄、神疲乏力、汗出恶风、少食懒言等，亦可用于体虚易外感风寒或小儿脾虚之泄泻、食欲不振等。

【用法】佐餐食用。凡实证感冒者不宜服用。

鲤鱼归芪汤

【组成】鲤鱼 1 条（重约 500 克），当归 15 克，黄芪 50 克。

【制法】先将当归、黄芪同入砂锅，加水煎汤 2 次，合并药汁；再将鲤鱼去鳞、鳃及内脏，洗净后切块，与药汁一同放入砂锅中，煮至鱼肉烂熟即成。

【适应证】补气养血，生乳。适用于面色无华、神疲乏力、食欲不振或气血虚型产后缺乳等症。

【用法】佐餐食用。

祛斑增白

消斑汤

【组成】丝瓜络、白茯苓、白僵蚕、白菊、红枣各 10 克，珍珠母 20克，玫瑰花 3 朵。

【制法】将以上 7 味分别洗净，一同入锅，加水适量，煎取浓汁即成。

【适应证】理气行血，祛斑。适用于黄褐斑。

【用法】日服 1 剂，10 天为一疗程。

益母草寄生蛋汤

【组成】益母草、桑寄生各 30 克，冰糖适量，鸡蛋 4 个。

【制法】先将鸡蛋煮熟，去壳，与洗净的益母草、桑寄生一同放锅内，用文火煮沸 30 分钟，再放入冰糖煮至冰糖溶化，去益母草和桑寄生即成。

【适应证】补肝养血，活血养颜。适用于肝肾不足、湿阻癖滞，症见腰膝无力、面部粉刺、黑斑。也可用于妇女痛经等症。

【用法】日服 1 剂，吃蛋饮汤。

生发乌发

雁肉汤

【组成】雁 1 只，猪瘦肉 200 克，木耳、鸡油、猪油各 10 克，鸡清汤100 克，葱、生姜各 5 克，黄酒 15 克，胡椒粉 1 克，精盐适量。

【制法】将雁去毛及内脏，斩去脚爪，洗净，放入沸水锅中余一下，捞出斩成块；锅烧热，下猪油和少许葱、姜，放入雁肉块煸炒，捞出；猪肉洗净，放入沸水锅中氽一下，捞出切片；将发好的木耳一切为二。锅中放雁肉、猪肉、葱、姜、黄酒、精盐、胡椒粉，注入鸡汤，烧煮至肉熟烂，去葱、姜，放入木耳，再烧沸，淋上鸡油即成。

【适应证】健筋骨，润肌肤，长发鬓，丰肌。适用于脱发、身体消瘦者。

【用法】佐餐，分次食用。

发菜枸杞汤

【组成】发菜、鸡肝各 100 克，枸杞子 25 克，鲜菜心 50 克，清汤 800 克，精盐 3 克，味精 1 克，水淀粉 8 克。

【制法】将发菜、枸杞子、鸡肝洗净；鸡肝切成片，盛于碗中，加精盐 1 克和水淀粉拌匀；发菜用沸水发胀；鲜菜心洗净沥水。将净锅置中火上，加入清汤和发菜，煮沸，稍后加入枸杞子、精盐、味精、胡椒粉、鲜菜心，鸡肝片余熟透，装入汤碗中即成。

【适应证】补血，乌发。适用于中老年血虚或少女营养不良所致的头发发黄等症。

【用法】佐餐食用。

黑豆桂圆红枣汤

【组成】黑豆、红枣各 50 克，桂圆肉 15 克。

【制法】将黑豆、桂圆肉、红枣洗净，一同放入锅中，加水 1200 克，煮至 800 克即成。

【适应证】健脾补肾，补心气，养阴血。适用于血虚心悸、阴虚盗汗、肾虚腰酸、须发早白、脾虚足肿等症，还可作为中老年人的冬令补品。

【用法】分早晚 2 次食用。

养血乌发汤

【组成】猪瘦肉 250 克，党参、枸杞子、黄精、首乌各 15 克，鸡血藤 20 克，精盐适量。

【制法】先将猪瘦肉洗净切块，与洗净的党参、黄精、枸杞子、首乌、鸡血藤一同放入砂锅内，加水适量，然后用武火煮沸，再转用文火炖至肉熟烂，去药渣，加精盐调味即成。

【适应证】补益气血，滋阴益肾，乌发，抗衰老。适用于气血两虚、须发早白、身体虚弱等患者。健康人服用可延年益寿。

【用法】佐餐食用。脾虚泄泻者不宜服用。

木耳桂圆汤

【组成】黑木耳 10 克，桂圆肉 5 克，冰糖适量。

【制法】将黑木耳用清水泡发，去杂质，洗净，与桂圆肉一同入锅，加入清水适量，共煮至黑木耳熟烂，再加冰糖调味即成。

【适应证】养血，乌发。适用于头发早白患者。

【用法】当点心食用。

延年益寿

益寿鸽蛋汤

【组成】枸杞、桂圆肉、制黄精各 10 克，冰糖 50 克，鸽蛋 4 个。

【制法】先将以上前 3 味洗净切碎，放入锅中，加入清水 750 克同煮至沸约 15 分钟，再将鸽蛋打破后逐个加入锅内，同时将敲碎的冰糖屑下锅中，煮至鸽蛋熟即成。

【适应证】补肝肾，益气血。适用于肺燥咳嗽、气血虚衰、智力减退、年老体弱等。

【用法】日服 1 次，每次服 2 个鸽蛋并饮汤。凡外感初起者不宜服用。

松子鸽蛋汤

【组成】海松子 40 克，水发香菇 25 克，水发木耳 15 克，鲜菜心 30 克，鸡骨 250 克，味精 1 克，香葱花 3 克，精盐 4 克，食醋 1 克，胡椒粉 0.5 克，鸽蛋 20 个。

【制法】先将海松子洗净，全部打碎，入锅，掺清水和鸡骨熬成汤汁 800 克，去渣取汁备用；再将水发香菇、木耳、鲜菜心一并洗净，香菇切成薄片，入汤锅汆几分钟，木耳切成小朵，入沸水中汆一下。净锅置旺火上，下松子鸡骨汤烧开，再加入香菇片、木耳、鲜菜心、煮熟去壳的鸽蛋、胡椒粉、味精、食醋、葱花等，调好味，盛入汤盆中即成。

【适应证】滋养强精，回春不老。有助于青年人保持青春活力。

【用法】随意食用。

鲫鱼补血汤

【组成】鲫鱼 500 克，党参、当归、熟地各 15 克，淮山药 30 克，精盐适量。

【制法】先将党参、当归、生地、淮山药洗净，一同入锅，加水适量，用武火煮沸，再转用文火煎煮 30 分钟，去渣取汁备用；然后将鲫鱼剖杀洗净，放入砂锅中，加入药汁和水适量，用武火煮沸后转用文火慢炖至鱼肉熟烂，加精盐调味即成。

【适应证】补气养血，健脾益胃，抗衰老。适用于气血两虚所致的头晕眼花、失眠、心悸气短、神疲乏力及年老体弱等。健康人服用可健身强体。

【用法】饮汤吃鱼肉。外感发热者不宜服用。

祛病强身

白瓜咸蛋汤

【组成】白瓜 500 克，紫菜 15 克，绿豆粉丝 60 克，咸鸭蛋 3 个。

【制法】将白瓜去瓤、子，洗净切片，放入锅中，加清水适量，用武火煮沸巧分钟后放入咸鸭蛋、粉丝，稍煮片刻，随即放入紫菜，煮沸，调味即成。

【适应证】清暑利湿，清肺化痰。适用于暑湿症，症见身热口渴、咳嗽痰稠、头重倦怠、小便短赤、舌苔薄白微腻、脉濡而数。也可用于热射病、夏季微热、流感、支气管炎、过敏性肺炎等。

【用法】随意食用。

羊肉大麦汤

【组成】羊肉 100 克，大麦仁 50 克，草果 5 个，精盐适量。

【制法】先将羊肉洗净，切成小块，与洗净拍碎的草果一同煨汤，过滤后用汤煮大麦仁，熬熟，加盐少许调味即成。

【适应证】温中健脾，降气消胀。适用于脾胃虚弱、运化失常，以致血气生化不充而引起的形体瘦弱、不能多食干硬食品，或食用脱胀、暖气等症。

【用法】不拘时食用。

人参银耳鸽蛋汤

【组成】人参粉 5 克，银耳 25 克，熟火腿 30 克，水发冬菇 10 克，清鸡汤 750 克，精盐 3 克，熟鸡油 10 克，鸽蛋 12 个。

【制法】先将银耳去杂质，用温水浸泡回软，然后换用 70~80℃ 热水浸泡发胀，再用温热水洗净，上笼蒸约 10 分钟至松软，取出放在热鸡汤中烫一下备用；取小碟 12 个，抹上熟猪油，磕入鸽蛋。将火腿、冬菇分别切成直径约 1 厘米的圆形薄片各 12 片，分放在鸽蛋黄的两边，蒸熟取出，稍凉后用竹片顺着鸽蛋边沿拨起，放入大汤碗中，加热水漂去油腻去水蒸熟。炒锅上旺火，下鸡汤、盐，烧沸，撇去浮沫，加银耳，烧沸，下入参粉，盛入汤碗内，将鸽蛋摆在汤面上，淋上熟鸡油即成。

【适应证】补气益肾，滋阴润肺。适用于肺脾气虚、肾虚、肺阴虚所致的气短、自汗、呼吸气弱、食欲不振、消化不良、心悸、头晕、腰膝酸软等症。

【用法】可于早晚当点心服用。患实热症和湿热症者不宜服用。

人参红枣汤

【组成】人参 30 克，红枣 10 枚。

【制法】将人参和红枣洗净，一同放入锅中，加清水适量，煮汤即成。

【适应证】大补元气，固脱生津，养血安神。适用于各种原因引起的大出血后身体虚弱、虚脱。

【用法】饮汤吃枣，人参渣亦可服用。

莲子银耳汤

【组成】干银耳 10 克，鲜莲子 30 克，鸡清汤 1500 克，黄酒、精盐、白糖、味精各适量。

【制法】将发好的银耳放入一大盆内，加清汤 150 克蒸 1 小时左右，至银耳完全蒸透时取出，装入碗内；鲜莲子剥去青皮和一层嫩白皮，切去两头，捅去心，用水氽后再用开水浸泡，使之略带脆性，然后装入银耳碗内；烧开鸡清汤，加入黄酒、盐、白糖、味精少许后，注入银耳莲子碗中即成。

【适应证】滋阴润肺，健脾养心。适用于心脾两虚所致的失眠多梦、干咳痰少、口干咽干、食少、乏力等症。健康人食用可消除疲劳、增进食欲、增强体质。

【用法】佐餐食用，每日 2 次。

牛肉莲子山药汤

【组成】牛肉 250 克，莲子、茯苓、红枣、小茴香各 30 克，精盐适量。

【制法】先将茯苓入药袋；山药洗净切片；牛肉洗净切块，与莲子一同入锅，加水适量，用武火烧开，至半熟时加入药袋、红枣、小茴香、山药片、精盐，再慢火炖至牛肉酥烂时离火即成。

【适应证】健脾益气，益精宁神。适用于病后气虚、血虚者。

【用法】佐餐食用。

白术羊肚汤

【组成】白术 30 克，羊肚 1 具，精盐适量。

【制法】将羊肚洗净切成片，白术洗净，一同入锅，加水适量，先用武火煮沸，再转用文火慢炖至羊肚片烂熟，加入精盐调味即成。

【适应证】补气健脾。适用于脾气虚弱所致的赢瘦、饮食减少、四肢烦热等症。

【用法】饮汤吃羊肚，日服 3 次。

鹅肉补中汤

【组成】鹅 1 只，黄芪、党参、山药、红枣各 30 克，精盐适量。

【制法】先将活鹅宰杀去毛及内脏，洗净，再将黄芪、党参、山药、红枣洗净，塞入鹅肚内，用线缝合，入锅，加水适量，用武火煮沸后转用文火慢炖至鹅肉熟烂，加精盐调味，天鹅肚内的药物即成。

【适应证】补益脾胃，润燥止渴。适用于脾胃虚弱、中气不足所致的倦怠乏力、食少消瘦等症。

【用法】饮汤吃鹅肉。

鹌鹑枸杞杜仲汤

【组成】鹌鹑 1 只，枸杞子 30 克，杜仲 10 克，葱、生姜、精盐各适量。

【制法】先将鹌鹑宰杀去毛及内脏，洗净切块；然后将枸杞子洗净，杜仲切片，同入布袋，与鹌鹑肉、葱、生姜一同入锅，加水适量，用武火煮沸后转用文火慢炖至鹌鹑肉熟烂，加精盐调味即成。

【适应证】补益肝肾，强筋健骨。适用于肝肾阴虚所致的腰膝酸软、筋骨乏力、头目昏花等症。

【用法】饮汤吃肉和枸杞子。

牛蹄筋续断汤

【组成】牛蹄筋 50 克，川续断、川杜仲各 15 克，精盐适量。

【制法】先将牛蹄筋洗净，切片；再将川续断、川杜仲洗净后入布袋，与牛蹄筋一同放入砂锅中；加水适量，先用武火煮沸巧分钟，再用文火煎熬约 1 小时，去药袋，加入精盐调味即成。

【适应证】补肝益肾，强筋健骨。适用于肝肾亏虚所致的腰膝酸软、肢体无力等症。

【用法】当点心食用。

白鸭猪肉冬瓜汤

【组成】白鸭 1 只，猪瘦肉 100 克，冬瓜 2000 克，海参、薏苡仁各 50 克，莲叶 1 块。

【制法】先将白鸭宰杀去毛及内脏，洗净后切块；海参用清水胀发；冬瓜洗净连皮切块；猪瘦肉洗净切片；然后将鸭肉、猪肉、海参、冬瓜、薏苡仁、莲叶一同放入锅中，加水适量，煮至鸭肉熟透、冬瓜烂熟为止，最后加水少量调料即成。

【适应证】补气阴，健脾胃，清暑湿。用于夏季进补。

【用法】饮汤吃肉和冬瓜，分数次吃完。

灵芝女贞汤

【组成】灵芝 12 克，女贞子 15 克，丹参、鸡内金各 9 克。

【制法】将灵芝、女贞子、丹参、鸡内金洗净，一同入锅，加水适量，先浸渍 2 小时，再煎煮 50~60 分钟，取汤温服。药渣再加水适量，煎煮 40 分钟，取汤温服。

【适应证】滋补肝肾，健脾消食。适用于肝肾不足与脾虚气弱所致的胁肋隐痛、身倦乏力、纳差食少等症。

【用法】日服 1 剂，分早晚 2 次温服。减肥健美

山楂玉米须汤

【组成】山楂 10 克，玉米须 50 克。

【制法】将山楂洗净打碎，与洗净的玉米须一同放入砂锅内，加水适量，煎汤即成。

【适应证】补益脾胃，利尿消肿，降血脂。用于减肥。

【用法】日服数次，不拘时。

凤菇豆腐汤

【组成】鲜凤尾菇 100 克，豆腐 200 克，精盐、味精、葱花、香菜末、鲜汤、植物油各适量。

【制法】先将凤尾菇去杂质洗净，撕成薄片；豆腐洗净切成小块。然后将净锅置火上，加油烧热，放入凤尾菇煸炒片刻，加入鲜汤、豆腐块、精盐，烧煮至凤尾菇、豆腐入味，撒上味精、香菜末、葱花即成。

【适应证】健脾胃，宽肠，明目，祛脂减肥。适用于肥胖症、目赤肿痛等。

【用法】佐餐食用。

下篇　粥　膳

第一章　粥膳概述

粥膳：人间第一补物

粥膳祛病是我国传统医学中古老而独特的疗法，属于中医疗法，是祖国医学宝库中的一部分，并具有十分悠久的历史。

我国第一部农书《夏小正》中指出："初俊羞助厥母粥，俊也者大也，粥也者养也。"到了周朝，《礼记·月令》中也有"仲秋之月，养衰老，授几杖，行（赐）糜粥饮食"的记载。由此可见，远在两三千年前，我们的祖先就应用粥膳来防病治病了。

另外，在湖南长沙马王堆汉墓出土的文物中有 14 种医书，在医书中就有服食青粱米粥治疗蛇咬伤和用加热的石块煮米汁的火齐粥内服治疗肛门痒痛的粥疗方。有关专家研究证实，这批出土的医书大约在春秋战国时期成书，可以说，这两种粥疗方是我国最早的粥膳祛病方法。《内经》中曾记载"药以祛之、食以随之""谷肉果菜，食养尽之"的论述，这种以药治病，以食扶正的论述，正是粥膳祛病的理论基础。

到了汉代，粥膳已正式列入医疗方。东汉名医张仲景在其所著的《伤寒杂病论》一书中，记载了很多米药合用的名方，如"白虎汤""桃花汤""竹叶石膏汤"等，在其成分中均有粳米，要待"米熟汤成，去渣"服用。

隋代巢元方的《诸病源候论》中记载："肠但出不断者，当作大麦粥，取其汁持洗肠，以水渍内之，当作研米粥饮之。二十余日稍作强糜食之。"

唐代著名的医学家孙思邈在其《千金要方》一书中列有"食治"一门，并收集了民间谷皮糠粥治疗因维生素缺乏所致的脚气病、羊骨粥补阳气等粥疗方。唐代孟诜的《食疗本草》也载有茗粥、柿粥、秦椒粥、蜀椒粥 4方，但是此书的原书已经散失，此 4 方是从敦煌石窟中残卷中发现的。唐代医家咎殷的《食医心鉴》一书中也收有粥膳 57 方，并分为中风、心腹冷痛、五种噎病、七种淋病、小便数、五种赤白肠滑、五种痔病下血、妇人妊娠诸病及产后、小儿诸病等九类。书中详细介绍了各个粥方的组成、用量、熬煮方法、功效等，为后世的粥膳祛病奠定了坚实的基础。

到了宋代，粥膳祛病又有了新的发展，无论医界，还是民间，都喜欢用粥膳来防病治病，并积累了极为宝贵的粥膳食疗方。例如，《圣济总录》中收集了粥膳113方，如苁蓉羊肾粥治疗虚劳症、生姜粥治反胃呕吐、补虚正气粥治疗慢性泄泻等。宋代官方组织编纂的《太平圣惠方》中记载粥膳方129方，其中的麻子粥、薏苡仁粥、黑豆粥等一直为后人所喜用。此外，宋代陈直所著的《养老奉亲书》，收载了适合中老年人养生延年的粥膳方43方。经后世临床验证，疗效都非常理想。

到了明代，大医学家李时珍指出："五谷为养。麻、麦、稷、黍、豆，以配方、心、脾、肺、肾。"五谷都是煮粥的良品，对防病治病有着重要的作用。《随息居饮食谱》中说："粳米甘平，宜煮粥食，粥饭为世间第一补物。"这正说明粥膳的祛病功效。

清代时期，粥膳祛病又有新的发展。清代曹庭栋所著的《老老恒言》五卷中即有粥谱，载有煮粥方100种（分为上品36种、中品27种、下品37种）多为作者自身经验之谈。此外，清代的黄云鹄著的《粥谱》一书内容更丰富，选有各种粥谱200多种。从以上这些古籍中可以看到，以粥膳祛病的方法在我国有着悠久的历史。

到了近代，许多医家都采用粥膳祛病，粥膳的食疗方法得到了广泛应用和普及。有的老粥新用，有的新创方，如名医张锡纯的"珠玉二宝粥""三宝粥"等粥；著名老中医蒲辅周用芫花根皮煮粥治疗疯狗咬伤；邹云翔教授用荷叶粥治疗老年人高血压、高脂血；岳美中教授用黄芪粥治疗慢性肾炎；著名老中医沈仲圭用神仙粥防治感冒等，都收到了一定的治疗效果。

随着社会的发展，粥膳的防病治病作用越来越受到人们的重视，现代人已经从单纯地追求填饱肚子发展到将粥膳作为防病治病的手段之一。如今，喝粥已经成为一种传统的祛病保健方式，对于防治疾病、增强体质以及防止衰老、延长寿命等起到了应用药物而不能达到的效果。

粥，从充饥到祛病，到滋养保健，上下几千年，同样反映了社会生活的进步和发展。"世上无如吃饭难""粥是贫困潦倒的无奈"，这都在社会高度发展的今天，永远在人们心灵深处消失了。粥，作为饮食中的一部分，作为治疗的一种手段，已经越来越受到人们的喜欢了。

随着人民生活水平的提高，粥膳的医疗作用也日益受到人们的重视，它已经从单纯地追求填饱肚腹，而发展成防病治病的手段之一。随着社会的进步与发展，人民喝粥已经成为一种独特的保健食疗方法，这些粥膳对于防治疾病、增强体质起到了一定的作用。

粥的应用与发展

随着我国社会的进步，粥在长期实践中也不断得到了广泛的应用与发展，同时也随之得到不断的充实、总结与提高，从而使粥越来越成为我国人民用以防病、养生保健的一种有效手段。

1. 用于养生，预防疾病

以药粥预防疾病，前人早有实践，用法很多，效果亦好。例如，唐代孙思邈的《备急千金要方》中就载有用米皮糠煮粥以预防脚气病复发；明代李时珍在《本草纲目》中用胡萝卜粥来防治高血压病；《食物疗法》一书介绍，常吃玉米粉粥，可以预防心血管疾病。近来还有用薏苡仁煮粥，预防恶性肿瘤等。

一直到今天，我国民间还有沿用绿豆煮粥食之用以预防中暑的习俗。应用药粥预防疾病，既包含着用药物预防，同时又起到扶助正气、增强抗病能力的作用，即所谓"祛邪安正、扶正祛邪"的双重意义。

熬粥、喝粥是中国传统的饮食方法。粥之所以能起到养生作用，其一，是因为它将原料的有效营养成分，经过水和火的熬制充分溶于水中，容易被人体所消化、吸收；其二，原料经过长时间的熬制，去掉了异味或不利健康的因素而产生出美味，使有效营养成分得到充分保留，在水的作用下，丰富的营养对人体有益、对健康有利。其三，原料经过熬制后变得软、酥、烂，食用后不伤胃脾，还能促进血液循环，从而起到保健作用。

2. 用于急性病的辅助治疗

在治疗某些急性病的过程中，如配合服用适当的药粥，疗效则更为理想。前人有不少粥，就是专门用以治疗急性病的食疗方剂。如《食物疗病常识》一书中的"神仙粥"，用于治疗急性"四时疫气流行"。粥既可单独使用，也可作为治疗急性病的辅助食疗。

3. 用于病后及妇女产生后的调理

当人们患病初愈或妇女生产后，身体还未完全恢复健康时，都希望吃一些滋养补益的食品，以促使早日恢复健康。老中医们认为，病后用米粥调理最为稳妥。这是因为，无论病后或妇女生产后，人体生理机能减退，胃肠薄弱，消化力降低，米粥不仅营养丰富，而且极易消化吸收，又能补充能量，清代王孟英说过："病人或产后粥养最宜。"这就使我们更为清楚了。如果再配合一定的中药煮粥，作为病后或产后调养，那就更加理想。

例如高热病后，无论是感冒高热或流脑、乙型脑炎后期，由于高热伤津，阴液不足，所以中医常用养阴清热的中药以善病后。如选用具有生津、止渴、清热的芦根粥、蔗浆粥等，可起到一举两得的效果。又如肺炎病后，高热虽退，但患者仍感觉口渴，干咳，这时吃些沙参粥、花粉粥，也颇为适宜，既止咳、养肺，又有利于疾病的尽快恢复。再如，妇女生产后，不仅体质虚弱或贫血，还有一段通乳汁、排恶露的生理过程，此时如吃一些猪蹄粥或莴苣子粥以帮助下奶，或服用益母草粥养血排瘀，促进子宫的修复，是一种最为理想的调理方法。

4. 用于慢性病人的自我调养

慢性病患者是非常痛苦的，往往要长年挂号看病，不断吃药打针，但仍然不能从根本上解决问题。可见有些慢性病单纯依靠药物治疗，是不易收到预期效果的。如果配合药粥作为辅助食疗方法，并能坚持长期服食，慢慢自我调理的话，可达到药半功倍，甚至能收到意想不到的效果。如长期高血压的患者，可以经常吃些决明子粥、芹菜粥、木耳粥；高脂血的患者，可以长期服食泽泻粥、何首乌粥、玉米粉粥；又如糖尿病的患者，若长期食用玉米粉粥、葛根粉粥、山药粥，不但解决了饮食问题，还能达到治病的目的，真可谓一举两得。

熬粥的技巧

清代文人袁枚在《随园食单》中自拟了煮粥的标准："见水不见米，非粥也；见米不见水，非粥也。必使米水融合，柔腻如一，而后谓之粥。"

1. 选用原料

煮粥用的米，以新米为好，而且要用粳米与糯米相互掺杂在一起效果更佳。俗话讲"巧妇难为无米之炊"，米是熬粥的基本原料，一定要选择当年新鲜、无泥土、无杂质的新米。陈仓烂谷子不仅没有营养价值，还会影响身体健康，发霉的谷物所产生的黄曲霉菌是重要的致癌物质，因此，不能图便宜，图省事，影响健康。

熬药粥用的原料也要选用质量上乘的高质量的原料，在下锅前要根据原料品质采取不同的方法将其杂质去掉，干干净净下锅。

2. 洗米与泡米

洗米是保证粥的质量的关键，民间常用的方法是箩筐淘米法。此淘洗法用水量大、淘洗干净，城市居民应用盆淘洗，至少淘洗两遍，淘洗速度要快，同时拣掉杂质和沙石。

煮粥前先将净米用冷水浸泡1~2小时，以使米粒膨胀开。这样做的好处是熬起粥来节省时间；搅动时顺着一个方向转；熬出的粥酥、口感好。泡米前先将米淘洗干净，煮粥时泡米水一同下锅。根据春、夏、秋、冬四季，天热时泡的时间短，天冷时可以多泡一点时间，3~4小时也可以。

3. 用开水熬粥

煮粥的水，一般用井水或泉水，大多数则取用经过过滤的自来水。用冷水煮粥好还是用开水煮粥好？为什么？答案是用开水煮粥好。其一，因为水在烧开的过程中，会将其中的杂质析出，如氯气等，所以烧开的水要比冷水干净、卫生；其二，你肯定有过冷水煮粥煳锅底的经历吧？开水下锅就不会有此现象，而且它比冷水熬粥更省时间。

4. 熬粥时关键是火候

煮粥的火候是关键，有武火（大火、急火），文火（小火）之别，必须注意掌握，火候不足则香味不出，太过则气味衰退。要先用武火煮开，再转文火熬煮约30~60分钟，让粥汤小滚至熟。别小看火的大小转换，粥的香味由此而出！具体时间可根据不同原料延长或缩短。

药粥在煎煮过程中，要按照书中介绍的方法进行，因为每一味药物都有不同的药性，而且又有动物、植物、矿物等不同的类型，在质量轻重上都有明显的区别。因此，要使得每一味药物在药粥中起到应有的效用，就必须根据具体情况，严格地掌握火候和煎煮时间。如薄荷、荷叶等质量轻而易挥发的药物煮粥时就要采用文火，慢慢地煮熟，不宜用武火猛煎或久煎，以免药物的有效成分被挥发。如磁石、滑石等质量重的矿物类药物，在煮粥时，就必须采用武火，猛煎，且时间要长，才能将其有效成分煎出来，再如金银花、菊花等花类药物，在煮粥时，既不宜使用文火，亦不宜使用武火，因此，就采用急火烧沸，然后立即改用微火煮熟即可。

5. 熬粥搅拌及点油

原来我们煮粥之所以间或搅拌，是为了怕粥糊底，现在没了冷水煮粥糊底的担忧，为什么还要搅呢？为了"出稠"，也就是让米粒颗颗饱满，粒粒酥稠。

搅拌的技巧是：开水下锅时搅几下，盖上锅盖至文火熬20分钟时，开始不停地搅动，一直持续约10分钟，到呈酥稠状出锅为止。

煮粥还要放油？是的，粥改文火后约10分钟时点少许色拉油，你会发现不光成品粥色泽鲜亮，而且入口也别样鲜滑。

6. 粥底、辅料分开煮

大多数人煮粥时习惯将所有的东西一股脑全倒进锅里，其实这是不科学的，百年老粥店可不这样做。为了适应各种食客的口味，粥底是粥底、辅料是辅料，分开制作。先将大米粥、小米粥、紫米粥、玉米粥做成四种基本粥，即粥底。再将其他原料分头煮的煮、焯的焯，最后根据不同的需要勾兑出各种美味、特色的粥，有的也可以最后再搁在一块儿，熬煮片刻（绝不超过10分钟）。这样熬出的粥品清爽不浑浊，每样原料的味道都熬出来了且又不串味。特别是辅料为肉类及海鲜时，应将粥底和辅料分开制作成熟。

7. 熬粥的锅和盛粥的器皿

熬粥的器皿应选用砂锅、铁锅、不锈钢锅，熬好的粥应放在不锈钢盆或瓷盆、搪瓷盆中存放，晾至30℃左右食用。铝锅、铝盆因熬粥时间长，存放时间长容易使锅中的氧化铝污染食品。如煮药粥，毕竟是用中药同谷米同煮的，所以，应选用砂锅为好；如果没有砂锅，也可用搪瓷容器代替，一般不用铁锅、铜锅、铝锅。按照中医传统习惯，煎熬中药最好是用砂锅，因为砂锅煎熬中药，能使药物的有效成分充分析出来，并可避免因用铁锅煎熬所引起的一些不良的化学反应。

8. 熬粥禁止使用添加剂

很多人为了省工、省事，熬粥时放上小苏打、食碱等化学成分，这样很不利于健康。苏打和碱中的钠成分长期食用对人体有害。

煮粥时，微加碱可使粥易熟，烂得快，煮成的粥质地黏滑，所以有些人煮粥时，习惯加入微量的碱粉。但从营养学角度看，碱会破坏米、面中的各种维生素，所以煮粥时为了更好地保护粥中的营养成分，以不加碱为好。

煮玉米粥时，因为玉米中含有较多的尼克酸，是人体必需的一种维生素，一旦缺乏便易患癞皮病，还伴有口炎、舌炎等症状。然而，玉米中的尼克酸若不进行分解，有一半以上不能被胃肠吸收。如果煮玉米粥是长时间慢火煮，此时的尼克酸就会变成另外一种形式，它被肠胃的吸收率就会明显增加，对人体是有益的。

9. 夹生米饭可熬粥

夹生米饭因中途断火或者提前揭锅使米饭外熟里生，俗称"夹生"。因为夹生米饭外面形成了黏稠的保护层，使热量无法进去，而加水熬粥就能解决夹生米饭问题。

按通常讲，有芡汁浓稠者为羹；清水者为汤；粥是加米的汤，而羹原料中不加米，汤也是根据不同原料配制，也是不加米的饮品。

10. 养生粥四煮法

煮粥可以加入不同种类、性味和作用的原料，形成不同风味的养生粥，其主要方法可归纳为如下几种：

（1）先取汁再煮粥。如具有补益作用的参苓粥，就是先将人参、茯苓、生姜加水煎煮，去渣取汁，再加入米而制成。

（2）先煮粥后加料。如气味芳香的菊花粥，即是在米粥煮成后放入菊花再稍煮一二沸即可。

（3）米与料同煮成粥。凡是可供食用的物料，如大枣、莲子、山药、薏苡仁、胡桃肉、龙眼肉等，都可与米同煮成粥服食。

（4）先取原汁，再入米煮粥。如各种风味的翡翠粥，是将绿色蔬菜（如菠菜、油菜等）榨成汁再与米同煮，粥味清香爽口。

合理食粥，吃出健康粥

虽然具有制作简易、服食方便、疗效好等优点，但它也有一个最大的缺点，就是要现煮现吃，不能长时间存放。若是存放时间长，经冷却后的粥就会分解成米是米，水是水，甚至还会变质，影响疗效，或带来副作用。因此，在食用粥的过程中要引起注意。

1. 辩证选择粥，合理使用

食粥作为一种中医食治疗法，在使用过程中，也应做到"根据病性，辩证选粥"。例如，胃痛者，如属胃寒引起的胃痛，应吃温寒的干姜粥或槟榔粥。再如，体质虚弱者，一定要根据气虚、血虚、阴虚、阳虚的不同类型，而分别采用补气、补血、补阴、补阳的药粥，切不可笼统地来个"虚则补之"。假如气虚病人吃了补阴的天门冬粥或生地粥，不但达不到补益的目的，反而有壅滞之弊，服食以后会感到胸膈懑闷、食欲减退等不良反应。另外，喝粥时粥的温度冬天应在30℃以下，夏天在15℃以下。因为粥的黏稠度大，不容易散热，温度过高容易烫坏食道和胃，影响消化吸收并且容易患病。

2. 因时食粥

由于中药有寒、热、温、凉等性能，季节也有春、夏、秋、冬之分，人们应根据气候、季节的变化灵活选用各种风味养生粥，所以在食用时，要注意到选择药粥的夏凉冬温，如春天温暖，宜升补，可选用山药粥，萝卜粥，菠菜粥等；夏天炎热宜清补，应多食用清凉的荷叶粥、菊花粥、莲薏粥、竹叶粥、芦根粥等，可以清热解暑，生津止渴；秋天干燥，宜平补，可选用芝麻粥、核桃粥、麦门冬粥等；冬季寒冷，则宜温补，可进食羊肉粥、狗肉粥、肉苁蓉粥、鹿角胶粥，能起到温补元阳，暖中御寒的作用。我国民间习以春食荠菜粥，夏食绿豆粥，秋食藕粥，冬食腊八粥，就颇得四时食养之宜。

3. 因地食粥

由于中药有寒、热、温、凉等性能，地理位置亦有东、西、南、北、中之别，人们应根据所处地域不同，食粥也要加以考虑。如地处北方，气温较低，应以食用温补性粥为主；南方是温暖多湿之地，应选养生粥或化湿粥为好。此外，饮食习惯，南甜北咸，南北有异，在煮制养生粥时也可适当照顾各个地区的不同口味，适当添加一些调味品。

4. 因人食粥

因人食粥就是根据人们年龄、性别、体质、生活习惯等不同特点，来考虑食何种粥。如小儿虽然气血未流，脏腑娇嫩，但生机旺盛，故少用补益；老年人元气已虚，常宜进补。又如，人的体质有寒热之偏，阳虚畏冷宜温补，阴虚内热宜清补。

粥在煮制过程中，不但要注意米、水的比例，时间的长短，火候的大小，还要考虑到加入适当的调味品及配料。因为本书介绍的这些粥，不但可供患者食用，而且还可以供无病者防病保健食用；不但有老人食用的粥，还有促进儿童生长发育的药粥。因此，要根据不同的病性和不同对象，分别煮不同的口味，使每个人都能满意地接受。由于我国是一个多民族的国家，地大物博、人口众多，加上南北东西的地理位置不同，以及一年四季气候的区别，各地的风俗习惯也各有差异。所以在药物的调味配料上，还必须根据具体情况进行具体调整。如南方气候较热，人们又喜食甜味，煮粥时可以在粥中适当添加红糖、白糖或蜂蜜、糖浆等，而北方气候寒冷，且人们喜食辣味，煮粥时，可以在粥中加入胡椒、生姜之类；靠近沿海地带，人们又喜食咸味，煮粥时可以在粥中加入适当的食盐。又如，有些药物也各有偏性和不同的怪味，在煮粥时，也必须加入适当的油料，以矫正其味。如动物性药粥，像羊肉粥、牛肉粥、动物肝粥，都有程度不同的腥膻气味，只要在煮制时适当加入五香粉、葱、姜、食盐等调味配料，不但能除去了腥膻味，而且变得美味可口，人人乐意接受。

常见病食疗养生粥

食粥作为一种中医饮食辅助疗法，在使用过程中，也应做到"根据病性，辩证选粥"。

1. 循环系统

（1）高血压病：芦荟豆腐粥，萝卜米粥，胡萝卜粥，木耳米粥，莲肉米粥，豆腐浆粥，决明子粥，石决明粥，绿豆米粥，地黄米粥，海带米粥，车前子粥，芹菜米粥，荷叶米粥，大蒜米粥，甜菜米粥，菠菜米粥，菊花米粥，菊苗米粥，葛根粉粥，淡菜米粥，虾米米粥。

（2）冠心病、动脉硬化症：绿豆大枣粥，益母草白米粥，何首乌粥，莲肉米粥，萝卜米粥，木耳米粥，豆腐浆粥，松仁米粥，菊苗米粥，海带米粥，淡菜米粥，虾米米粥。

（3）高脂血症：泽泻米粥，冬瓜米粥，玉米粉粥，何首乌粥，荷叶米粥，菊花米粥，菊苗米粥，海带米粥，淡菜米粥，虾米米粥。

（4）糖尿病：燕麦粥，荞麦粥，莜麦粥，大麦粥，山药米粥，枸杞子粥，胡萝卜粥，葛根粉粥，地黄米粥，玉米粉粥等低糖粥。

（5）慢性肝炎：黄芪米粥，大枣米粥，胡萝卜粥，枸杞子粥，动物肝粥，菠菜米粥，酥蜜米粥。

（6）急性肝炎：茵陈米粥，栀子仁粥，梨汁米粥，动物肝粥，金钱草粥。

（7）贫血：人参米粥，当归米粥，牛乳米粥，人乳米粥，鸡汁米粥，鸭汁米粥，菠菜米粥，大枣米粥，山药米粥，党参米粥，黄芪米粥，熟地米粥，枸杞子粥，动物肝粥。

（8）血小板减少症：木耳米粥，黄芪米粥，落花生米粥，大枣米粥。

2. 消化系统

（1）慢性肠胃病：山楂米粥，菜叶米粥，山药米粥，干姜米粥，生姜米粥，吴茱萸粥，良姜米粥，甘松米粥，藿香米粥，白茯苓粥，砂仁米粥，槟榔米粥，胡椒米粥，肉桂米粥，乌头米粥，鸡内金粥，扁豆米粥，芡实米粥，赤小豆粥，菱角米粥，莲藕米粥，薏苡仁米粥。

（2）急性肠炎：马齿苋粥，苋菜粥，大蒜米粥，藿香米粥，车前子粥。

（3）五更泻：芡实米粥，荔枝米粥，胡桃米粥，吴茱萸粥，乌梅米粥，大枣米粥。

（4）慢性便秘：无花果粥，肉苁蓉粥，何首乌粥，松仁米粥，牛乳米粥，芝麻米粥。

（5）胃、十二指肠溃疡：山药米粥，阿胶米粥，白芨米粥，白茯苓粥，芡实米粥。

3. 五官系统

（1）夜盲症：胡萝卜粥，动物肝粥。

（2）口臭：荔枝米粥。

（3）近视眼：枸杞子粥，羊肉米粥。

4. 生殖系统

（1）乳尿：荠菜米粥。

（2）胎动不安：鲤鱼米粥，艾叶米粥，当归米粥。

（3）小便不利：车前子粥，车前叶粥，蓄米粥，滑石米粥，淡竹叶粥。

（4）月经不调、痛经：茴香米粥，艾叶米粥，当归米粥，肉桂米粥。

（5）遗精、早泄：芡实米粥，金樱米粥，莲肉米粥，羊肉米粥，龙骨米粥，韭菜米粥。

（6）肾虚腰痛：栗子米粥，胡桃米粥，山药米粥，熟地米粥。

（7）阳痿：肉苁蓉粥，人参米粥。

5. 呼吸系统

（1）感冒、流感、急性支气管炎：萝卜米粥，生姜米粥，葱白米粥，豆腐浆粥，苏子米粥，萝卜子米粥，薄荷米粥，菊花米粥，神仙米粥，荷叶米粥，贝母米粥，杏仁米粥，发汗豉粥，牛蒡子粥，枇杷叶粥。

（2）慢性气管炎：山药米粥，佛手米粥，人参米粥，黄芪米粥，胡桃米粥，苏子米粥，贝母米粥，杏仁米粥。

6. 综合征状

（1）神经衰弱、失眠、记忆力减退：天麻脑粥，何首乌粥，磁石米粥，木耳米粥，牛乳米粥，人参米粥，酸枣仁粥，百合米粥，柏子仁粥，夜交藤粥。

（2）水肿：车前子粥，车前叶粥，冬瓜米粥，白茯苓粥，赤小豆粥，淡竹叶粥，梨叶米粥，扁蓄米粥，泽泻米粥，薏苡仁粥，牵牛子粥，滑石米粥，葫芦米粥。

（3）自汗、盗汗：黄芪米粥，酸枣仁粥，龙骨米粥预防中暑：绿豆米粥，荷叶米粥，薄荷米粥，藿香米粥，菊花米粥，菊苗米粥，白扁豆粥。

（4）温热病发热口渴：竹沥米粥，蔗浆米粥，梨汁米粥，石膏米粥，麦门冬粥，石斛米粥，荷叶米粥，绿豆米粥，葛根粉粥，芦根米粥。

（5）脱发、头发早白：何首乌粥，枸杞子粥，芝麻米粥，黄肉米粥。

（6）风湿痹痛：牛茎叶粥，薏苡仁米粥。

（7）更年期综合征：山药米粥，大枣米粥，何首乌粥，荠菜米粥，胡萝卜粥，当归米粥，合欢花粥，益智仁粥，黄肉米粥，人参米粥。

（8）体质衰弱：鸡汁米粥，鸭汁米粥，羊肉米粥，黄芪米粥，人参米粥，党参米粥，山药米粥，大枣米粥，芝麻米粥，薏苡仁米粥，何首乌粥，莲肉米粥，狗肉米粥，牛乳米粥，人乳米粥。

（8）各种出血症：莲藕米粥，阿胶米粥，荠菜米粥，柿饼米粥，茅根米粥，木耳米粥，荷叶米粥。

（10）脚气病：薏苡仁米粥，谷皮糠粥，赤小豆粥。

第二章　粥膳部分原料的食用功效

原料是烹饪的基础，有什么样的原料就能做出什么样的菜。熬粥也是如此，选用什么样的原料才能熬出什么样的粥。原料千变万化，而不变的只是一个"粥"字，因此能熬千百种风味不同的美味粥靠的是原料。

谷物类原料

粳米

粳米又叫大米，其味甘而淡，性平，能补脾胃，使脏腑血脉精髓充溢，筋骨肌肉强健。《本草经疏》说："（粳米）为五谷之长，人相赖以为命也。"《随息居饮食谱》认为，粳米"宜煮粥食……以其较籼米为柔，而较糯米不黏也"。

粳米含有75%以上的淀粉，8%左右的蛋白质，少量脂肪和 B 族维生素，还含有乙酸、琥珀酸、甘醇酸、柠檬酸等多种有机酸以及葡萄糖、果糖、麦芽糖等单糖成分。粳米谷皮和米粉层中，含有各种维生素和无机盐类，烧煮前不宜多淘洗。

糯米

糯米为禾本科植物糯稻的种仁。其性味甘平，具有补中气、暖脾胃等功效。《无经逢源》说："糯米，益气补脾肺，但磨粉做稀糜，庶不黏滞，且利小便，以滋肺而气下行矣。"糯米性极柔黏，较难消化，脾胃虚弱者及有病之人不宜食用。糯米的成分与粳米同。

粟米

粟米即小米，为禾本科粟的种仁。其性味甘咸凉，陈粟米则性寒，具有和中、益气、止痢、解烦闷、利小便等功效。《日用本草》说："（粟米）和中益气，止痢，治消渴，利小便，陈者更良。"《本草纲目》说："煮公益丹田，补虚损，开肠胃。"又说："粟之味咸淡，气寒下渗，肾之谷也，肾病宜食之……降胃火，故脾胃之病宜食之。"

现代研究认为，小米中营养素的成分和含量均多于大米。

玉米

玉米又称玉蜀黍、苞米，是禾本科植物玉蜀黍的种仁。其性味甘平，有调中开胃功效。除含有大量淀粉、脂肪、蛋白质（主要为谷氨酸）以及生物碱、维生素（B_1、B_2、B_6）、烟酸、泛酸等成分外，还含有大量矿物质镁，因而有抑制癌细胞的作用，并能扩张血管，加强肠蠕动，增加胆汁，促使肌体废物排除。

玉米中所含脂肪为不饱和脂肪，有助于体内脂肪及胆固醇的正常代谢，对动脉硬化症、冠心病、心肌梗死及血液循环障碍等疾病有特殊的辅助疗效。

小麦

小麦为禾本科植物小麦的种仁。其性味甘凉，具有养心益肾、和血健脾、除热止渴等功效。《食医心鉴》说："小麦用炊做饭及煮粥食之，治消渴口干。"现多以面粉煮糊做药粥用。小麦含有淀粉、蛋白质、糖类、糊精、脂肪、粗纤维等成分。脂肪主要为油酸、亚油酸、棕榈酸、硬脂酸等甘油酸，还含有少量谷甾醇、卵磷脂、精氨酸、麦芽糖酶、蛋白酶、淀粉酶及微量维生素 B 等成分。

小麦中含有丰富的维生素 B_1 和纤维素，有益于防治大肠癌、肥胖病和脚气病。

甘薯

甘薯又名番薯、地瓜，为旋花科多年生草本植物的块茎。其性味甘平，有健脾益胃、生津润燥的功效。老幼妇孺皆宜服食，尤其是维生素 A 缺乏症、夜盲症、便秘和湿热黄疸等患者均可长期服用。

甘薯含有大量淀粉、碳水化合物、粗纤维、钙、磷、维生素 A、维生素 C 以及胡萝卜素、核黄素等物质，其枝、叶还有消痈解毒的作用。

绿豆

绿豆又名青小豆，是豆科一年生草本植物绿豆的成熟种子。其性味甘寒，通行十二经络，有解毒、表暑热、止烦渴、润皮肤、消水肿、利小便、止泻痢等疗效。并常用于解除附子、巴豆、砒霜、酒精中毒和农药中毒。

绿豆内含蛋白质、脂肪、碳水化合物和多种微量元素以及胡萝卜素、硫胺素、核黄素等成分，可以降血脂，预防动脉硬化，是一种有利于降脂抗老的食物。

蚕豆

蚕豆又名胡豆、佛豆。其性味甘平，微辛，具有益脾、健胃、和中的功效。对脾胃虚弱、贫血或慢性肾炎水肿和食欲不佳、消化不良患者均有疗效。蚕豆含蛋白质、脂肪、碳水化合物、粗纤维、维生素 B_1、维生素 B_2、钙、磷脂、胆碱等成分，有丰富的营养价值，能降血压和血脂，很适宜老年性高血压、高脂血患者长期食用。但须注意，有食蚕豆过敏史者，不应食用。

红豆

红豆为豆科植物赤豆的种子。性味甘酸平。含有蛋白质、脂肪、碳水化合物、粗纤维、钙、磷、铁、硫胺素、核黄素、尼克酸等成分。具有利水、除湿、和血排脓、消肿解毒的功效。适用于水肿、脚气、黄疸、泻痢、便血、痈肿、血小板减少等症的防治。

西米

西米俗称西谷米、西国米，产于南洋群岛一带，是取棕榈科植物莎木的木髓部，用普通制淀粉法经过粉碎，筛浆过滤，反复漂洗，沉淀、干燥等过程制取的淀粉，淀粉晒制半干燥时摇成细粉再行晒干即成，白净滑糯，营养颇丰。

西米性温，味甘，具有健脾、消肿、化痰之功效。《菠海本草》说，西米"主补虚冷、消食"。《柑园小识》说，西米"健脾运胃、久病虚冷者，煮粥食最宜"。

芝麻

芝麻又称芝麻，为芝麻科一年生草本植物芝麻的成熟种子，有黑白两种。芝麻性味甘平，与米为粥，香甜可口。有养肝血、益肾阴之功效，可用于治疗肝肾阴亏、血虚生风之头晕目眩、耳鸣肢麻、须发早白等症，对肠燥便秘、皮肤干燥等症亦有较好疗效。

芝麻的脂肪含量高达 60%，其中主要为油酸、亚油酸、棕榈酸、花生酸、廿四酸、廿二酸等甘油酸，还有甾醇、芝麻素、芝麻林素、芝麻酚脂溶性维生素 A、维生素 D、维生素 E 以及叶酸、烟酸、蔗糖、卵磷脂、蛋白质和大量的钙，对婴幼儿生长发育和老年人的健康均有食疗作用。

瓜果类原料

龙眼

龙眼即桂圆，性味甘温。龙眼含有蛋白质、脂肪、碳水化合物、钙、磷、硫胺素、核黄素、尼克酸以及酒石酸、腺嘌呤、胆碱等成分。具有补心养血、开胃益脾、安神益智功效。适用于贫血、神经衰弱、失眠健忘、病后体虚、产后气血不足、脑力减退等症的治疗。与粳米煮粥，可以起到协同作用，疗效更佳。

荔枝

荔枝为无患子科常绿乔木荔枝的果实。其味酸甜，性温，最益肝、脾、精、血，具有滋肝益心、填精髓、补气血、温阳气、止烦渴、益容颜的作用。适宜于老年人身体虚弱，病后精液不足，胃寒疼痛等症。

荔枝含有丰富的果糖、蛋白质、脂肪、维生素 C、维生素 A、维生素 B，还有叶酸、苹果酸、柠檬酸以及精氨酸、色氨酸等对人体十分有益的营养成分。

莲子

莲子又名水芝丹，为睡莲科多年生水生草本植物莲的成熟种仁。性味甘涩，入心、肾、脾经，有补脾益肾、安神、养心、抗衰老功能。与糯米煮粥，增强了滋补收涩之功，有使腹泻便溏自除，虚烦失眠消失，遗精、带下自愈之功效。

莲子含有生物碱和黄酮类，其中莲心碱通过组织胺的释放，使人体的外围血管扩张而有降压作用，莲心所含的多种生物碱有显著的强心降压功用。

栗子

栗子为山毛榉科植物栗的坚果。其性味甘温，入脾、肾二经，滋肾壮腰，善治肾虚腰痛，具有补肾、强腰膝、益气、厚肠胃的功效。同糯米煮成粥，能增强滋补脾胃之功，因此对老年人的肾虚腿软、脾虚泄泻尤为适宜。多服、久服不仅能增强体质，而且可延年益寿。

栗子除含有淀粉、蛋白质、脂肪以外，还富含维生素C、B族维生素等，因此具有抗衰老作用。

胡桃

胡桃为胡桃科落叶乔木胡桃核果的肉，又称核桃肉、吴桃仁。性味甘温，入脾、肾、大肠经，具有补肾纳气、益肺定喘的功效，对产后、病后及老年血虚、津枯所致肠燥、便秘等颇有疗效。

曾有临床报道，在服食胡桃后数天泌尿系统结石即能一次或多次排石，结石体亦较服药前缩小、变软，或分解于尿液中排出，可见胡桃还有排石、溶石作用。胡桃含有脂肪、蛋白质、碳水化合物、胡萝卜素、维生素 B_2、维生素 C、维生素 E 和微量元素等成分。

花生

花生也叫长生果、长寿果。其性味甘平，入肺、脾两经，有润肺、健脾、和胃、通乳的功效。食用时，凡脾胃气虚者，再加入山药；肺虚干咳者，再加入百合。与粥同煮，则功效更佳。花生含有丰富的脂肪、蛋白质、卵磷脂、碳水化合物、维生素（K、B_1、B_2、E、A、C）、泛酸以及钙、磷、铁等物质。其中，花生油中的甾醇有降低胆固醇、润洁肌肤的作用；脂溶性维生素 E 与生育益寿亦有密切关系；维生素 K 是一种凝血素；卵磷脂则是脑神经系统所需的重要物质，具有延缓脑功能衰退、抑制血小板黏聚、阻止血栓形成、保护血管壁、降低胆固醇等作用。

桃

为蔷薇科植物桃的成熟果实。性味甘酸，微温。含有蛋白质、脂肪、碳水化合物、钙、磷、铁等成分。具有活血化瘀、润肠镇咳的功效。适用于冠心病、弥漫性血管内凝血等症的治疗。葡萄干葡萄干为葡萄科植物果实的干燥品。葡萄味甘、酸、涩，性平。含有蛋白质、碳水化合物、维生素（B_1、B_2、C）、烟酸、卵磷脂和大量有机酸等成分。具有健胃生津、益身补血的功效。适用于肝炎、黄疸、风湿痛、妊娠恶阻等症。常食能使人健壮，并有抗衰老的作用。

大枣

大枣，因加工方法不同，有红枣、乌枣之分，入药以大红枣为主。大枣性味甘平，入脾、胃二经，有补脾胃、益气血、抗衰老的功用，用粳米煮粥，能健脾和胃，对病后虚弱、营养不良、贫血等症均有相当显著的疗效。临床上，大枣粥用于粒细胞减少症、血小板减少性紫癜等，有一定的疗效。

大枣除了富含蛋白质、脂肪、糖类之外，还含有钙、磷、铁及多种维生素，特别是维生素C、维生素D的含量最多，对四氯化碳所致的肝损伤有保护作用，能明显增加血清总蛋白和白蛋白。但须注意，痰湿、中满、疳疾及实热证应忌食，糖尿病急性期亦不宜服。

柿饼柿饼是以成熟的红柿经加工而成的饼状干品。本品性味甘涩，大凉，具有涩肠、润肺、止血、和胃的功效。可用作吐血、咯血、小便淋血、肠风便血、痔疮出血等疾病的辅助治疗，对肺热燥咳、咽痛普遍有显著疗效。因柿饼性凉，多食伤胃，故与粳米同煮，可保护胃气以防损伤。

柿饼

含有丰富的蛋白质、糖类，还有脂肪、胡萝卜素、单宁酸和多种维生素，以及钙、磷、碘等矿物质，其中所含的单宁酸类物质对治疗高血压有一定的疗效。

梨汁

梨汁即用普通水果梨榨取的液汁。其性味甘寒，具有生津润燥、清热止咳的功效。与米同煮粥，有润肺、消痰、止咳、降火、清心、生津等作用，既去了寒性伤胃之弊，又增强滋润养阴之效力。

据研究，梨汁含有丰富的果糖、葡萄糖、苹果酸，还有蛋白质、脂肪、胡萝卜素、硫胺素、尼克酸以及维生素C、维生素B_2等多种维生素和微量元素，有降血压、增食欲、助消化和保护肝脏的效用。

猕猴桃

猕猴桃是一种保健、抗癌、美容、益寿果品，被誉为"水果皇后"。性寒，味甘酸，具有清热、生津、抗癌之功效，适宜高血压、心血管、消化不良等患者食用。

柠檬

柠檬又称"宜母果"。适宜暑热口干烦渴，消化不良，胃呆呃逆之人选用，适宜孕妇或胎动不安时食用，性微温，味甘暖，具有生津止渴、祛暑、安胎、开胃、消食之功效，但牙痛之人，及糖尿病人忌食。

菠萝

菠萝又称凤梨。性平，味甘微涩，具有消暑解渴，消食止泻之功效。
菠萝内含糖类、脂肪、蛋白质、维生素C和有机酸，菠萝有消食作用，主要因其含有丰富的菠萝沉酶，它在胃里能分解蛋白质，帮助消化，尤其是过食肉类及油腻食物之后，吃些菠萝更为适宜，此外，菠萝中所含的糖、酶有一定的利尿作用，这对肾炎和高血压者有益。

苹果

苹果主要含碳水化合物，性凉，味甘，具有润肺、健胃、生津、止渴、止泻、消食、顺气、醒酒等功效。

中老年人常食苹果，对高血压病有显著的预防效果，另外，苹果含有大量的纤维素，可使肠道内胆固醇含量减少，粪便易增多，缩短排便时间，能够减少直肠癌的发生。

白果

白果又称银杏。性平，味甘苦淡有小毒，具有敛肺气，定咳喘，止带浊，缩小便等功效，成人不宜多食，5岁以下小孩儿忌食。

蔬菜类原料

南瓜

南瓜又称番瓜。性温味甘，具有补中益气、消痰止痛、解毒杀虫、降血脂、降血糖等功效。

南瓜含有大量果胶、纤维素，能防止动脉硬化，降脂减脂及通便作用，是一种低糖、低热量食品，并含有多种微量元素，有较好的抗毒能力。

西红柿

西红柿又名番茄，为茄科植物番茄的新鲜果实。性味甘酸，微寒。含有苹果酸、柠檬酸、腺嘌呤、胆碱和番茄红素、钙、磷、铁、胡萝卜素、维生素类、尼克酸等成分。具有生津止渴、健脾开胃、凉血平肝、清热解毒、抗癌、降血压等功效。适用于高血压、脾胃虚弱、口渴、食欲不振等症。

藕藕

为睡莲科，是多年生水生草本植物莲的地下茎。本品味甘，生用性凉，清热止渴，凉血止血；熟用性温，健脾开胃，养心和血。老年体弱、食欲不佳和产后、病后调养者，久服颇见成效。

藕含有淀粉、蛋白质、脂肪、钙、磷、核黄素、抗坏血酸等成分，能缩短出血时间。临床上常用于齿衄、鼻衄及眼球结膜下溢血等出血症的治疗。

雪菜

雪菜又称雪里蕻。性温，味辛，具有祛痰、温中、利气功效，《随息居饮食谱》："将腌透之菜，用时切食，荤素皆宜。"雪菜富含钙、维生素和糖、铁等微量元素。

金针菜又称黄花菜。性凉味甘，具有补气血，强筋骨，利湿热等功效，干品金针菜，营养丰富，含蛋白质、脂肪、碳水化合物、灰分、钙、磷、铁等元素，新鲜金针菜不宜吃。

紫菜

紫菜性寒，味甘咸，具有清热、利尿、化痰、软坚散结等功效。

紫菜营养丰富，每100克紫菜含蛋白质是海带的4倍，与大豆含量差不多，另外钙、磷、铁含量也极为丰富，还含有丰富的碘及多量的维生素A、维生素C、核黄素等。

海带

海带性寒，味咸，具有化痰、软坚、清热、降血压等功效。海带营养丰富，是一种低脂肪，富含碘、钙等多种微量元素的海藻类食物，但素有胃寒病者忌食，孕妇及哺乳期妇女忌食。因大量食入海带，海带中过多的碘可引起胎儿甲状腺功能低下。

银耳

银耳又称雪耳、白木耳。性平，味甘淡，具有滋阴、润肺、养胃、生津、益气、补脑、强心等功效。

银耳是著名的珍贵营养品，含丰富的胶原蛋白。现代药理研究还表明，银耳能促进新陈代谢，增加免疫功能、使皮肤细嫩，起到美容增白的作用。

菠菜

菠菜又称波斯菜、赤根菜、红菜。其性味甘凉，根赤入血分，善治各种血证。与粳米煮粥，既能起到补血活血的作用，又能增强补养胃气的功效。菠菜性滑又凉，其滑能通窍，凡久病大便秘结及痔漏患者食之非常有益；其凉可疗热，故凡痈肿毒发及酒湿热毒患者食之能清除湿热，减轻毒性。

菠菜含蛋白质、脂肪、碳水化合物、胡萝卜素、叶绿素、微量元素等多种维生素，对治疗各种贫血、维生素缺乏症、坏血病等均有较好疗效。

韭菜

韭菜为百合科植物韭的叶，又称壮阳草、起阳草。其性味辛、甘、温，入肝、脾、胃、肾经，具有补肾壮阳、固精止遗、健脾暖胃、行气散血等功效。对肾阳不足引起的阳痿、早泄、遗精、遗尿，或小便频数清长、白浊、白带、腰膝冷痛等症均有疗效。对脾胃虚寒、慢性泄泻、寒甚久痢、腹中冷痛、噎膈反胃等症亦多有益。韭菜生则辛而散血，熟则甘而补中，故凡血之凝滞者，或五脏积滞者，食之气血通畅，而令诸症自除。

韭菜含蛋白质、糖类、脂肪、维生素C、矿物质及硫化物等，有健胃、提神、消炎、灭菌的作用，可用于治疗肠炎、痢疾等病。

荠菜

荠菜为十字花科一年生或越年生草本植物荠菜带根的全草。其性味甘淡凉，与粳米煮粥，具有益胃健脾、明目止血功效，对治疗脾虚及各种出血症均有较好的疗效。

荠菜含大量的蛋白质、脂肪、糖、粗纤维、胡萝卜素、硫胺素、核黄素和多种矿物质等。

胡萝卜

胡萝卜又名黄萝卜、红萝卜、丁香萝卜、金笋，是伞形科植物胡萝卜的根茎。胡萝卜性味甘平，善入脾、胃二经，与米为粥，具有补益脾胃和化滞的功效。本品含有丰富的维生素A，多服久服，不但能健胃助消化，还能防止因维生素A缺乏而引起的夜盲、角膜软化症和皮肤干燥症。胡萝卜除含多量糖分、维生素（B_1、B_2、A_1）外，还有花色素、挥发油、胡萝卜素、脂肪、蛋白质和微量元素，有很好的降压、利尿作用。它所含有的胡萝卜素可在人体内迅速转化为维生素A，对老年人能起到明目养神，防治呼吸道感染，调节新陈代谢，增强抵抗力和延年益寿的作用。

木耳

木耳有黑、白两种，黑木耳属担子菌纲木耳科，子实体耳状或杯形；白木耳属担子菌纲银耳科，子实体由许多瓣片组成。两者都是寄生于腐朽树干上（现多用人工栽培），生长的黑白有别，形状各异，其功用也不尽相同。

黑木耳性味甘平，入胃、肠经，有凉血、止血的功效；白木耳性味淡平，入肺、胃经，有滋阴、润肺、养胃、生津的功效。黑木耳适用于出血症，尤其是老年人痔疮出血、大便下血等。白木耳侧重于治肺热肺燥、干咳痰浓、衄血、咯血、痰中带血和虚劳羸弱等症。

黑木耳含有较多蛋白质、糖类、粗纤维、脂肪、钙、磷、铁、胡萝卜素、硫胺素、核黄素、尼克酸，以及卵磷脂、脑磷脂等营养成分；白木耳含大量蛋白质、碳水化合物、维生素 B、粗纤维、脂肪等营养成分，两者均有补养作用。由于木耳还含有一种物质，具有阻止血液中胆固醇沉积和凝结的作用，因此，常食可降低和预防心脏病发作，对老年人的健康和延年益寿有一定效果。

香菇

香菇为伞菌科植物的子实体，别名冬菇、香蕈。性味甘平。含蛋白质、脂肪、多种氨基酸、多糖类、维生素等。有补气养胃之功效，可用于脾胃虚弱、气虚血虚诸症。

据研究，香菇有降血压、降胆固醇、降尿蛋白、防止血栓形成、防衰老以及较强的抗肿瘤作用，可用于癌肿放疗后身体虚弱的调养，也是延年益寿佳品。

芹菜

芹菜有水、旱芹两种，性味相近，但旱芹香气更浓，入药较佳。其性味甘平。其芳香气味具有醒脑、健神、润肺、止咳等功效。与粳米为粥，具有良好的固肾平肝和利尿作用。临床上对高血压、头晕、失眠等症的疗效较好。

芹菜含有蛋白质、碳水化合物、脂肪和多种维生素，尤其是维生素 B 的含量较多，有降血压、降血脂的作用，尤其对原发性、妊娠期、更年期的高血压的疗效显著。临床上还用于治疗糖尿病、乳糜尿等症。

冬瓜

冬瓜又叫白瓜、枕瓜等。其性味甘淡凉。冬瓜的皮、子、肉、瓤均有利水清热作用。《本草从新》说，冬瓜能"清心火，泻脾火，利湿去风，消肿止渴，解暑化热"。《随息居饮食谱》还说，冬瓜"清热，养胃生津，涤秽除烦，消痈行水，治胀满，泻利霍乱，解鱼、酒等毒。……亦治水肿，消暑湿"。冬瓜与米同煮粥，是民间治疗水肿病的有效单方。

冬瓜含有蛋白质、糖类、粗纤维、钠、磷、铁、胡萝卜素、硫胺素、尼克酸、维生素（B_2、C）等营养成分。冬瓜具有较好的消肿、降压、化痰止咳、减肥美容、减少或消除尿蛋白、改善肾功能等作用，是肾脏病、浮肿病、肥胖症患者的理想食品。

大蒜

大蒜为百合科多年生草本植物蒜的鳞茎。其性味辛、辣、温，解毒力强，具有消炎、杀菌、止泻、利尿、降压、祛痰等功效。与米同煮，可借米谷之力发挥本品的药性，并降低其辛辣刺激之弊。对肺结核、急慢性细菌性痢疾、频繁呕泻等症均有较好疗效。大蒜含有一种植物杀菌素，叫"大蒜素"，有较强的杀菌能力，对葡萄球菌、痢疾杆菌、霍乱弧菌、大肠杆菌、伤寒杆菌、霉菌等致病细菌均有杀灭作用。大蒜还有降压、降脂功效，对高血压、高脂血和冠心病等亦有较佳疗效。

肉品类原料

牛肉

牛肉为牛科动物黄牛或水牛的肉。其性温，味甘美。牛肉含蛋白质、脂肪、维生素（B_1、B_2）及钙、磷、铁等矿物质，其中尤以蛋白质所含人体必需的各种氨基酸甚多，故营养价值甚高。牛肉与粳米煮粥，能补中益气，滋养脾胃，强健筋骨。年老体弱或久病体虚、气血不足之人食之，补益效果甚为明显。牛肉粥要趁热吃，凉食会引起胃部不适。

狗肉

狗又名地羊。其肉性味甘温，能安五脏，暖腰膝，益肾壮阳，补胃益气。

狗肉与粳米煮粥，则能温肾助阳，使肾气健旺，止腰痛足冷。一般认为，食用和药用均以黄狗为好，母狗肉优于雄狗肉。狗肉除具有与其他肉类相同的营养成分外，还含有嘌呤类和肌肽、肌酸等物质，是一味较理想的温补强壮食品。

猪脊肉

脊肉指猪脊背上的精肉。其性味甘咸平，入脾、胃、肾经，具有补中益气、滋养脏腑、滑润肌肤的功效。

猪肉与粳米煮粥，其味鲜美，对体质亏损、脾胃虚寒的患者颇为适宜。脊肉内含有丰富蛋白质、脂肪、碳水化合物及钙、磷、铁等营养成分，具有较高的补虚强壮作用。猪蹄，俗称猪爪子。性味甘咸平，具有通乳、补血功效，适用于产妇无奶或乳汁不通，以及老年人血气虚弱、腰膝酸软等症。《本草图经》说，猪蹄能"行妇人乳脉，滑肌肤，去寒热"。猪蹄富含大分子胶原蛋白，还含有肌红蛋白、胱氨酸等物质，是一种价廉物美的抗衰老食物，还可防治进行性肌萎缩和缺铁性贫血。

猪肾

猪肾，俗称猪腰子。其性味咸平，适合肾虚腰痛、身面水肿、肾虚遗精、盗汗、夜尿频多、老人耳聋者作食疗用。

牛乳

牛乳为奶牛分泌的乳汁。其性味甘平，具有补虚损、益肺胃、生津液、润肠燥的功效。《本草纲目》说，牛乳可"治反胃热哕，补益劳损，润大肠，治气虚，除黄疸，老人煮粥服食甚宜"。《本草疏经》也说："牛乳乃牛之血液所化，其味甘，其气微寒无毒。甘寒能养血脉，滋润五脏，故主补虚羸，止渴。"凡是婴幼儿缺奶，小儿断奶，儿童营养不良，成人体弱以及病后、产后均可服食。

牛乳含有丰富的蛋白质、脂肪、乳糖及多种氨基酸、微量元素、生物素、胡萝卜素等成分，是营养滋补佳品。研究证明，牛乳有防治胃癌、预防骨质疏松、降低胆固醇、降血压、增强大脑功能等功效。

鸡汁

鸡汁是家鸡炖煮后的原汁鸡汤。其性味甘温，具有温中、益血不足的功效，营养不良、产后虚弱、久病羸瘦等最为适宜，有极高的营养价值，是人们所熟知的滋补强补食品。

鸡汁含有丰富的蛋白质、脂肪、维生素（A、E）、核黄素、硫胺素、尼克酸及钙、磷、铁等，是很好的滋补品。

燕窝

燕窝为雨科动物金丝燕及多种同属类用唾液与羽绒等混合凝结成的巢窝。性味甘平。燕窝含有蛋白质、糖类、脂肪、纤维素、钙、钾、磷、硫等成分。具有滋阴润燥、补益脾胃的功效。适用于虚损、痨瘵、咳嗽、痰喘、咯血、吐血、久痢、久疟、噎嗝反胃等症。

猪肝

猪肝富含铁、磷及维生素A，性温，味甘苦，具有养血、补肝、明目等功效。常吃猪肝可逐渐消除眼科病症。据近代医学研究发现，猪肝具有多种抗癌物质，如维生素C、硒等，还具有较强的抑癌能力和抗疲劳的特殊物质，《随息居饮食谱》说："猪肝明目，治诸血病，余病均忌。"患有高血压、冠心病、肥胖症及血脂高的人忌食猪肝。

猪心

猪心性平，味甘咸，具有补虚、养心、安神功效。据现代营养学分析证明，猪心是一种营养十分丰富的食品，它含有蛋白质、脂肪、钙、磷、铁、维生素 B_1、维生素 B_2、维生素C及烟酸等，这对加强心肌营养、增强心肌收缩力有很大作用，自古即有"以心补心"之说，猪心能补心，治疗心悸、心跳、怔忡。

鸡蛋

鸡蛋性平、味甘，具有滋阴、润燥、养血、安胎功效，适宜体质虚弱，营养不良，贫血及产妇产后调养及婴幼儿发育期补养。

蛋黄含有丰富的铁质及大量胆固醇，鸡蛋中维生素含量少，宜和大豆及蔬菜同食，老年高血压、高脂血、冠心病人宜少食用鸡蛋，患高热肝炎、胆石症之人忌食。

皮蛋

皮蛋即由鸭蛋腌制而成，具有清凉、明目平肝之功效。病人及肾炎患者忌食皮蛋。根据前人经验，鸭蛋、鸡蛋忌与甲鱼同食。

酸奶

酸奶是以新鲜的牛奶为原料，加入一定比例的蔗糖，经过高温杀菌冷却后，再加入纯乳酸菌种培养而成，其营养成分优于鲜牛奶和各种奶粉。其性平，味甘酸，具有生津止渴、补虚开胃、润肠通便、降血脂、抗癌等功效，经常食用酸奶，可增加营养，防治动脉硬化、冠心病及癌症。

羊肉

羊肉为羊科动物山羊或绵羊的肉。其性味甘温，能助元阳、补精血、益虚劳、暖脾胃。

羊肉与米煮粥，是一种良好的滋补强壮食物，对气血亏、体弱羸瘦者效果较好；对中老年人阳气不足、恶寒怕冷、腰膝酸软以及产后虚冷、寒疝腹痛者最为适宜。羊肉含有较高的蛋白质和脂肪，还有胆固醇、氨基酸等物质。

羊肾羊肾俗称羊腰子。其性味甘温，能补肾气，温肾阳，益精髓。颇适宜于肾虚劳损、腰脊冷痛、足膝痿弱、耳聋脑鸣、阳痿、遗尿、尿频等肾气不足者作食疗用。

海鲜类原料

虾肉

虾肉包括河虾、草虾、虾米等，性温、味甘咸，具有补肾、壮阴、通乳功效，属强壮补精。凡对虾过敏者忌食更忌生食，根据民间经验，虾为动风发物，患有皮肤疥癣者忌食。

蟹肉

蟹肉性寒味咸，具有清、散瘀血，通经络等功效。《随息居饮食谱》指出："蟹，甘咸寒，补骨髓、利肢节、续绝伤、滋肝阴、充胃液、养筋活血。"

干贝

干贝为扇贝的闭壳肌，略呈圆锥形，分鲜品或干品。干贝为高级美味食品，是一种高蛋白低脂肪保健营养食物。在每100克干贝中，含蛋白质67.3克，而脂肪仅含3克，还含丰富的糖类，多种维生素及钙、磷等矿物质，食用干贝，有助于降血脂、降胆固醇等作用。

干贝性平味甘咸，具有滋阴、补肾、调中等功效。《随息居饮食谱》指出："江瑶柱（干贝）甘温补肾，与淡菜同，鲜脆胜之，为海味冠。"

鱼翅

鱼翅俗称金丝菜，性平味甘，能益气、开胃、补虚，并有清痰、开胃进食之功效，属优良的清补食品。鱼翅粥为粥中上品。

银鱼

银鱼味美，性味平和，具有补虚养胃、健脾、益气等功效，银鱼粥适宜体质虚弱、营养不足、消化不良者食用。

海参

海参又名刺参、海鼠。其性味甘咸，微寒，入肺、肾、大肠经。与米为粥，是一种高蛋白滋补佳品。具有补肾益精、养血抗衰的功效。对由肾虚引起的羸虚弱衰、梦遗阳痿、小便频数等症，疗效甚佳。

海参所含的粗蛋白、脂肪比瘦猪肉、牛肉还要丰富，并含有大量钙、铁、碘等微量元素。据药理证实，它所含的海参素是一种抗霉剂，能抑制多种霉菌，并能抑制某些肉瘤生长，对中风引起的痉挛性麻痹亦有效。

鲫鱼

鲫鱼为鲤科鱼类。产于全国各地河、湖、池沼中。性味甘平。

鲫鱼含蛋白质、脂肪、碳水化合物、维生素A、维生素B、尼克酸、硫胺素以及铁、钙、磷等。有温中补虚、健脾消肿的功效，用于治疗久病体虚和脾胃阳气不足所致的食欲减退、消化不良以及脾虚水肿等症，亦可治疗子宫脱垂、乳少等。

保健养生原料

人参

人参为五加科多年生草本植物的根，因加工方法不同，而有生晒参、白参、红参、糖参等区分。人参性味甘、微苦、微温，功能是大补元气，复脉固脱，补脾益肺，生津，安神。对一切气虚之征，皆有良好的补益作用。

食用人参有助于改善人体各脏器特别是神经和内分泌系统的功能，有助于改善人体的免疫状态和自然环境的适应能力。因此，它对于久病体衰或老年人脏器功能衰退，内分泌和免疫功能低下者，均能起到一定的保护作用，故为健康和延年益寿之首选滋补品。

黄芪

为豆科多年生草本植物黄芪的根。其性味甘温，为补脾益气主药。既可补气升阳，又善补气固表；既能鼓舞正气以托毒生肌，又能温运阳气以利水消肿。与米为粥可大大加强益气健脾、扶正祛邪之功效。凡脾肺气虚、中气下陷而至少气懒言、食少便溏、胃下垂、子宫脱垂、四肢头面浮肿、自汗盗汗等均有良效。对痈疮肿毒之脓成不溃或溃久不收也有辅助治疗作用。

当归

当归为伞形科植物当归的根。性味甘辛温。含有挥发油、烟酸、棕榈酸、硬脂酸、肉豆蔻酸、不饱和油酸、亚油酸、β-谷甾醇等成分。具有补血和血、调经止痛、润燥滑肠的功效。适用于治疗月经不调，经闭腹痛，崩漏；血虚头痛，眩晕，痿痹；肠燥便秘，赤痢后重以及跌打损伤诸症。

山药

山药是薯蓣科多年生缠绕藤本植物薯蓣的块根。本品性味甘平，入脾、肺、肾三经。与米同煮粥，其性味不变，功用相助，最善健脾养胃，补肺益肾，常服多食，有益无害。本品含有黏液质、胆碱、淀粉酶、淀粉等，对促进肠胃的消化吸收和抑制肠蠕动均有一定作用。

茯苓

茯苓为多孔菌科寄生植物锻苓的菌核，多寄生在松树根上。其性味甘淡平，具有健脾益胃、利水消肿的功效。与粳米为粥，甘则能补，淡则能渗，性平和缓，功在益气养胃，尤其对脾虚水肿患者更为有效。

本品含有较多的茯苓聚糖、茯苓酸、蛋白质、脂肪、锂盐、麦角甾醇、组氨酸和卵磷脂等成分，不仅能增强人体免疫功能，提高机体的抗病能力，而且还有较强的抗癌作用。常用本品，对老年性浮肿、肥胖及防癌均有较佳疗效。

薏苡仁

薏苡仁为禾本科多年生草本植物薏苡的成熟种子。其性味甘淡，微寒，善入脾、肾、肺三经。具有健脾补肺、利水消肿、清热排脓的功效。与陈仓米为粥，能健脾补胃，又能补肺。本品含有丰富的碳水化合物、蛋白质、脂肪、薏苡素、薏苡醇、维生素 B_1 以及多种氨基酸等成分，对癌细胞有阻杀作用，临床上已将本品作为胃癌、肠癌、宫颈癌治疗的药物。

枸杞子

枸杞子为茄科植物枸杞的成熟果实，以宁夏所产者为上品。本品性味甘平、质润，入肝、肾二经，既能补肾以生精，又能养血而明目，是补益肝肾的要药。凡肝肾不足、血虚精亏者匀可食用。与粥同煮，为中老年人的滋补良品。临床上，还有降低血糖、治疗轻症糖尿病的功效。

本品含有甜菜碱、胡萝卜素、烟酸、亚油酸、维生素 B_1、维生素 B_2、维生素 C 以及微量元素等成分，有抑制脂肪在肝细胞内沉积，防止脂肪肝，促进肝细胞新生的作用，并具有降低血糖和胆固醇的作用。

百合

百合为多年生草本植物百合和细叶百合的肉质鳞茎。其性味甘微寒，具有润肺止咳、宁心安神的功效。与米煮粥，是一味滋肺养胃、宁心安神的良药。对肺燥咳嗽、痰中带血及虚烦惊悸、失眠多梦、癔症等症亦有一定疗效。肺结核病患者，如能坚持常服，则疗效较显著。

本品含有一些特殊有效的成分，如秋水仙碱等多种生物碱，以及维生素、泛酸、胡萝卜素等，对人体有一定的综合治疗作用，对肺癌也有抑制作用。

乌梅

乌梅为蔷薇科落叶乔木梅的未成熟果实。经加工，其味酸涩，有生津止渴、敛肺止咳、涩肠止泻、安蛔止痛之功效。与粳米为粥，酸甘化阴，养胃益气，生津开胃，促进胃液分泌，对胃病有独特疗效。

本品含有柠檬酸、琥珀酸等成分，有显著的抗菌作用，对痢疾杆菌、大肠杆菌、伤寒杆菌、绿脓杆菌、霍乱弧菌、结核杆菌等均有抑制作用，并有抗蛋白过敏的作用。

松仁

松仁是松科植物红松的种仁。其性味甘微温，入肺、大肠二经，具有滋阴润肺、润肠通便的功效，对老年人、产妇及体质虚弱者慢性便秘有良好的疗效。松仁不仅有补益的功效，还有一定的抗老防衰、延年益寿的作用。本品含有油酸酯、腺嘌呤、胆碱，以及蛋白质、蔗糖、葡萄糖、微量元素等成分，有补血和镇静作用，对神经性心悸也有一定疗效。

花椒

花椒为芸香科灌木或小乔木植物花椒的果实。其性味辛，大热，散寒力强，善入中焦，能温中止痛，暖脾止泻。与米煮粥，既可温中散寒，又能补益脾胃，用于治疗脘腹冷痛、寒湿泄泻、寒性下痢等均有较好效果。本品还有杀虫驱蛔的功用。本品含有丰富的磷、铁等微量元素和植物甾醇、不饱和脂肪酸等成分，可抑制溶血性链球菌、肺炎双球菌、大肠杆菌、皮肤真菌等多种病菌的生长。

山楂

山楂为蔷薇科落叶灌木或小乔木植物野山楂或山楂的果实。本品性味酸甘，微温，入脾、胃、肝经，有助脾健胃、促进消化之功效，又能入血分，善活血散结止痛，故对于痛经、闭经、产后血瘀腹痛、恶露不净患者最为适宜。本品内含山楂酸、糖类、柠檬酸、胡萝卜素以及微量元素和大量维生素，能扩张冠状动脉，舒张血管，有降低血压、血脂及强心、抗心律不齐等功效。现代医学研究表明，山楂能增强人体免疫功能，对部分癌肿，尤其是消化道肿瘤有一定的防治作用。

冬虫夏草

冬虫夏草属麦角菌科，又叫虫草。其菌寄生在鳞翅目昆虫幼虫体内，形成菌核，又长出棒形子座。虫草即子座及虫体的干燥物。本品味甘能补，性温助阳，归肺、肾二经，既滋肺阴，又补肾阳，是一味平补阴阳的良药。与糯米为粥，既增强了健脾养胃之功，又增强了抗结核补肺之力。适用一切阴虚阳浮的喘咳、咳痰带血、虚弱乏力、阳痿遗精等肺肾亏虚症。本品含有虫草酸、蛋白质、脂肪等成分，有扩张支气管和抗结核杆菌的功用。

何首乌

何首乌为蓼科多年生草本植物何首乌的块根。其性味甘苦涩。与米、糖、枣为粥，能益精血，补肝肾，乌须发，强筋骨。其性质温和无毒，为滋补良药。本品含卵磷脂、粗脂肪等物质，具有强心、降脂、降压的功效，能阻止胆固醇在肝内沉积，缓解动脉粥样硬化的形成。

沙参

沙参有北沙参与南沙参之分。北沙参为伞形科多年生草本植物珊瑚菜的根；南沙参是桔梗科植物杏叶沙参、轮叶沙参的根。南、北沙参功用相似，唯南沙参偏于清肺祛痰；北沙参差胃生津的作用更为理想。本品性味甘凉，与米同煮粥，可润肺止咳，养胃生津，对肺胃阴虚之津伤干咳、舌燥口渴均有较好的疗效。本品含有挥发油、豆甾醇、生物碱和淀粉，能刺激支气管黏膜，使分泌物增多，故有祛痰止咳作用。

菊花

菊花为菊科多年生草本植物菊的头状花序。其品种极为繁多，入药以毫菊和杭白菊为好。性味甘苦，微寒，具有疏风清热、清肝明目的功效。与粳米同煮为粥，不但能助其药力，服后还有香甜、凉爽之感。本品含菊苷、腺嘌呤、氨基酸、胆碱等物质，有明显的解热、降血压、扩张冠脉和增加冠脉血流量的功效，可用于治疗冠心病的心肌缺血。

橘皮

橘皮为芸香科常绿小乔木或灌木柑橘等植物的成熟果皮，以陈久者为佳，故又名陈皮。其味辛苦而性温，气味芳香而入脾肺，具有顺气、健胃、化痰、止咳的功效。与粳米为粥，以其辛散而行气滞，苦温而燥湿祛寒。滞气行则脾胃自健，寒湿去则痰涎自消，故为理气健脾、燥湿化痰的常用药物。本品含挥发油、维生素 B_1 等，可增加胃液分泌和蠕动而健胃，还可增加呼吸道黏液而有利于祛痰、止咳。

第三章　治疗呼吸系统疾病的粥膳

感 冒

百合绿豆粥

绿豆、鲜百合各 50 克，粳米 100 克，白糖适量。先将绿豆、粳米淘洗干净, 入锅中, 加入适量的清水煮粥; 待八成熟时, 下入洗净切碎的百合, 再煮至粥熟, 加入白糖调匀即可。本品有清热解毒, 润肺化痰的功效。适用于风热感冒, 发热重, 恶寒轻, 咽红肿痛, 咳嗽痰黄等病症。

荷叶绿豆粥

绿豆30克, 鲜荷叶15克, 粳米100克。先将绿豆去杂质, 用清水淘洗干净, 入锅内加清水适量煮粥, 待粥烂时加入淘洗干净的粳米及鲜荷叶同煮成粥。每日1剂, 分数次食用。本品有清热解毒, 消暑生津之功效。适用于暑热感冒、胸闷、头胀等病症。

未煮烂的绿豆食后易恶心、呕吐。此外, 绿豆性凉, 脾胃虚弱的人不宜多吃。

葱豉粥

葱白3寸, 豆豉10克, 粳米30克。先将粳米淘洗干净后入锅煮粥, 将熟时加入洗净葱白段、豆豉, 煮沸即可。本品可供冬季患风寒感冒者趁热服食。本品具有发汗解肌之功效。适用于伤风感冒, 发热头痛, 恶寒重, 鼻塞流涕等症。

葱白神仙粥

葱白5根, 生姜4片, 糯米50克。先将生姜洗净后去皮切丝, 葱白洗净切碎; 然后把糯米淘洗干净, 与生姜一同入锅内, 加清水适量, 用文火煮成粥, 再加入葱白, 再煮一二沸, 加入米醋及其他调料即可。本品有发汗祛邪之功效。适用于感冒等症。

葱白散寒粥

连根葱白10根, 粳米50克。先将葱白洗净切碎备用; 将粳米淘洗干净后煮成粥, 加入葱白, 再煮一二沸即可。每日2~3次, 趁热服食, 病愈后停服。本品有辛温发散、解表散寒的功效。可用于风寒感冒。

葱有数种, 以大葱入粥为佳。大葱内含挥发油, 不易久煎。

生姜萝卜粥

生姜15克, 白萝卜100克, 粳米100克, 红糖50克。先将生姜洗净后切丝; 白萝卜洗净, 切成小块; 粳米淘洗干净, 备用。锅内加水适量, 放入粳米煮粥, 八成熟时, 放入萝卜块、生姜丝、红糖, 再煮至粥熟即可服食。每日2次, 7天为一疗程。本品有下气消谷、解表散寒、消痰饮、宽胸膈等功效。适用于风寒感冒。

藕姜粥

莲藕250克, 生姜50克, 粳米100克。先将莲藕、生姜分别洗净后切碎，一起绞成鲜汁；将粳米淘洗干净，入锅内煮成粥，加入藕、姜汁和精盐，淋上麻油，调匀即可。此粥解表祛湿，和胃止呕。适用于夏季风寒湿滞型感冒，症见发热、烦渴、呕吐、腹泻者。

烂姜中含有黄樟素，可使肝细胞变性，坏死，从而诱发肝癌、食道癌等，因此腐烂的生姜千万不能食用。

荆芥粥

荆芥 10 克，薄荷 5 克，淡豆豉 10 克，粳米 60 克。先将荆芥、薄荷、淡豆豉水煎取汁，去渣；将粳米淘洗干净后煮粥，待粥将成时，加入上述药汁，再煮一二沸即可。趁热服用。本品有发汗解表，清利咽喉的功效。适用于伤风感冒、发热恶寒、头昏、头痛、咽痒咽痛等症。

荆芥防风粥

荆芥 10 克，防风 12 克，薄荷 5 克，淡豆豉 8 克，粳米 80 克。先将荆芥、防风、薄荷、淡豆豉去杂，水煎取汁；再将粳米淘洗干净，入锅加清水煮粥，待熟时，加入药汁，同煮为粥，加入白糖调匀即可。每日 2 次。本品有祛风散寒、发汗解表的功效。适用于伤风感冒，发热恶寒，头痛等症。

中医认为，服用芥者，忌食鱼、蟹、河豚、驴肉。

石膏竹叶粥

石膏 30 克，鲜竹叶 30 片，鲜竹心 30 根，芦根 30 克，粳米 100 克。先将鲜竹叶、竹心、芦根洗净切段，水煎取汁；加入淘洗干净的粳米一同煮稀粥，粥成时加入砂糖调匀即可。此粥要稀一些，每日 2 次为宜。本品有清热生津的功效。适用于身热汗多、温热病、面赤心烦、喜喝冷饮等症。

发汗豉粥

豆豉 20 克，生石膏 7 克，荆芥 5 克，麻黄 2 克，葛根 30 克，山栀 3 克，生姜 3 片，粳米 100 克。先将豆豉、生石膏、荆芥、麻黄、葛根、山栀、生姜入砂锅水煎取汁，然后加入淘洗干净的粳米，一同煮为稀粥。空腹温服，每日 2~3 次，汗出热退即停服。本品有发汗清热的功效。适用于感冒引起的高热不退、肺热喘急、头痛、烦躁、失眠，以及病毒性感染引起的高热无汗患者。

凡胃寒、阴虚发热病人不宜食用石膏。

薄荷粥

鲜薄荷 30 克，粳米 100 克。先将薄荷煎汁候冷，将粳米淘净后煮粥，待熟后加入药汁，可适当加些冰糖，稍煮服食。本品清热解暑、疏散风热、清利咽喉。适用于风热感冒。

薄荷薏苡仁粥

薏苡仁 100 克，薄荷 10 克，荆芥 100 克，葱白 15 克，豆豉 30 克。先将薄荷、荆芥、葱白水煎取汁，然后加入淘净的薏苡仁及适量的清水煮粥。每日 2 次温热食。本品有健脾利湿、祛风解表之功效。

薄荷可作夏季感冒及防暑解热的食品，冬、春季不宜食用；本品不宜多服、久服。

肺 炎

黑鱼粥

黑鱼 1 条，粳米 150 克。先将黑鱼清理干净；将粳米淘洗干净，备用。锅内加水适量，放入黑鱼、姜丝、料酒、粳米一同煮粥，粥熟后加入精盐、味精、香油即可。本品有养血补虚、健脾利水、通经败毒等功效。可用于治疗急、慢性肺炎。

黑鱼冬瓜粥

黑鱼 1 条，新鲜连皮冬瓜 100 克，粳米 100 克。先将黑鱼清理干净，然后与洗净的冬瓜块一同煎汤，去渣，加入粳米煮为稀粥。本品有补肾消肿，清热毒，止烦渴之功。适用于秋季肾虚水泛而致急、慢性肾炎，对急、慢性肺炎也有一定的治疗功效。

黑鱼性寒，脾胃虚寒者食用时宜加姜、椒类调味和性。

芦根粥

鲜芦根 100 克，粳米 50 克。将鲜芦根清洗干净切段与淘洗干净的粳米一同煮为稀粥，不拘时服之。本品有清肺泻热，养阴生津之功。适用于肺炎。

银花芦根粥

金银花、芦根各 20 克，粳米 100 克，蜂蜜适量。先将金银花、芦根分别洗净，一同装于纱袋中，扎口；将粳米淘净入锅内煮粥，用大火烧开后，加入药袋，转用小火慢熬成粥，取出药袋，加入蜂蜜，调匀即可。本品有清热解毒，生津止渴的作用。对肺炎有一定的辅助治疗作用。

脾胃虚寒者忌食芦根。《本草经疏》："因寒霍乱作胀，因寒呕吐勿服。"

海蜇粥

海蜇皮 60 克，粳米 100 克，咸鸭蛋 1 个。将海蜇皮洗净切细丝；粳米淘洗干净，备用。锅内加水适量，加入粳米煮粥，将熟时加入海蜇丝，再煮二三沸即可。食用时佐以咸鸭蛋。每日 1~2 次，可长期食用。本粥与咸鸭蛋配合使用有清热润肠、清热化痰、滋阴、止咳之功效。适用于急、慢性肺炎。

海蜇荸荠粥

海蜇皮 100 克，荸荠 100 克，糯米 100 克，白糖适量。先将海蜇皮洗净切成细丝，待用；荸荠洗净削皮，切成小丁；然后把糯米淘净，与荸荠、海蜇皮一同放入开水锅内大火煮沸，转用文火熬煮成粥，加入白糖即可食用。每日早、晚温热服食。本品有消积化痰，清热解毒之功效。可用于肺炎等症。

因新鲜海蜇含水多，皮体较厚，而且含有毒素，所以不可直接食用。此外，海蜇忌与白糖同腌，否则不能久藏。

冬苋菜粥

冬苋菜 500 克，粳米 100 克。先将冬苋菜洗净后切段；将粳米淘洗干净后煮粥；再将冬苋菜放入锅中，继续煮至粥成，加入精盐、味精、麻油即可。分次服用。适用于肺炎口渴，小便短赤。

因冬苋菜性寒滑，凡体质虚寒或肾虚腰痛，小便清长者不宜食。

气管支气管炎

银杏红枣粥

银杏 8 枚，红枣 10 枚，糯米 50 克。先将银杏、红枣洗净，然后与淘洗干净的糯米一同煮粥，粥稠即成。作早、晚餐食用，15 天为一疗程。本品有补肺定喘之功。适用于支气管炎等症。

银杏糯米粥

银杏 15 克，糯米 60 克，蜂蜜 25 毫升。先将银杏去壳，用文火炒熟；将糯米淘洗干净，备用。锅内加水适量，放入银杏、糯米煮粥，熟后加入蜂蜜即成。本品有收敛肺气、定喘止咳等功效。适用于支气管炎。

有实邪者忌食银杏。《日用本草》记载："多食壅气动风。小儿多食昏霍，发惊引疳。"

苏子粥

苏子 10 克，南粳米 100 克，红糖适量。将苏子捣为泥，与南粳米、红糖同入砂锅加水煮至粥稠即成。每日早、晚温热食，5日为1个疗程。本品可降气消痰，止咳平喘，养胃润肠。可用于辅治中老年人急、慢性支气管炎。

苏子降气粥

前胡、制半夏、当归、生姜、苏子各10克，陈皮、厚朴各6克，炙甘草4克，肉桂1.5克，粳米100克，红糖适量。将前胡、制半夏、当归、生姜、苏子、陈皮、厚朴、炙甘草、肉桂水煎取汁，加入淘洗干净的粳米、红糖一同煮粥即可。每日早、晚温热服，5日为1个疗程。本品降气平喘，温化痰湿。适用于支气管炎。

苏子性主疏泄，气虚久嗽、阴虚喘逆、脾虚便溏者不宜食用。

猪肺白术粥

猪肺500克，焦白术15克，淮山药12克，甜杏仁10克，生姜3片。先将猪肺洗净后焯去血水，切成小块；将焦白术、淮山药、杏仁用布包，扎口；生姜切碎，将上述材料一同加水煮粥，待粥沸后转小火煮粥，熟时加入食盐、味精、葱花、酱油等即可。本品能补益脾肺，宣肺止咳。适用于慢性支气管炎，症见咳声低怯，气短乏力。

猪肺薏仁粥

猪肺500克，薏苡仁50克，粳米150克。先将猪肺洗净后焯去血水，切成小块，与洗净的薏苡仁、粳米加水煮沸后，加入葱花、姜末、胡椒粉煮至粥熟，加入食盐、味精即可。本品健脾益气、补肺止咳。可用于慢性支气管炎。

《随息居饮食谱》："猪之脏腑，不过各病引经之用，平人不必食之。不但肠胃垢秽可憎，而肺多涎沫，心有死血，治净匪易，烹煮亦难。"

支气管哮喘

枇杷粥

枇杷6枚，西米50克，白糖适量。先将枇杷洗净后去核，将西米浸透。清水上火烧开，然后把枇杷、白糖和西米放进开水锅里熬煮成粥即可。本品有润肺止渴，止咳下气之功效。适用于肺热壅盛，咳嗽，咯血，哮喘，呕逆等症。

枇杷叶粥

枇杷叶 15 克，粳米 60 克。先把枇杷叶包好煎汤取汁，去渣加入淘洗干净的粳米和冰糖一同煮粥。每日 2 次。本品有清肺和胃、化痰降气之功效。可用于咳嗽气逆、咯痰不爽等症。

枇杷多食会助湿生痰，脾虚滑泄者忌食。

葶苈子粥

葶苈子 10 克，大枣 5 枚，粳米 50 克，冰糖适量。先将葶苈子用纱布包好，水煎取汁，放入红枣（去核）、粳米，一同煮成粥，加入冰糖，稍煮一二沸即可。每日 2 次，温热服。本品有逐饮行水，泻肺定喘的作用。可用于咳嗽气喘、痰多、胸胁痞满、水肿小便不利。

凡肺气虚的哮喘病人忌用葶苈子。

灵芝核桃粥

灵芝 20 克，核桃仁 20 克，粳米 100 克。先将灵芝洗净后切为小块，核桃仁撕去种衣，将粳米淘洗干净后煮粥，加入灵芝、核桃仁，用小火煮成粥；加入精盐、味精，淋入麻油调匀即可。分 2 次空腹食。适用于肾虚咳嗽，气短乏力，慢性支气管哮喘。

外感发热、痰热咳嗽者慎用灵芝。

第四章　治疗消化系统疾病的粥膳

脂肪肝

泽泻糯米粥

泽泻 20 克，糯米 50 克。先将泽泻晒干后研成粉待用；再将糯米洗净后入锅内，加入适量的清水煮粥；待粥熟时，加入泽泻粉调匀即可。分 2 次趁热空腹食用。可用于脂肪肝。

肾虚精滑者忌食泽泻。《医学入门》："凡淋、渴，水肿，肾虚所致者，不可用。"

槐花糯米粥

槐花 15 克，糯米 50 克。先将鲜槐花洗净，入沸水锅中焯一下，捞出沥干水分待用；糯米淘洗干净，放入锅内，加入适量的清水，大火煮沸，改用小火煨煮成稀粥；粥将成时，加入槐花，再用小火煨煮至沸即可。适用于脂肪肝。

肝 炎

紫茄大枣粥

紫茄子 200 克，大枣 12 枚，鸡蛋 1 个，粳米 150 克。先将紫茄子洗净，切成小块；大枣、粳米去杂，洗净，备用。锅内加水适量，放入粳米、大枣煮粥，五成熟时加入茄子块，再煮至粥熟，打入鸡蛋，搅匀即可。本品有清热解毒、活血化瘀、健脾养胃、养血护肝等功效。适用于黄疸型肝炎。

白薯大枣粥

白薯 200 克，大枣 9 枚，粳米 100 克，红糖 30 克。先将白薯洗净，切成小块；大枣洗净去核，粳米淘洗干净，备用。锅内加水适量，放入大枣、粳米煮粥，五成熟时加入白薯块，再煮至粥熟，调入红糖即成。每日 1~2 次，15 日为一疗程。本品有补中和血、益气生津、宽肠润燥、滋阴强肾、养血护肝的功效。可用于黄疸性肝炎。

胃脘胀满及痰湿偏盛、小儿疳积、胃肠积滞、齿常痛者忌用大枣。

茵陈粥

茵陈 50 克，粳米 100 克，白糖适量。先将茵陈洗净，水煎取汁，加入淘洗干净的粳米一同煮粥，待粥欲熟时，加入白糖适量，再煮一二沸即可。每日 2 次，温热服食。本品有清热利湿，退黄疸的功效。适用于急性传染性黄疸型肝炎。

茵陈桃花粥

茵陈 3 克，桃花 15 克，粳米 10 克，白糖适量。先将茵陈、桃花分别洗净，水煎取汁；将粳米淘净入锅，加适量的清水，大火烧开后，转用小火慢熬成粥，放入药汁、白糖，调匀即可。此粥清热利湿，活血退黄。适用于夏季急性黄疸型肝炎，症见发热畏寒、巩膜及全身黄染、全身乏力、食欲减退、便秘者。

猪肝瘦肉粥

猪肝、猪瘦肉各 50 克，粳米 100 克，调味品适量。先将猪肝、猪瘦肉洗净，切细，与粳米同放锅中，加清水适量，煮为稀粥，待熟时调入葱花、姜末、花椒、食盐、味精等，再煮一二沸即成。每日 1 剂。本品补肝养血，是肝炎患者的补肝佳品。

猪肝类粥宜现做现吃，不宜久放，应趁热食用。

田螺粥

田螺 20 个，糯米 100 克。先将田螺用清水静养 3 天然后取出螺肉；将糯米淘洗干净后煮粥，烧开后，加入黄酒、螺肉及姜丝和精盐，慢煮至成粥，加入味精，淋麻油，调匀即可。分 2 次服用。可用于黄疸型肝炎。

脾胃虚寒者忌食田螺。

泥鳅粳米粥

泥鳅 100 克，粳米 100 克。先将泥鳅清理干净，待用；将粳米淘洗干净后入锅内煮粥，五成熟时加入泥鳅一同煮粥，待熟时加入调料即可。每日 1 剂。本品有温肾助阳，健脾利湿的作用。适用于肾虚阳痿、脾虚泄泻及黄疸性肝炎。

性功能亢进者及阴虚阳亢者不宜食用泥鳅。

急性胃肠炎

马齿苋粥

鲜马齿苋 100 克，粳米 50 克。先将马齿苋去杂洗净，入沸水中焯一下，然后沥干切碎；油锅烧热，放入葱花煸香，再放入马齿苋，加精盐炒至入味，出锅待用；将粳米淘洗干净，放入锅内，加适量水煮粥，熟后加入马齿苋煮至成粥即可。本品具有清热解毒，健脾养胃的功效。适用于肠炎、痢疾、泌尿系统感染、疮痈肿毒等病症。

马齿苋猪瘦肉粥

鲜马齿苋 200 克，猪瘦肉 150 克，粳米 100 克。先将马齿苋洗净切碎；猪瘦肉洗净，剁成肉末。将粳米淘洗干净后入锅，加入适量的清水，用大火烧开后，转用小火慢熬至粥将成时，加入马齿苋、猪肉蓉和姜丝，煮至菜熟粥成，加入精盐、味精，淋麻油，调匀即可。此粥清热解毒，散血消肿，除湿利尿。

脾胃虚弱所致的大便泄泻及孕妇忌食马齿苋。

金银花莲子粥

金银花 15 克，莲子 10 克，粳米 100 克。先将银花水煎取药汁，用金银花汁加适量清水，和莲子、粳米共煮成粥。每日 2 次，温热食。本品有清热祛湿的功效。可用于急性肠炎而见腹痛泄泻，泻下急迫，心烦口渴。

金银花玫瑰粥

玫瑰花 4 克，金银花 10 克，红茶、甘草各 6 克，粳米 100 克，白糖适量。先将玫瑰花、金银花、红茶、甘草水煎取汁，然后加入洗净的粳米煮成稀粥，调入白糖即可。供早、晚餐，温热服用。本品有清热解毒，行气止痛，固肠止泻的作用。可用于急性肠炎，下痢，泄泻。

金银花还能增强免疫功能，它能促进淋巴细胞转化，增强白细胞的吞噬功能。

慢性胃炎

山药鸡肉粥

山药 150 克，鸡腿肉 60 克，粳米 100 克。将山药洗净，去皮，切成小块；鸡腿肉切丝；粳米淘洗干净，备用。锅内加水适量，放入粳米煮粥，五成熟时加入山药块，鸡肉丝，再煮至粥熟即成。每日 2 次，15 日为一疗程。本品有除寒热邪气、补中益气、健脾养胃、强腰益肾等功效。适用于慢性胃炎所致的上腹部疼痛，食少便溏。

山药茯苓粥

茯苓、干山药片各 30 克、糯米 30 克。先将糯米、茯苓、山药一起如常法熬煮成粥，粥将成时加入砂糖稍煮即可。每日早、晚温服。本粥补脾胃，益肺，补肾固精。适用于慢性胃炎。

山药加碱煮食或久煮都会破坏其所含淀粉，减弱山药健脾助消化的作用，还能破坏山药所含其他成分。

生姜粥

生姜 15 克，红枣 5 枚，粳米 100 克。将生姜洗净后切细丝，将粳米淘洗干净后煮粥；加入生姜、去核的红枣，转用小火慢熬成粥。分 2 次空腹热服。可用于虚寒性慢性胃炎，呕吐清水，腹痛泄泻等症。

肝炎、糖尿病、干燥综合征患者忌食生姜类粥。

猪肚粥

猪肚1具，粳米50克，豆豉适量。先将猪肚洗净切细，加水炖煮至烂熟；取猪肚汤加粳米及调料熬煮成粥。每日早、晚温热服食。本品有补虚弱，健脾和胃的功效。可用于脾胃虚弱、虚劳羸瘦、泄泻、小便频数、食少倦怠、小儿疳积等病症。适用于慢性胃炎、胃十二指肠溃疡病人。

消化性溃疡

芦荟雪梨粥

芦荟2片，粳米150克，雪梨1个。先将芦荟洗净，切成小块；雪梨去皮，切成块；将芦荟、雪梨，与淘洗干净的粳米一同煮沸，然后转小火煮为粥即可。本粥对消化性溃疡有一定的治疗作用。

桑葚芦荟粥

桑葚20克，芦荟、丹参、赤芍、当归各10克，糯米100克，蜂蜜适量。将桑葚、丹参、赤芍、芦荟、当归放入锅中，加清水适量，用小火煎煮，取汁，再加清水煎煮，再取汁；糯米淘洗干净。将两次所取药汁与糯米同倒入锅中，加清水适量，煮至糯米烂熟，加入蜂蜜即成。本品有养血凉血，清热祛淤之功。

芦荟含有芦荟大黄素，有泄下通便之效，会导致腹泻，故不可多吃。

白芨粥

白芨粉15克，糯米100克，牛奶250克。用糯米、大枣、蜂蜜加水煮，至粥将熟时，将白芨粉和牛奶加入粥中，改用文火稍煮片刻，待粥汤稠黏即可。每日早、晚餐温热食。能养胃生肌，适用于胃、十二指肠溃疡。

白芨外用涂擦，可消除脸上痤疮瘢痕，让肌肤光滑无痕。久用可以滋润肌肤，令肌肤光滑如玉。

鲜藕粥

鲜藕200克，粳米100克，蜂蜜30克。先将鲜藕洗净，去皮，一部分切丝，一部分切成小块；将粳米淘洗干净，备用。将藕丝放入碗内，加精盐、味精、米醋、香油、蒜泥拌匀，备用。锅内加水适量，放入粳米煮粥，八成熟时加入藕块，再煮至粥熟，加入蜂蜜即可。食用时佐以凉拌藕丝。经常食用鲜藕粥，可加速消化道溃疡的愈合。

消化不良

白萝卜羊肉粥

白萝卜 150 克，羊肉 50 克，粳米 100 克。先将粳米淘洗干净备用；白萝卜洗净后，切块；将羊肉洗净后切丝，待用。锅内加入清水适量，加入羊肉、粳米煮粥；待粥快熟时，下入白萝卜块，再煮至粥熟，加调料即可。每日 2 次，7 日为一疗程。本品有宽中下气、补脾运食、生津化痰、安心止痛、固肾壮阳等功效。适用于消化不良所致的身体虚弱。

萝卜的主要成分是钙，而 90% 的钙都集中在萝卜皮内。如果认为萝卜皮有沙土不卫生而削去，这是吃萝卜的最大损失。

雪菜粥

新鲜雪菜 100 克，粳米 60 克，干辣椒 3 克。先将雪菜洗净，切成末；干辣椒剁成碎末；粳米淘洗干净，备用。锅内加水适量，放入粳米、干辣椒煮粥，五成熟时加入雪菜，再煮至粥熟，加入调料即成。每日 2 次，7 日为一疗程。本品有温肺化痰、温中散寒、开胃理气等功效。适用于食欲不振及胃脘冷痛、宿食不消等。

雪菜鸡蛋粥

雪菜 100 克，鸡蛋 1 个，粳米 50 克。先将雪菜洗净，切碎；鸡蛋磕入碗内，打散；粳米淘洗干净。锅置旺火上，注入适量清水，加入粳米，煮沸后改文火慢慢熬煮至粥汤变稠，加入雪菜、精盐、味精、葱花、姜末，继续煮 10 分钟后，将鸡蛋拌入粥内，稍煮片刻，淋入麻油即可食用。本品有温胃散寒之功效，是消痰祛湿、开胃利气的粥补佳品。

雪菜含大量粗纤维，不易消化，小儿消化功能不全者不宜多食。

神曲粥

神曲 10 克，粳米 50 克。先将神曲捣碎，煎取药汁后去渣，入粳米一同煮粥。空腹温热食之，3 日为一疗程。本品有健脾胃，助消化。可用于消化不良，食积难消，嗳腐吞酸，脘闷腹胀，大便溏泻。

《中药药理学》认为："神曲，是借其发酵作用以促进消化机能。"

榛子粥

榛子仁 100 克，粳米 100 克，白糖适量。先将榛子仁、粳米淘洗干净；将二者同入锅内，加适量水煮熟成粥，再加白糖调匀即可。此粥具有健脾开胃的功效。适用于体虚瘦弱，食欲不佳，泄泻等病症。

榛子性滑，泄泻便溏者不宜多食。

便 秘

核桃粳米粥

核桃肉 50 克，粳米 50 克。将核桃肉去皮捣烂，粳米淘洗干净后加水煮粥，粥熟后加入核桃肉即可食用。早、晚各服 1 次。本品有壮腰补肾、润肠通便的功效。适用于便秘。

核桃山楂粥

核桃仁 150 克，鲜山楂 50 克，白糖 25 克。将核桃仁、鲜山楂、白糖加水稍煮即可。吃山楂、核桃仁，有滋补、通便之功效，可用防治因津液亏损引起的口干燥渴及便秘。

核桃仁含脂肪较高，忌潮、怕热。在存放之前应充分晾干，密封后保存在室内干燥、阴凉处。

香蕉陈皮粥

香蕉 8 只，陈皮 2 片。先将香蕉去皮，切段；将陈皮用温水浸去白皮，再用清水洗净，切成丝，放入砂锅内，加清水适量，用旺火烧至水开，放入香蕉块再烧沸，改用文火烧 15 分钟，加入冰糖适量，煮至糖溶化时即成。本品有润肠通便，润肺止咳的功效。适用于大便燥结、便硬难排等症。

新鲜香蕉一般都带有涩味，所以买回来后再放置 2~3 天，等表皮略呈斑点再食用，味道更香甜。

山楂决明粥

山楂 50 克，炒决明子 15 克，白菊花 10 克，粳米 100 克，蛋白糖微量。先将山楂洗净、去核；将粳米淘洗干净。将决明子、白菊花洗净，入锅加清水适量煎煮 2 次，取药汁待用。将粳米、山楂加入药液中，再加适量清水一起煮粥，先大火煮沸，再小火熬至米烂成粥，加微量蛋白糖调味即可。每日早、晚各食 1 次，正餐温服。此粥具有清热明目、润肠通便，降脂减肥之功效。

山楂味酸，胃酸过多者不宜多食。食用山楂不可贪多，特别是处于换牙期的儿童。

牛奶燕麦片粥

鲜奶 500 克，燕麦片 100 克，砂糖 50 克。将鲜奶倒入锅内，加燕麦片用小火煮，边煮边搅拌，煮至麦片熟软，加糖调味即可。本品对便秘患者尤为有宜。

燕麦忌一次吃太多，否则会造成胃痉挛或胃部胀气。

痔　疮

菠菜香蕉粥

菠菜 250 克，香蕉 250 克，粳米 100 克。先将菠菜择洗干净，入沸水锅中略焯，沥干后切碎；香蕉去皮切碎；粳米淘洗干净，备用。锅内加水适量，放入粳米煮粥，八成熟时加入菠菜、香蕉，再煮至粥熟即成。本品有养血止血、润燥清肠之功效。适用于痔疮出血。

菠菜吃法多样，可以炒菜、煮汤、凉拌、做馅均宜。

苍耳粳米粥

苍耳子 10 克，粳米 100 克。先将苍耳子用文火炒黄，然后水煎取汁，加入淘洗干净的粳米煮为稀粥。每日 2 次，温热服食。能补益脾胃。适用于痔疮下血等。

苍耳子有小毒，不可久服多服。

木耳粥

黑木耳 15 克，粳米 30 克。先将黑木耳泡透，与淘洗干净的粳米同煮为粥即可。可供早、晚服食。本品有补气清肺，润燥利肠，凉血止血之功效。适用于久病体虚，腰膝酸软，肢体麻木，肺虚咳嗽及便血，血痢、崩漏、痔疮等。

大便不实者忌食木耳粥。

西红柿粳米粥

西红柿 3 个，粳米 200 克。将西红柿洗净后切碎，与淘洗干净的粳米一同煮粥，每日 2 次。可用于治疗痔疮。

西红柿越软成熟度越高，以果皮暗红为佳，外表不可有碰伤或黑色斑点，果体方正，果形饱满，连接茎叶的一端不能有裂痕。

第五章　治疗循环及血液系统疾病的粥膳

高血压

黄豆粳米粥

黄豆100克、粳米150克。先将黄豆洗净泡透，与洗净的粳米一同入锅，加水适量，熬煮成粥。本品健脾和胃，润燥消水。适用于糖尿病、老年高血压等症。

胃脘胀痛，腹胀者忌食黄豆，此外，血尿酸过高而致痛风者忌多食黄豆。

苹果芹菜粥

苹果、鲜小枣各30克，鲜芹菜根3个。先将苹果洗净后连皮切碎，小枣洗净，鲜芹菜洗净，切碎，将三者一起入锅加水煮粥，熟时加入适量冰糖即成。每日临睡前服1次，以后隔日1次，3个月为1个疗程。有利于降压减脂。

苹果海蜇粥

苹果1个，海蜇60克，将苹果洗净，去皮，切块；海蜇洗净，切块；将二者入锅，加适量水煎煮即可。代粥饮，1次吃完，每日2~3次。本品适用于高血压等症。

苹果不宜多食，否则易致腹胀。

山楂麦芽粥

山楂50克，麦芽50克，粳米50克，红糖适量。先将麦芽洗净后水煎取汁；山楂以冷水浸泡15分钟；粳米淘洗干净。砂锅置火上，放入麦芽汁、山楂、粳米，加水适量，煮沸后改为小火，煮至米汤渐稠时，加适量红糖，拌匀即可食用。本品有助脾胃，促消化之功，尤其有消油腻、化肉积之效，还能降低血脂、舒张血管、增加冠脉血流量、改善心功能。经常食用，对高脂血、高血压、冠心病等有较好的食疗作用。

山楂忌用铁锅熬煮，因其中果酸会溶解铁锅中的铁生成低铁化合物，吃后造成中毒。

柿饼木耳粥

柿饼 50 克，黑木耳 6 克，冰糖适量。将柿饼与洗净的黑木耳一同煮烂。代粥服食，适用于老年高血压患者。

西红柿山药粥

西红柿 100 克，山药 20 克，山楂 10 克，粳米 100 克。先将西红柿洗净，切块；山药洗净，切片；山楂洗净，去核，切片；粳米淘洗干净，待用。把粳米、山药、山楂同放锅内，加水适量。将锅置武火烧沸，用文火煮 30 分钟，加入西红柿，再煮 10 分钟即成。每日 1 次。本品有补脾胃，益气血，降血压的功效。可作为高血压病病人常服膳食，夏季食用更佳。

空腹不宜吃未熟透或不去皮的柿子，否则易引起胃柿石症。

玉米粉粥

玉米粉、粳米各 30 克。先将淘洗干净的粳米煮粥，待数沸后，再调入玉米粉同煮至玉米熟粥稠为度。可作早、晚餐长期食用。本品有益肺宁心，调中开胃的功效。适用于高血压、冠心病、动脉硬化等心血管系统疾病。

玉米冬瓜粥

玉米粉 100 克，冬瓜 200 克。先将冬瓜洗净后切块，加入适量的清水和玉米粉，以小火煮粥至瓜烂粥熟即可。每日可早、晚食。本品有清热利尿，祛淤降脂的作用。可用于脂肪肝、高脂血、高血压、慢性肾炎、糖尿病等症。

阴虚火旺型更年期综合征患者不宜食玉米花，否则易助火伤阴。

决明子粥

决明子 15 克，粳米 50 克，冰糖适量。先煮决明子取汁，去渣，再放入粳米煮粥，待粥熟时加入冰糖，再煮一二沸即可。每日早、晚服食。本品有清肝、明目、通便之功效。适用于目赤肿痛，怕光多泪，头痛头晕，高血压病，高脂血症，肝炎，习惯性便秘等症。

决明子性寒凉，脾胃虚寒、脾虚泄泻及低血压等患者忌服用。此外，决明子主要含有大黄酚、大黄素等化合物，长期服用可引起肠道病变或引起难治性便秘。

芹菜粥

芹菜 100 克，粳米 100 克。先将芹菜连根洗净，切碎待用；然后将粳米淘净，入砂锅内，加入清水，用武火煮沸，改用文火煮至米开花。加入芹菜，再用武火煮沸几滚，加适量调料调味即可。每日可顿服 1~2 次。春季常吃些芹菜粥，对降低血压、减少烦躁有一定好处。

常吃芹菜会减少男性精子的数量，新婚想要孩子的男性要慎食。

冠心病

豆浆花生粥

豆浆 500 克，花生仁、粳米各 50 克。先将花生仁、粳米洗净，加入豆浆中，可加适量清水煮粥，调入白糖调匀即可。每日 1 剂。此粥有补虚润燥，降压降脂的功效。适用于高脂血症等。

花生荷叶粥

花生仁 50 克，新鲜荷叶 1 张，粳米 100 克。将新鲜荷叶洗净，煎汤，再用荷叶汤同洗净的花生仁、粳米煮粥。每日 1 剂。适用于高脂血症等。

花生如果保管不善，极易受真菌污染，会产生致癌性很强的黄曲霉素。因此，被污染未经处理的霉变花生不要食用。

川芎红花粥

川芎 6 克、红花 6 克，粳米 100 克，白糖适量。先将川芎、红花水煎取汁，去渣，加入淘净的粳米和白糖共煮成粥。每日 2 次，温热服。本品有行气、活血、止痛之功效。适用于冠心病、心绞痛，以及头痛、身痛。

孕妇及患出血性疾病者忌用川芎。

海带粥

熟猪油 25 克，海带、粳米、陈皮、食盐和葱花等适量。先将粳米淘洗干净，将海带切成花色形状的块。把锅放火上加水烧开，放入陈皮、海带，用旺火烧开后，煮沸约 10 分钟，再下粳米和适量熟猪油，开锅后用小火继续熬煮，至米粒开花、海带变酥，放适量盐和葱花，搅拌均匀即成。本品对冠心病有一定的治疗效果。

中 风

胡萝卜粥

胡萝卜 120 克，粳米 100 克。先将胡萝卜洗净后切碎，入锅内；然后将粳米淘洗干净，放入锅内，用小火煮制成粥即可。本品有健脾化滞、软化血管、降低血糖、降压降脂之功效。适用于中风先兆，高血压、冠心病。

龙眼肉萝卜粥

龙眼肉 15 克，胡萝卜 30 克，粳米 60 克。将龙眼肉、胡萝卜洗净后切碎，与淘洗干净的粳米一同放入锅中，加入适量水，先以武火煮沸，再用文火煮成粥即可。本品有补血，养心，安神，健脾之功。适用于秋季心悸、失眠、健忘、贫血等。

胡萝卜不宜生食，最好是油炒肉炖，以便于人体吸收。但加热时间不宜过长，以免破坏胡萝卜素。

菠菜粥

菠菜 200 克，粳米 200 克。先将菠菜洗净，在沸水中烫一下，切成小段；粳米淘净置于锅内，加入清水适量，煎熬至粳米熟时，将菠菜放入煮粥，待粥熟后加入调料即可。现代医学研究证实，本品有生血作用，故中风病兼见血虚便结者可食之。

菠菜玉米粥

菠菜 150 克，玉米糁 100 克，咸鸭蛋 1 个。先将菠菜洗净，放入沸水锅内焯一下，捞出过凉后，沥干水分，切成碎末，备用。锅内加水适量，烧开后加入玉米糁，煮至八成熟时，撒入菠菜末，再煮至粥熟即成。食时佐以咸鸭蛋。本品有养血止血、滋阴润燥、下气通肠等功效。适用于秋季辅助治疗高血压、中风、消渴、便秘、夜盲等症。

菠菜含草酸量是最大的，菠菜的草酸总量如高于钙质总量时，钙质不被利用，而且妨碍其他食物中钙质的吸收，这是结石病形成的重要原因。

土茯苓槐花粥

生槐花、土茯苓各 30 克，粳米 60 克，红糖适量。将生槐花、土茯苓放入锅内加水适量煎煮，去药渣，取汁。用药汁加粳米熬成稀粥。食用前加红糖调味。每日 1 次，7 日为 1 个疗程。本品有清热，凉血，祛风的作用。可用于中风等症。

脾胃虚寒者慎食槐花。

贫 血

·

薏苡仁八味粥

大枣 10 枚，糯米 100 克，山药、薏苡仁各 20 克，莲子、赤小豆、芡实、白扁豆各 15 克，白糖适量。将糯米淘净，大枣去核，赤小豆、芡实、白扁豆、薏苡仁、莲子洗净，山药去皮切块，同放于锅中，加水大火烧开，转小火慢熬成粥，加入白糖，继续加热至糖溶。分2次空腹食用。可用于治疗贫血。

猪髓大枣粥

大枣10枚，猪髓150克，糯米100克，冰糖适量。先将猪髓洗净切段，大枣洗净去核，糯米洗净加水，大火烧开，加入猪髓、大枣，慢火熬至成粥，加入冰糖调匀即可。分2次空腹食用。可用于治疗贫血。

大枣绿豆粥

大枣50克，绿豆50克。先将大枣与绿豆洗净后入锅，加适量水煮至大枣胀圆、绿豆开花，再加入红糖适量拌匀即成。每日1剂。本品久服对治疗贫血有很好的效果。

大枣会助湿生热，有内火者如口臭、牙龈浮肿、食积、痰热咳嗽者应忌用。

桂圆莲子粥

糯米100克，桂圆肉20克，莲子15克，白糖适量。先将糯米淘净入锅中加水烧开，加入用温水泡开的莲子（去皮心），小火煮至粥将成时，加入桂圆肉和白糖，继续熬至粥成糖溶。分2次趁热食用。适用于贫血及心悸失眠。

桂圆莲子芡实粥

桂圆15克，莲子、芡实各20克。将桂圆、莲子、芡实洗净后入锅内，加入适量清水，煎汤即成。每日1剂，临睡前服用。本品对治疗贫血有很好的功效。

猪血粥

猪血100克，鲜菠菜50克，粳米100克。先将猪血放沸水中稍煮，然后捞出切成小块，再将菠菜洗净，放入沸水中焯一下，捞出后切细，与猪血块、粳米煮粥，粥熟后放入调味品即可。本品有养血润燥的功效。适用于贫血，痔疮便血，老年便秘等。

黑米苹果粥

黑米100克，苹果1个，白糖适量。先将苹果洗净、去核，切成小块。黑米淘洗干净后，与苹果入锅内加适量水煮沸，再用小火煮30分钟即可。本品是贫血患者的美食。

黑米不易煮烂，因为它的外部有一层较坚韧的种皮。没有煮烂的黑米不容易被胃酸和消化酶分解消化，会引起急性胃肠炎及消化不良，因此黑米应先浸泡一夜再煮，这样就容易煮烂。

黑芝麻桂圆粥

黑芝麻 20 克，粳米 100 克，桂圆 8 枚。先将桂圆剥壳洗净，将粳米淘洗干净与桂圆加水煮沸，然后转小火煮 35 分钟左右，加入黑芝麻，然后续煮 5 分钟即可。适用于缺铁性贫血的辅助治疗。

第六章　治疗内分泌系统及代谢性疾病的粥膳

糖尿病

美味黄豆粥

黄豆 50 克，糯米 50 克，核桃 2 个，大枣 8 枚。先将黄豆、大枣、糯米用温水泡半小时。糯米入锅内加适量的清水，用大火烧开转文火，然后加入黄豆、核桃、大枣煮熟即可。本品有降血糖之功效，是糖尿病患者的理想佳肴。

黄豆籼米粥

黄豆 50 克、籼米 100 克。先将黄豆泡透，籼米洗净，与黄豆同下锅，煮烂成粥。每日 2 顿。本品有和中下气、润燥逐水、清热排毒之功效。适用于肥胖病、高血压、动脉硬化、糖尿病。

黄豆在消化吸收过程中会产生过多的气体，造成胀肚，因此消化功能不良、有慢性消化道疾病的人应尽量少食。

南瓜百合粥

南瓜 250 克，粳米 100 克，百合 100 克。先将南瓜去皮籽，洗净切块；百合去皮，洗净切瓣，开水烫透，捞出沥干水分备用。粳米淘洗干净，浸泡 30 分钟，捞出，下入锅中，用大火烧沸，再下入南瓜块，转小火煮约 30 分钟，加入调味料及百合，煮至粥黏稠即可。本品有降低血糖之功效。

南瓜山药粥

南瓜、山药、粳米各 30 克。先将南瓜去皮籽，洗净后切丁；山药洗净后切片，与淘洗干净的粳米共煮成粥。本品有补脾止渴之功。适用于秋季脾虚阴亏之糖尿病、口干口渴、皮肤干燥、倦怠乏力等症。

患有慢性肠炎、男子阳痿、遗精者忌食南瓜。

芦荟粳米粥

芦荟 2 片，粳米 100 克。先将芦荟洗净后切细；将粳米淘洗干净后入锅内煮粥，待熟时加入芦荟和白糖调匀即可。本品有清热解毒的作用。适用于高血压头目眩晕，耳鸣，以及糖尿病等症。

孕、经期妇女严禁食用芦荟，因为芦荟能使女性内脏器官充血，促进子宫运动。

波菜根粥

鲜菠菜根 250 克，鸡内金 10 克，粳米 100 克。先将菠菜根洗净切碎，与鸡内金加水适量煎煮半小时，再加入淘净的粳米，煮烂成粥。每日 1 次，顿服。本品利五脏，止渴润肠。适用于糖尿病。

便溏者不宜多食菠菜。

肥胖症

番薯粥

番薯 250 克，粳米 50 克。先将番薯洗净，切块，将粳米淘洗干净，将番薯与粳米同煮为粥。每日 1 剂，经常食用。本品有预防和控制肥胖症之功效，也适用于高血压和动脉硬化等症。

在食用番薯时，要适当延长蒸煮的时间，使它含有的氧化酶被完全破坏，食后就不会出现不适感。

白萝卜粥

白萝卜 150 克，粳米 100 克。先将白萝卜洗净，切成小块；粳米淘洗干净备用。锅内加水适量，放入粳米煮粥，五成熟时加入白萝卜块，再煮至粥熟，加入精盐、味精即成。每日 2 次，5 日为一疗程。本品有宽中下气、消积化痰等功效。适用于肥胖症。

萝卜食用后可以产生硫氰酸盐，硫氰酸盐在人体内很快转为硫氰酸，硫氰酸是一种抗甲状腺物质，抑制甲状腺的机能，日久可使甲状腺肿大。胡萝卜不宜长期食用。

白茯苓粥

白茯苓粉 15 克，粳米 100 克。先将洗净的粳米入锅，加入白茯苓粉和适量的清水，用大火烧开，再转用小火熬煮成稀粥，加入味精、精盐和胡椒粉调味即成。本品健脾益胃，利水消肿。适用于脾气虚弱所致肥胖症、水肿、老年性水肿、慢性泄泻、小便不利等症的辅助食疗。

轻身粥

粳米 60 克，人参粉 1 克，黄芪 15 克，茯苓 4 克，山茱萸 4 克，生姜 15 克。先将黄芪、茯苓、山茱萸、生姜洗净，用双层纱布扎紧，待用。锅置火上，加入适量的清水，加粳米、中药包烧开，改为小火慢熬至熟烂，加入人参粉，取出中药包，即可食粥。本品有减肥胖，强身之功效。适用于气虚痰阻的肥胖症。

津液缺乏、滑精、小便过多者忌食茯苓。

高脂血症

荠菜薏苡仁粥

荠菜、芹菜各 200 克，薏苡仁 100 克。先将荠菜与芹菜洗净后切成碎末，薏苡仁加水煮沸后改小火煨煮 30 分钟，加入荠菜末、芹菜末，续用小火煨煮黏稠。每日早、晚分食。本品有降压降脂，清利湿热之功。

清凉荠菜粥

荠菜 100 克，粳米 75 克，冰糖适量。先将荠菜洗净；粳米淘洗干净。锅置大火上，加入适量的清水，放入粳米，煮沸后改为小火，慢慢熬煮至将熟时，放入荠菜及冰糖，再煮片刻即可食用。本粥具有清热凉血、平肝明目、降脂消肿的功效。

便溏泄泻者慎食荠菜。

蘑菇山药粥

山药 15 克，蘑菇 30 克，粳米 60 克。先将蘑菇洗净，切成薄片；粳米淘洗干净；山药用清水泡透，洗净后切成薄片。将粳米、蘑菇、山药一同放入锅内，加水适量，置大火上烧沸，再用小火煮为粥即可。此粥防衰老，降血压，减肥。适合高脂血症患者食用。

蘑菇味甘性凉、能益胃气、悦神、化痰、止吐泻。但因其"动气发病"，所以不可多食。

香菇松仁粥

水发香菇 150 克，松子仁 30 克，粳米 100 克。先将水发香菇洗净，切成小块；松子仁、粳米洗净，备用。锅内加水适量，放入松子仁、粳米煮粥，至五成熟时加入香菇块，再煮至粥熟即成。本品有润泽肌肤、降脂、降糖、润肤止咳、润肠通便等功效。适用于高脂血症、高血压、神经衰弱等。

香菇鸡肉粥

鸡脯肉 80 克，胡萝卜 80 克，粳米 100 克，香菇适量。先将粳米淘洗干净；香菇洗净，泡发后切菱形片；胡萝卜洗净，切菱形片；鸡脯肉洗净，切丁。锅置大火上，注入适量沸水，放入粳米，煮沸后放入鸡脯肉、香菇、胡萝卜、姜末，调入精盐、鸡精，再煮沸后改用小火煮成粥，调好味即可食用。本品降脂减肥，是提高免疫功能的理想进补粥品。

痤疮恢复期患者及皮肤病人不宜食用香菇。

首乌红枣粥

何首乌 100 克，红枣 50 克，粳米 100 克。将粳米淘洗干净后加入锅内煮粥，用大火烧开后，加入洗净的何首乌、红枣，用小火慢熬至粥将成时，加入冰糖调匀即可。分 2 次空腹服用。可用于高脂血症，血管硬化，头发早白等症。

第七章　治疗泌尿及生殖系统疾病的粥膳

急性肾炎

西瓜赤豆粥

西瓜皮 100 克，赤小豆 30 克，白茅根 30 克，粳米 50 克。将白茅根煎汁去渣，将切成小块的西瓜皮与赤小豆、粳米同煮为粥。本品有清热、利水、排毒之功。适用于急性肾炎等症。

西瓜含大量果糖，进入体内变为葡萄糖，使血糖升高，加重胰腺负担，故糖尿病患者忌食。

栗子猪腰粥

猪腰 1 对，栗子 10 个，粳米 100 克。将栗子去皮切成碎粒，猪腰切成薄片；粳米、栗子、猪腰、姜片共煮成粥，然后加入精盐、葱、胡椒粉再煮即可。本品适用于肾虚腰痛及患肾炎后所出现的腰部酸痛症。

猪腰豆苗粥

猪腰2个，猪肝60克，江瑶柱60克，豆苗250克，粳米120克。先将猪腰、猪肝清理干净，切为薄片；把猪腰和猪肝用葱、酱油、盐拌匀；将豆苗洗净后切成段；粳米淘洗干净，江瑶柱浸软，撕成细丝。把粳米和江瑶柱一起入锅内煮粥，待粥熟时加入猪腰、猪肝，再稍煮几分钟，放入豆苗煮沸，调好味即可食用。本品补益肝肾，养血美容。适用于血虚面色无华者。

猪腰虽有补肾之功，但含胆固醇量颇高。据分析，每100克猪腰中含胆固醇405毫克，比猪肝还要多。所以患有高血压者，不宜多吃、常吃。

山药熟地粥

熟地20克，山药、小茴香、茯苓各30克，粳米100克，红糖适量。先将熟地、山药、茴香、茯苓煎取汁，再与粳米煮成稀粥，调入红糖。本品有养心益肾之功。

服用糖皮质激素时忌食山药，因为糖皮质激素能促进蛋白质分解，加强糖原异生，并抑制外周葡萄糖分解，服药后要间隔一定时间后进食；禁食含糖多的食物如山药等。

茅根蒲公英粥

白茅根、蒲公英各60克，金银花30克，粳米100克。先煎白茅根、蒲公英、金银花，去渣取汁，再加入粳米煮粥。本品有清热解毒，利水消肿之功。可用于急性肾炎，小便不利，血尿，扁桃体炎，胆囊炎，眼结膜炎等。

脾胃虚寒、溲多不渴者不宜食用白茅根。

慢性肾炎

葡萄桑葚薏苡仁粥

葡萄30克，桑葚子60克，薏苡仁40克，粳米100克。将葡萄、桑葚子、薏苡仁洗净后，与淘净的粳米入锅内，加入适量水煮粥即成。每日服食1~2次。本品适用于慢性肾炎。

山药莲子葡萄粥

生山药片50克，莲子肉50克，葡萄干50克，白糖适量。将生山药片、莲子肉、葡萄干洗净后一同煮熬成粥，加糖即可食用。本品有补肾健身、益脾养心之功效。可用于慢性肾炎辅助治疗。

糖尿病患者不宜食用葡萄，因为葡萄含糖分较多，食用后会增加胰脏的负担。

冬瓜山楂粥

冬瓜（连皮）100 克，山楂 20 克，粳米 100 克。将冬瓜洗净，切成小块；将山楂去皮、核、洗净；将粳米淘洗干净。将山楂、冬瓜块、粳米同入锅内，加入清水适量，先用大火烧沸，再用小火煮为粥即可。每日 1 次，正餐温食。本品具有减肥、消肿、清热利尿之功效。适用于慢性肾炎，单纯性肥胖，高血压病，高脂血症等症。

蚕豆壳冬瓜粥

新鲜连皮冬瓜 100 克，蚕豆壳 20 克，粳米 100 克。先将蚕豆壳煎煮，取汁去渣，再将冬瓜洗净，切成小块，同淘净的粳米一并煮成粥，然后加入蚕豆壳汁即成。每日 2 次，15 日为 1 个疗程。本品有利小便，消水肿，清热毒，止烦渴之功效。可用于慢性肾炎水肿胀满，小便不利，及肝硬化腹水，肥胖症，暑热烦闷等症。

冬瓜不宜多食，因为冬瓜易伤阳耗气，其含钠量低，渗利作用较强，多食后机体会排出大量钾、钠、氯离子，可导致酸碱失调、电解质紊乱。

芡实糯米粥

芡实 30 克，糯米 30 克，银杏 15 克。先将芡实洗净后捣碎，糯米淘洗干净，银杏敲破除去外壳及衣膜，去心，洗净；将三者入锅内煮粥，待大火烧沸后，转用小火慢熬成粥，下白糖适量调匀。分 2~3 次空腹服。适用于慢性肾炎后期，正气虚损，蛋白尿久不消退。

蛔虫病患者不宜服用芡实等收涩药物，以免引起便秘，不利于虫体的排出。

黄芪苏杏粥

赤小豆、生黄芪各 30 克，紫苏叶、杏仁各 15 克，粳米 100 克，红糖适量。先将黄芪、苏叶、杏仁水煎取汁，将汁留于锅内；再加入淘洗干净的赤小豆、粳米，用小火慢熬至粥将成时，加入红糖，熬至糖溶粥成。分 1~2 次空腹服。适用于慢性肾炎颜面及下肢浮肿，面色苍白，神倦腰痛，胸闷腹胀，气急，小便量少，大量蛋白尿，血浆蛋白水平低。

患者在服用黄芪时不可擅自加大剂量，否则高血压等不良反应发生的概率会明显增加。

早　泄

核桃芡实粉粥

芡实粉 30 克，核桃肉 15 克，大枣（去核）5 枚，糖适量。先将芡实粉用凉开水打成糊，放入滚开水中搅拌，再拌入打碎的核桃肉、大枣肉，煮成粥，加入糖调匀即可。此粥有滋补脾肾，固涩精气的功效。适用于早泄、遗精等。

芡实粥

芡实、粳米各 100 克，山药、茯苓各 50 克。将山药洗净切块，粳米淘洗干净，与芡实、茯苓一起加水共煮作粥。本粥具有利耳目，补肾，固精的功效。适用于早泄遗精，体倦头昏等病症。

芡实要用慢火炖煮至烂熟，细嚼慢咽，方能起到补养身体的作用。此外，婴儿不宜食用芡实。

对虾粥

虾肉 30 克，粳米 50 克。将粳米淘洗干净后入锅，加入适量的清水，大火烧开后，下入洗净切碎的虾肉、姜丝，以及精盐，转用小火煮成粥，加入味精、麻油即可。可用于肾精不足、肾阳虚衰、早泄等症。

虾皮菠菜粥

菠菜 60 克，虾皮 15 克，粳米 60 克，猪油 15 克。先将虾皮洗净，菠菜用开水焯后切好，锅内加水烧开，放入淘洗干净的粳米、猪油、虾皮一起熬煮成粥，粥熟加入菠菜、盐、味精调味即可。每日 1～2 次温热服食。本品有滋补精血，壮阳的功效。适用于气血亏损、头晕眼花、腰膝酸软、肢体无力、阳痿、早泄等病症。

虾属于发物，因此阴虚火旺、皮肤有疮肿及过敏性皮肤病患者不宜食用。

加味麻雀粥

麻雀 5 只，菟丝子 15 克，覆盆子、五味子各 10 克，枸杞子 20 克，巴戟天、淫羊藿各 10 克，粳米 100 克。先将麻雀清理干净后，用酒炒备用；然后将上述药物放入砂锅中加水煎取药汁，加入粳米、麻雀一起如常法熬煮成粥，待粥将成加入调料即可。每日 2 次温热服食。本粥有补肾壮阳、益肝养血、填精暖肾的功效。适用于肾气不足所致的阳虚体弱、性机能衰退、早泄、遗精、腰膝冷痛等症。

阴虚火旺者、性功能亢进者忌食麻雀。

鹿角粥

鹿角胶 10 克，粳米 50 克。将淘净的粳米煮粥，粥成时，加入鹿角胶稍煮片刻，使其烊化即可。每日晨起空腹服用，3 日为一疗程。本品温补肝肾，强筋壮骨，益精血。适用于早泄、阳痿、遗精、妇女子宫虚冷等症。

鹿角胶紫河车粥

鹿角胶 20 克，鲜紫河车 1/3 具，粳米 100 克。先将粳米淘洗干净后入锅内熬煮，待沸后加入鹿角胶、紫河车块、生姜、葱白同熬煮成粥，粥成加入调料即可。每日 1~2 次温热服食。本品有补阳益精的功效。适用于肾气不足的早泄、阳痿、遗精、腰痛等病症。

阴虚火旺、口干舌燥、尿黄便秘或感冒发热者忌食鹿角胶。

阳 痿

葱白羊肉粥

葱白 5 克，羊肾 2 对，羊肉 50 克，枸杞子 250 克，粳米 150 克。先将羊肾清理干净后切成丁；将羊肉洗净后切片；将葱白切成细丝，枸杞子放入纱布袋内扎紧，一起与羊肉、粳米同入锅中，用文火煮粥即可。本品适用于腰腿痛、阳痿等症。

韭菜鸽蛋粥

韭菜 150 克，鸽蛋 2 个，粳米 100 克。将韭菜洗净，切段；粳米淘洗干净，备用。锅内加水适量，放入粳米煮粥，快熟时，加入韭菜段，打入鸽蛋搅匀，再煮二三沸，加入熟猪油，调入味精、精盐即成。本品有温补肝肾、健胃提神等功效。适用于冬季食欲不振及腰膝冷痛。

由于韭菜中含粗纤维较多，不易被消化，胃溃疡患者不宜食用。

枸杞紫菜粥

紫菜 25 克，枸杞子 30 克，粳米 100 克。先将紫菜洗净后撕成小片；粳米淘洗干净，备用。锅内加水适量，放入枸杞子、粳米煮粥，八成熟时加入紫菜片，再煮至粥熟即成。每日 2 次，15 天为一疗程。本品有化痰软坚、清热利水、补肾养心、滋阴养血、润肺明目等功效。可用于肾虚阳痿，证见腰膝酸软、头晕目眩等。

枸杞牛肉粥

牛肉 100 克,枸杞子 25 克,粳米 100 克。先将牛肉洗净后切成块;将粳米淘洗干净,备用。锅内加入清水适量,放入牛肉块、枸杞子、粳米共煮粥,熟后即成。每日 1~2 次,30 日为一疗程。本品有补脾和胃、益气养血、补益肝肾、强筋健骨等功效。适用于治疗肾虚阳痿、气虚自汗、血虚头晕等症。

外感邪气、脾虚夹湿者忌服。

牛肾粥

牛肾 1 个,阳起石 30 克,粳米 100 克,葱白 2 茎,生姜 3 片。先将牛肾清理干净后切细,用布包阳起石水煎取汁。将粳米洗净,与牛肾同入药汁中,加入适量的清水一同煮粥,粥将熟时,加入葱白、生姜、食盐,再煮一沸即可。每日 1~2 次,温热服。本品有益肾壮阳之功效。适用于房劳过度,阳气亏虚,腰膝酸软冷痛,阳痿,早泄等症。

高血压患者不宜多食,因为牛肾中有一种蛋白酶可作用于血清中的高血压蛋白原,生成高血压蛋白,由此引起血压升高。

鹿鞭苁蓉粥

鹿鞭 1 具,肉苁蓉 100 克,粳米 100 克。先将鹿鞭泡软洗净后切片;肉苁蓉用酒浸 12 小时后刮去皱皮,切片。将粳米淘洗干净后煮粥,将熟时下入鹿鞭、肉苁蓉、葱白、盐、椒煮熟即可。本品适用于五劳七伤,阳气衰弱,能益气补阳。

阴虚阳亢者忌食鹿鞭。

第八章　治疗妇科常见疾病的粥膳

月经不调

甜菜粥

甜菜 250 克,粳米 100 克。先将甜菜洗净切丝,与淘洗干净的粳米同煮粥，粥熟时加入适量调味品即可食用。此粥具有通淋治痢，调经止带的作用。腹泻，痢疾，小便不畅，白浊带下，妇女月经不调者食之有益。

甜菜有一种青草气味和土腥味，通常食用时把它放入开水中烫至半熟，然后用较多量的油旺火爆香蒜头来炒。

鸡肉粥

鸡肉200克，粳米100克，料酒15克，鸡汤1500克。将鸡肉洗后切丁，将粳米淘洗干净，炒锅下麻油、葱姜、炒出香味后，加入鸡肉稍炒，下料酒，加入鸡汤、粳米用大火烧开，转用小火煮粥，加入盐、味精、胡椒粉即可。本品温中益气，补精添髓。可用于虚劳羸弱，月经不调、带下、消渴、水肿等症。

鸡丝粥

鸡肉250克，白米500克，碎瑶柱25克，干米粉50克。将鸡肉煮熟后撕成细丝，再将白米洗净后同瑶柱煮粥，调味后再煮一二沸即可。进食时，可以在碗中放入炸香的米粉、香菜、葱末等。本品温中益气。可用于月经不调、带下、崩漏等症。

阴虚内热、肿瘤、热证者忌食鸡肉。

鲍鱼鸡肉粥

鲍鱼罐头1个，鸡250克，粳米300克。先将鸡洗净，切成块，以生粉、盐、糖、酱油、油拌匀。鲍鱼切丝。粳米淘洗干净，加入沸水中，用旺火煮，熟后即改小火。粥快煮好时，放入鸡块，待再滚沸时调味，最后下鲍鱼丝拌匀，撒上香菜末、葱花即成。本品具有平肝、养阴、固肾之效。适用于月经不调，大便干燥等症。

鲍鱼中的高蛋白难以消化，很容易导致胃痛，而感冒发烧或阴虚喉痛的人更不宜食用。

玫瑰花粥

玫瑰花3克，粳米100克，冰糖适量。将玫瑰花取的，漂洗干净，粳米淘洗干净，取锅放入水、粳米，煮至粥成，加入玫瑰花瓣、冰糖，煮二三沸即成（玫瑰花瓣不宜久煮，粥熟加入，煮沸即成）。此粥有理气解郁、活血调经之功效。

玫瑰樱桃粥

白玫瑰花3克，樱桃50克，白糖100克，糯米100克。将未完全开放的白玫瑰花采下，轻轻撕下花瓣，洗净。糯米淘洗干净入锅，加入适量的清水，用旺火烧开后转用小火熬煮成稀粥，加入白玫瑰花瓣、樱桃、白糖，稍煮即成。此粥利气行血，散淤止痛。可用于月经不调，胃神经官能症，惊悸失眠等症。

玫瑰的适应性很强，花除可提取玫瑰油外，花蕾、根都可以入药，果实富含维生素可作天然饮料及食品。

痛　经

益母草粥

益母草 60 克，粳米 50 克，红糖适量。先将益母草洗净，然后入锅煎汁去渣，再与粳米、红糖共煮成稀粥。本品有活血化瘀，理气通经的作用。适用于气血淤滞型痛经，月经不调，产后恶露不止等。

孕妇不宜服用益母草。

玉簪花粥

玉簪花 15 克，红花 10 克，粳米 100 克，红糖适量。先将玉簪花、红花水煎取汁，粳米淘洗干净后加水适量煮粥，煮沸后调入药汁及红糖，再用小火煮为粥。月经前 3~5 天开始服用，每日 2 次，温热服。本品有活血行淤、养血滋阴之功效。适用于气血淤阻之痛经、月经不调。

气血虚者忌食玉簪花。

月季花粥

月季花 3 朵，粳米 100 克。取新鲜的月季花，脱瓣，用清水清洗干净后切细，待用；将粳米淘洗干净入锅内，加入清水，煮成粥时，加入月季花、红糖适量，再略煮一二沸即可。可用于女性月经不调、痛经等症。

月季桂圆粥

月季花 5 朵，桂圆肉 50 克，西米 100 克，蜂蜜适量。先将西米用凉水泡透，沥干后待用。再将桂圆洗净后切碎；月季花漂洗，切碎。把洗净的西米和桂圆肉放入开水锅内一同煮粥，待粥熟时加入蜂蜜、月季花，稍煮即可。每日 2 次，3 日为一疗程，温热服食。本品有疏肝理气，活血调经的功效。适用于月经不调，痛经，赤白带下，跌打损伤，高血压等症。

女性常用月季花瓣泡水当茶饮，或加入其他健美茶中冲饮，还可活血美容，使人青春长驻。

当归粥

当归 15 克，红枣 5 枚，粳米 50 克。先将当归水煎取汁。将粳米淘洗干净后入锅，加入红枣、砂糖、当归汁，如常法煮粥，煮至米开汤稠为宜。每日早、晚空腹食之。10 日为一疗程。本品补血调经、活血止痛，润肠通便。可用于气血不足，月经不调，痛经，血虚头痛等症。

脾虚湿盛、脘腹胀痛、大便溏薄者不宜服用。

带下病

鳗鲡鱼莲子粥

鳗鲡鱼 120 克，莲子 30 克，糯米 60 克。先将鳗鲡鱼清理干净后切成片，与洗净的莲子（去皮、芯）、糯米，共浸 20 分钟后全部放入锅内，加水两碗，煮成稀粥。可治疗脾虚型白带病。

凡脾虚泄泻者忌用鳗鲡鱼。

腐竹银杏粥

银杏 12 克（去壳皮），腐竹 50 克，粳米 100 克。将银杏、腐竹清洗干净后，与淘净的粳米一同煮为稠粥食用。每日 1 次。本品有滋补益气的作用。用于治脾虚带下甚效。

市场上光亮度特别好的腐竹不要买，久煮不糊的腐竹别吃。因为，这里可能掺入了吊白块和硼砂，经有关医学专家检测，食用含吊白块的食品会损坏人体肾脏、肝脏，严重者会致癌变；而大量食用硼砂会引起中毒，少量会引发消化功能紊乱。

薏苡仁土茯苓粥

薏苡仁 50 克，粳米 150 克，土茯苓 10 克。将粳米、薏苡仁淘洗干净，土茯苓装入纱布袋，扎口，将三者水煮至米烂粥稠，去药袋，食粥。本品有清热、利湿、解毒之功效。适用于热毒之带下病。

茯苓车前子粥

茯苓粉、车前子各 30 克，粳米 60 克。先将车前子水煎取汁；加入淘净的粳米和茯苓粉共煮粥，粥成加白糖适量，每日服 2 次。此粥利水渗湿、清热健脾，治湿热带下。

孕妇不宜食用茯苓。

鹿茸粥

鹿茸 5 克，粳米 100 克，生姜 3 片。先将鹿茸炙酥研末，粳米加水煮粥，水沸时加入鹿茸末、生姜同煮为粥，待粥熟时加入盐、味精调味即可。

本品有温肾益精之功效。适用于妇女子宫虚冷、崩漏、带下、性欲低下、不孕等症。

阴虚阳亢，血分有热，胃火炽盛，肺有痰热者忌食鹿茸。

崩　漏

艾叶粥

干艾叶 10 克，粳米 50 克，红糖适量。先将艾叶水煎取汁去渣，再加入洗净的粳米、红糖，煮成粥即可食用。每日 2 次。本品有温经止血，散寒止痛的作用。适用于下焦虚寒，腹中冷痛，妇女宫冷崩漏下血以及带下等症。

阴虚血热者不宜食用艾叶。

地黄诃子粥

生地黄汁 50 毫升，诃子 10 克，粟米、粳米各 50 克。先将诃子炮制后研为细末；将粟米、粳米淘洗干净后煮粥，将熟时加入诃子末入地黄汁，再稍煮，加入精盐即可。每日 2 次。本品有凉血止崩之功。适用于妇女血热崩漏，口干喜饮，头晕面赤，烦躁不安等症。

生地红米粥

生地黄 50 克，红米 100 克，冰糖适量。先将生地黄洗净后煎取药汁，与红米加水共煮，煮沸后加入冰糖，煮成稀粥。每日早、晚空腹温热食。本品能清热生津，凉血止血。适用于血热崩漏，还可用于热病后期，阴液耗伤。

内有湿热者忌食地黄。

荸荠萝卜粥

荸荠 10 个，萝卜汁 500 克，粳米 30 克。将荸荠洗净削皮，与萝卜汁一同放入锅内煮开，入淘净的粳米煮粥，粥熟加适量白糖调味。空腹温热服食。本品可清热养阴，解毒消炎。

荸荠黑枣粥

荸荠 100 克，黑枣 10 个，粳米 100 克，红糖适量。先将荸荠洗净后去皮，切成块；将粳米淘洗干净入锅内，加入适量清水，然后放入大枣煮粥。待熟时，加入荸荠块、红糖，再煮一二沸即可。本品有清热凉血、补中益气、养血安神之功。适用于妇女崩漏等症。

荸荠性寒，脾肾虚寒和有血淤的人不宜食用。

苎麻粥

苎麻根 30 克，白糯米 100 克，大麦面 50 克，陈皮 5 克。先将苎麻根、白糯米、大麦面、陈皮洗净后同煮为稠粥，熟后入盐少许即可。空腹趁热食。本品补脾益肾，止血安胎。可用于崩漏、妊娠下血，习惯性流产以及吐血、咯血、血淋等。

苎麻根还可用于热毒痈肿、丹毒以及淋病等，取其清热解毒、利尿的作用。

产后缺乳

鲤鱼汁粥

鲤鱼 500 克，粳米 50 克。先将鲤鱼宰杀后清理干净，切块，水煎取汁；将粳米淘洗干净，放入锅内煮粥，待煮至粥熟时，加入鲤鱼汁、调料等，再煮一二沸即可。本品有益气养血，安胎通乳之功。适用于孕妇腰膝酸软，胎动不安，产后缺乳，乳汁分泌不足等症。

鲤鱼苎麻根粥

苎麻根 10 克，鲤鱼 500 克，糯米 100 克。先将鲤鱼清理干净后切成块，放入砂锅内。加入适量的清水煎汤。再将洗净的苎麻根放入砂锅内，加水煎取汁，去渣；然后将鱼汤、药汁、糯米和水一起放入砂锅内，用大火煮30 分钟即成粥。安胎鲤鱼粥以 3~5 天为一疗程，每日 2 次温热服用。本品有安胎止血，利水通乳之功。适用于孕妇安胎、通乳。

鲤鱼是发物，有慢性病者不宜食用。鲤鱼鱼胆含有对人体有害的毒性成分，忌食。

茭白鸡丝粥

新鲜茭白 150 克，鸡腿肉 100 克，粳米 100 克。先将茭白去壳，洗净，切片；鸡腿肉切丝；粳米淘洗干净，待用。锅内加入清水适量，加入粳米一同煮粥，半熟时加入茭白片、鸡腿肉丝、姜丝、葱末，再煮至粥熟，调入熟猪油、精盐、味精、胡椒粉即成。每日 1~2 次，连服 10~15 天。本品有清热解毒、除烦止渴、通利二便等功效，适用于治疗烦热口渴、乳汁不通、月经不调等症。

脾胃虚寒作泻者禁食茭白，阳痿滑泄者不宜多食。

丝瓜虾仁粥

丝瓜 100 克,虾仁 30 克,粳米 100 克。将粳米淘洗干净,虾仁去杂后洗净,丝瓜洗净去籽切丝。将锅内加入适量的清水,加入粳米煮粥;半熟时加入虾仁、丝瓜、葱姜蒜等调料,再煮至粥熟时即可。本品有清热凉血、通经活络、行血通乳之功效。可用于痢疾、腮腺炎、月经过多、痛经、产后缺乳等症。

丝瓜山药粥

山药 30 克,丝瓜 150 克,粳米 100 克。先将山药洗干净;丝瓜洗净,切片,待用。锅内加入清水适量,放入山药煎煮 30 分钟,加入粳米煮粥,八成熟时加入丝瓜片、姜丝、葱末、蒜片,再煮至粥熟,调入精盐、香油即成。每日 1 次,连服 5~7 天。本品有清热凉血、祛风化痰、解毒消肿、活血脉、通经络、下乳汁等功效。

丝瓜性寒,患脚气、虚胀、冷寒者忌食,否则会增加病势。

鲢鱼粥

活鲢鱼 1 条,丝瓜仁 10 克,粟米 100 克。先煮粟米,待水煮沸时,将鲢鱼清理干净,与洗净的丝瓜仁放入锅内再煮,至熟。空腹吃鱼喝粥。本品有通经下乳之功效。适用于产后乳少。

鲢鱼体大肉多,宜烧、炖及切丁、片、爆熘均可。

猪蹄粥

猪蹄 1 只,粟米 60 克。将猪蹄洗净入锅内煮烂,取肉切片,加入淘净的粟米煮粥,待熟时加入盐、酱、葱白、椒、姜即可。可用于产后缺乳。

猪蹄通草粥

猪蹄 2 个,通草 5 克,漏芦 15 克,粳米 100 克,葱白 2 根。先把猪蹄煎取浓汤,再煎通草、漏芦取汁,然后用猪蹄汤和药汁同淘净的粳米煮粥,待粥将熟时,放入葱白稍煮即可。每日 2 次,温热食。本品有通乳汁、利血脉的作用。适用于产后无乳,乳汁不通。

外感发热和热证、实证、脾胃虚弱者忌过食猪蹄。

莴苣粥

莴苣 250 克,粳米 100 克。先将莴苣洗净,去皮,切成块;粳米淘洗干净,锅内放入清水、粳米,煮至粥将成时,加入莴苣、精盐、味精煮熟,调入麻油即成。本品清胃、利尿、通乳。适用于胃热,小便短赤,尿血,产后乳汁不通等症。

产后出血

牛肉粥

牛肉 200 克，粳米 400 克，雪里蕻适量。先将牛肉洗净后切成肉末；粳米淘洗干净；雪里蕻切成小段。锅加水烧沸，放入葱、姜、牛肉末、黄酒、五香粉煮沸，捞出葱、姜，倒入粳米，煮成粥，待熟时加入精盐、味精、雪里蕻再煮 5 分钟即可。本品适用于产后出血的妇女。

牛肉不宜常吃，最好一周一次。牛肉的肌肉纤维较粗糙，不易消化，且含较高的胆固醇和脂肪。老人、幼儿及消化力弱的人不宜多吃，或者适当吃些嫩牛肉。此外，患有皮肤病、肝病、肾病的人应慎食。

参芪粥

红参 10 克，黄芪 20 克，粳米 100 克。将红参与黄芪分别洗净后切片，水煎两次，将二者汁液混合后待用；将粳米洗净后入锅内，加入适量的清水，下入药汁；用小火煮粥后加入红糖即可。可用于产后出血不止。

实证、热证而正气不虚者则忌服本粥。

党参芪术粥

党参 9 克，白术 18 克，黄芪 15 克，粳米 60 克。先将党参、白术、黄芪洗净后用布包，水煎取汁；将粳米淘洗干净后入锅内煮粥。每日 1 剂，7 日为一疗程。本品有补肝调经的作用。可用于产后出血等症。

有实邪者忌食党参。

更年期综合征

合欢百合粥

合欢花 15 克，百合 60 克，小麦 60 克，红枣 5 枚。将百合洗净，小麦淘洗干净后，二者入锅内，加入适量的清水，用大火烧开；再将洗净的红枣、合欢花入锅内煮粥。分 3 次服食。可用于妇女更年期精神恍惚，忧郁寡欢，失眠多梦等症。

合欢花有收缩子宫作用，对妊娠子宫尤敏感，有催产作用，因此孕妇慎用。

小麦山药粥

山药片 30 克，小麦、糯米各 50 克。将山药、小麦、糯米洗净后入锅内，并加入适量砂糖同煮为稀粥。早、晚餐食用，温热服。本品有补脾胃，安心神，补肾固精的作用。适用于妇女更年期，脾肾不足、精神不振，失眠多梦，腰酸痛等症。

小麦龙眼粥

小麦 50 克，红枣 5 个，龙眼肉 15 克，糯米 100 克，白糖适量。先将小麦淘洗干净，用热水泡涨，入锅中煮熟后取汁；加入淘洗干净的糯米、洗净去核的红枣和切碎的龙眼肉，用大火煮沸后用小火煮成稀粥，熟时加入白糖即可。温热食用，每日 2 次。本品有健脑益智的作用，可用于气血不足，妇女烦热失眠、自汗、盗汗等症。

小麦还含有丰富的钙、磷，有助于骨骼生长。幼儿常食小麦粥，可以健脑，促进身体发育。

第九章 治疗皮肤科常见疾病的粥膳

湿 疹

赤豆薏苡仁粥

赤豆 25 克，薏苡仁 30 克，玉米须 10 克。将赤豆、薏苡仁、玉米须分别清洗干净，一同入锅，加水适量，大火煮沸，转为小火熬煮成稀粥即可。本品有清热行水、健脾利湿之功效。适用于湿疹。

赤豆粟米粥

赤豆 100 克，粟米 50 克。将赤豆、粟米分别清洗干净，放入锅中，加水适量，大火煮沸，转小火煨煮 30 分钟，即成。本品有清热解毒、宽肠理气之功效。适用于湿疹、皮肤疮疖等症。

赤豆中缺乏维生素 C、维生素 A，在食用赤豆时应该补充新鲜的水果和蔬菜。

马铃薯桂花粥

马铃薯 100 克，籼米 100 克，桂花 50 克，白糖适量。先将马铃薯削皮后洗净，切成小块。洗净籼米，放入砂锅内，加入适量清水，烧沸后加入马铃薯熬煮成粥，然后再调入桂花、白糖调匀即可。早餐食用。本品有健脾益气，和胃调中之功。适用于辅治湿疹。

桂花辛温，体质偏热、火热内盛者慎食。

龙胆草粥

龙胆草 30 克，车前子 15 克，粳米 100 克。先将龙胆草与车前子水煎取汁，将粳米淘洗干净后入锅与药汁同煮为粥。每日 1 剂，7 日为一疗程。适用于湿热型湿疹，症见皮肤潮红，肿胀，渗液，浸淫成片，便秘。

脾胃虚寒者忌食龙胆草。

蛇床子粥

蛇床子 10 克，粳米 50 克。先将蛇床子洗净，入锅内，水煎取汁；然后加入淘洗干净的粳米一同煮粥，待粥熟时可调入白糖，再煮一二沸即可。每日 1 剂。本品有燥湿杀虫的功效。可用于肾阳不足所致的湿疹，阴部湿痒，肾虚阳痿等症。

性功能亢进者不宜食用。

雀 斑

黄瓜粥

粳米 100 克，嫩黄瓜 300 克。先将黄瓜洗净，去皮心切成片；粳米淘洗干净，生姜洗净拍碎。锅内加适量的清水，置大火上，下入粳米、生姜，大火烧开后，改用小火慢慢煮至米烂时下黄瓜片，再煮至汤稠，入精盐调味即可。本品具有润泽皮肤、祛斑、减肥之功效。经常食用黄瓜粥，能消除雀斑、增白皮肤。

黄瓜与花生不宜同时多吃，否则会中毒。

柠檬粥

柠檬 50 克，粳米 50 克，蜂蜜适量。先将柠檬洗净，切成小片；将粳米淘洗干净，待用；锅内加入清水适量，放入粳米煮粥，待粥熟时，加入柠檬片，再继续煮至粥熟，加入蜂蜜即成。每日 2 次，15 日为一个疗程。本品是雀斑患者的美味佳肴。

柠檬味极酸，易伤筋损齿，不宜过多食用；另外，消化性溃疡或胃酸过多者不宜食用。

痤疮

杏仁昆布粥

昆布、海藻、甜杏仁各 9 克，薏苡仁 30 克。将昆布、海藻泡发好，洗净；然后将二者与甜杏仁水煎取汁；再与薏苡仁煮粥食用。每日 1 次，20 日为一疗程。本品有活血化瘀，消炎软坚之功效。适用于痤疮等症。

昆布双仁粥

薏苡仁 15 克，枸杞子、桃仁各 15 克，昆布、甜杏仁各 10 克，绿豆 20 克，粳米 50 克。将粳米、薏苡仁淘洗干净，将昆布泡发后切为末；桃仁、甜杏仁用纱布包好，水煎取汁，加入薏苡仁、昆布末、枸杞子、粳米煮粥。每日 2 次。本品具有清热解毒，清火消炎，活血化瘀，养阴润肤功效。适用于防治痤疮。

苦杏仁有毒，不宜多吃，食用前要用凉水充分浸泡，再开锅蒸煮，使毒素挥发。

玉米桂花粥

玉米粒 100 克，糯米 50 克，红砂糖 100 克，糖桂花、枸杞适量。先将玉米粒、糯米用清水泡透。将玉米、糯米、枸杞加适量水以大火煮沸，然后转小火煮至软透。加入桂花，待花香渗入粥汁中后，加入糖调匀即可。本品适用于痤疮等皮肤病。

玉米发霉后能产生致癌物，所以发霉玉米绝对不能食用。

松子仁粥

松子仁 20 克，粳米 100 克。先将松子仁研碎，粳米淘洗干净，共置锅内，加入适量清水，熬煮成粥，加入白糖调匀即可食用。作早餐或点心服食。本品有润肠通便、润肺止咳、祛风泽肤之功。

因松子含油脂丰富，所以胆功能严重不良者应慎食。

黄褐斑

苹果粥

苹果 500 克，西米 100 克，白糖适量。先将西米洗净，泡透，捞起沥干，再把苹果去皮核，切成小丁，然后把白糖、西米和苹果放进水锅里，用大火烧开，再转小火煮成粥即成。本品有生津止渴，解暑除烦的作用。适用于黄褐斑等皮肤病的防治。

苹果奶粥

苹果 100 克，鲜橘皮 5 克，粳米 50 克，牛奶 250 毫升，白糖适量。先将苹果洗净，去皮、籽，切碎；橘皮洗净，沸盐水烫去苦味。把苹果块入锅内，加入橘皮和适量清水，上火煮约 10 分钟后，将橘皮捞出不用。再把洗干净的粳米下入锅内，待米煮开花时，加入牛奶，继续将其烧开后，用慢火将米煮烂，再加入白糖调味即可。此粥清香甜润、营养丰富，有健胃顺气之功效，还有美容功效。

苹果不宜与胡萝卜同食，因为胡萝卜所含某种物质会破坏苹果中的维生素 C，苹果含有鞣酸，与海味同食，易引起腹痛、恶心、呕吐等。

猪肾薏苡仁粥

猪肾 1 对，山药 100 克，粳米 200 克，薏苡仁 50 克。先将猪肾清理干净后切碎，洗净，与去皮切碎的山药、粳米、薏苡仁一起用小火煮成粥，加调料调味即可。本品具有补肾益肤功效。适用于黄褐斑、黑斑皮肤。

薏苡仁类粥忌放碱煮食，否则会破坏薏苡仁所含维生素成分，降低其营养价值。

牛皮癣

薏苡仁桂枝粥

薏苡仁 50 克，桂枝 10 克，牛膝 10 克，杜仲 15 克。将桂枝、牛膝、杜仲清洗干净，水煎取汁，加入淘洗干净的薏苡仁煮成粥，再加白糖适量调匀即成。每天食用 1 次。本品有清热解毒，活血通络，祛风利湿之功。适用于接触性皮炎、牛皮癣等症。

薏苡仁车前子粥

薏苡仁 30 克，车前子 15 克，蚕沙 10 克。先分别将车前子、蚕沙装入棉布袋内，放入锅内，加入适量的水烧开半小时。取出布袋，在汁液中加入淘洗干净的薏苡仁煮成粥，再加入适量白糖调匀即可食用。每天进食 1 次。本品有清热解毒、祛风利湿之功。适用于牛皮癣。

大便燥结、滑精、精液不足、小便多者、孕妇忌食薏苡仁。

芋头粥

鲜芋头 100 克，粳米 200 克，白糖适量。先将芋头洗净后放入开水锅中略煮，剥去外皮，切成小块，再入锅加水烧开，放入粳米，小火熬煮至米烂芋熟，加入白糖稍煮即可。每日 2 次，早、晚温热服食。本品有补中气，消痔散结的功效。适用于中气不足、牛皮癣等病症。

芋仔腐竹粥

芋仔 50 克，腐竹 50 克，瘦肉 30 克，粳米 200 克。先将粳米淘洗干净，腐竹浸泡，锅内加入适量开水放入二者，用小火煮粥；将瘦肉洗净后切成小片，加适量的盐、姜末、淀粉腌渍；芋头洗净后去皮，待粥煮至七八成熟时，加入煸炒好的芋头、瘦肉继续煮熬至粥成，每可加少许葱花。每日早餐食用。本品有补益脾胃，软坚散结的功效。适用于脾胃虚弱、瘰疬、肿毒、牛皮癣、慢性肾炎等症。

食滞胃痛，肠胃湿热者，糖尿病者忌食；芋头忌生食。

第十章 治疗五官科常见疾病的粥膳

近视眼

鸡肝粥

鸡肝 100 克，粳米 100 克，菠菜 50 克，葱白 2 根。将鸡肝、粳米洗净后加水煮熟软；再加入洗净的菠菜段、葱段、精盐及胡椒粉调和，再煮沸即可。本品有明目养肝之功效。

鸡肝含有较多的胆固醇，因此高胆固醇血症、肝病、高血压和冠心病患者应少食。

猪肝枸杞粥

枸杞、菊花各 15 克，猪肝 100 克，粳米 50 克。先将菊花、枸杞，分别洗净沥干，猪肝洗净切片；然后将粳米淘洗干净后入锅内，加入适量的清水，用大火烧开，转用小火慢熬至粥将成时；加入菊花、枸杞、猪肝，以及少量的姜丝，继续煮粥；待粥熟时加入精盐、味精、淋麻油调匀即可。分 1~2 次趁热空腹服。适用于青少年近视眼，肝肾亏虚。

因猪肝中胆固醇含量较高，故高血压、冠心病、肥胖症患者忌食。

苦瓜粥

苦瓜 100 克，冰糖 20 克，粳米 100 克。将苦瓜洗净后去瓤切成块，与淘洗干净的粳米一同入锅，加水适量，用旺火烧开，放入冰糖、精盐，转用小火熬煮成稀粥。此粥清暑解毒，清心明目。

苦瓜腐乳粥

苦瓜 150 克，腐乳 2 块，粳米 100 克。将苦瓜洗净后去瓤切成小块；粳米淘洗干净，备用。锅内加水适量，放入粳米煮粥，八成熟时加入苦瓜块，再煮至粥熟即成。食用时佐以腐乳。每日 2 次，可长期服食。本品有清热解毒、泻心明目、除乏益气、生津润燥等功效。

脾胃虚寒者不宜食用苦瓜，食之令人腹痛。

熟地粥

熟地 5 克，粳米 50 克。先将熟地整理干净，切细，用清水浸泡片刻，而后同粳米放入锅中，加清水适量，煮为稀粥，待熟时调入白砂糖，再煮一二沸即可。每日 1~2 剂。本品有养阴补血，益精明目之功效。适用于气血亏虚，肾精不足引起的头目眩晕，视力下降等。

凡食少便溏，脘腹痞满及痰湿素有者忌用熟地。

女贞子粥

女贞子 15 克，粳米 100 克。先将女贞子洗净入锅内，水煎取汁；再加入淘洗干净的粳米一同煮粥，待粥熟时加入适量的白糖调匀即可。每日 1 剂。本品有养肝明目的功效。可用于肝肾阴虚所致的头目眩晕，视物昏花，眼目干涩，视力减退等症。

女贞子性寒凉，脾胃虚寒、慢性泄泻者不宜食用。

白内障

山药夜明粥

夜明砂 9 克，淮山药 30 克，菟丝子 30 克，粳米 60 克，红糖适量。将夜明砂、淮山药、菟丝子洗净后，水煎取汁，加入淘净的粳米、红糖煮粥。顿食，每日 1 剂，连用 20 剂。本品有滋补肝肾，潜阳明目的作用。适用于脾虚气弱型老年性白内障。

脾胃虚寒者慎用夜明砂。

石决明粥

石决明 30 克（煅），粳米 60 克。先将石决明打碎，加水煎取药汁，煎成后去渣取汁，加入粳米共煮为粥。每日早、晚餐时服食。本品有平肝潜阳，清热明目的功效。适用于肝阳上亢的眩晕、头痛、耳聋、高血压等，以及白内障、青盲雀目、视物模糊等。

石决明有生用、煅用两种，生者下降力强，清肝力大；煅者则潜降清火之力较弱，可根据情况选用。

羊肝粥

羊肝 150 克，葱籽 15 克，粳米 100 克。先将羊肝清理干净后切为细丝，与洗净的葱籽、粳米一同入锅内煮粥。每日 1 剂，1 个月为一疗程。适用于气血双亏型白内障，症见视物昏花，乏力，食欲不振，健忘多梦。

羊肝韭菜粥

韭菜 150 克，羊肝 200 克，粳米 100 克。将韭菜洗净，切碎，羊肝洗净切为小块，与粳米同煮为粥即可。随意服食。适用于气血双亏型白内障。

羊肝胆固醇含量较高，故高脂血者忌食。

口　疮

粟米木瓜粥

粟米 100 克，生姜少许，蜂蜜 25 克，木瓜半个。将洗净的木瓜切为片，与淘净的粟米、生姜片一同煮成稠粥。温时加入适量的蜂蜜，调匀即可。本品适用于口腔溃疡者。

因为粟米中蛋白质的氨基酸组成并不理想，赖氨酸过低而亮氨酸又过高，所以不能完全以粟米为主食，应注意搭配，以免缺乏其他营养。

竹叶粳米粥

竹叶 10 克，粳米 50 克。先将竹叶洗净后水煎取汁，加入淘洗干净的粳米一同煮粥，熟时加入白糖调匀即可。每日 1 剂。本品有清热利湿的作用。可用于热病干渴，口舌生疮，烦躁不安等症。

竹叶性寒凉，脾胃虚寒、大便溏薄、阴虚发热者不宜食用。

第十一章　治疗儿科常见疾病的粥膳

水　痘

野菊花粥

野菊花 15 克，绿豆 50 克。先将野菊花水煎，取汁去渣，然后放入浸泡洗净的绿豆，煮成稀粥。每日早、晚餐服食。本品有解热毒，止烦渴之功。适用于水痘等症。

野菊花性微寒，可伤脾胃阳气，不可用量过大，脾胃虚弱的人不可久服。

芫荽粥

芫荽 50 克，粳米 100 克。先将芫荽洗净后切碎，粳米淘洗干净入锅内，加水煮粥，待粥将熟时，加入芫荽末，再煮一二沸即可。此粥具有透发痘疹的功效，适用于小儿水痘。

芫荽是调料蔬菜，一般只宜少量食用。

马铃薯粥

马铃薯 100 克，粳米 50 克。将马铃薯去皮后洗净，切碎；与淘洗干净的粳米一同入锅内煮粥。每日 1 剂。本品有益气健脾，解毒通便的功效。可用于脾胃亏虚所致的脘腹疼痛，小儿水痘等症。

百日咳

橄榄萝卜粥

橄榄肉 10 个，白萝卜 1 个，白糖、粳米各 100 克。将橄榄肉、白萝卜分别洗净，切成碎粒。粳米淘洗干净，下锅加清水适量，用大火烧开，至米粒开花时加入橄榄肉、萝卜粒、白糖，继续熬煮成粥。每日 1 剂。本品有清热解毒，生津止渴，清肺利咽的功效。适用于百日咳等。

橄榄不宜过量食用，以免产生胸膈痞闷。热性咳嗽者禁食。胃溃疡患者慎食。

银耳粥

银耳 30 克，粳米 50 克，冰糖 20 克。将银耳泡透，与淘净的粳米一同煮粥。每日 2 次，趁热服食。本品有和阴阳、止咳嗽之功。适用于百日咳。

银耳红枣粥

银耳 10 克，红枣 5 个，粳米 100 克，冰糖适量。先将银耳泡发后洗净，待用；将粳米淘洗干净后与红枣煮粥，待粥成时加银耳、冰糖，再煮一二沸即可食用。本品有润肺生津，益气止血之功。可用于百日咳。

银耳对美容也有特殊的功效，所含的类阿拉伯树脂对皮肤角质层有良好地滋养和延缓老化的作用。

百部粥

百部 10 克，粳米 30 克，蜂蜜适量。先将百部水煎取汁去渣，入粳米同煮成粥。每日 2 次，温热服，食前调入蜂蜜。本品有止咳化痰的作用。适用于百日咳，而且有特效。

《得配本草》："热嗽，水亏火炎者禁用。"

小儿厌食症

桂花莲藕粥

桂花少许，糯米 150 克，莲藕 100 克，白糖适量。将糯米淘洗干净，用清水泡透；莲藕去皮，切片。糯米、莲藕加水，用大火煮沸，再用小火熬煮，然后调入白糖、桂花续煮成粥即可。本品适用于小儿厌食症。

桂花香味强烈，不宜多服。

山楂消食粥

山楂 30 克，苍术 15 克，粳米 100 克，鸡内金 10 克（细末），红糖 30克。将山楂、苍术入锅内煎取浓汁、去渣，然后加入淘净的粳米、红糖、鸡内金煮粥，分 3 次食用。此粥适宜于厌食伴有腹部胀满、大便干结、面色萎黄、舌苔薄腻或厚腻等症。

脾胃虚弱、气虚便溏者不宜多食山楂。